W0044613

Verlag Hans Huber
Programmbereich Pflege

Beirat Wissenschaft:
Angelika Abt-Zegelin, Dortmund
Christel Bienstein, Schermbeck
Silvia Käppeli, Zürich
Doris Schaeffer, Bielefeld

Beirat Ausbildung und Praxis:
Barbara Knigge-Demal, Bielefeld
Jürgen Osterbrink, Nürnberg
Christine Sowinski, Köln
Franz Wagner, Berlin

Bücher aus verwandten Sachgebieten

Pflegegrundlagen

Buseck
Arzneimittellehre
für die Krankenpflege
2002. ISBN 3-456-83257-5

Georg/Frowein (Hrsg.)
PflegeLexikon (Buch und
CD-ROM)
2. Auflage
2001. ISBN 3-456-83559-0

Hafner/Meier
Geriatrische Krankheitslehre
Teil I: Psychiatrische und
neurologische Syndrome
3., vollst. überarb. u. erw. Auflage
1998. ISBN 3-456-83000-9

Hafner/Meier
Geriatrische Krankheitslehre
Teil II: Allgemeine Krankheitslehre
und somatogene Syndrome
2., vollst. überarb. u. erw. Auflage
2000. ISBN 3-456-83167-6

Hülshoff
Das Gehirn
Funktionen und Funktions-
einbußen
2., überarb. u. erw. Auflage
2000. ISBN 3-456-83433-0

Meyer (Hrsg.)
Allgemeine Krankheitslehre
kompakt
9. Auflage
2000. ISBN 3-456-83482-9

MOSBY
Pflegedokumentation –
leicht gemacht
2002. ISBN 3-456-83838-7

Müller-Lobeck
Arzneimittellehre
für die Altenpflege
2002. ISBN 3-456-83321-0

Pflegepraxis

Abraham/Bottrell/Fulmer/Mezey
(Hrsg.)
Pflegestandards für
die Versorgung alter Menschen
2001. ISBN 3-456-83424-1

Buchholz/Schürenberg (Hrsg.)
Lebensbegleitung alter Menschen
Basale Stimulation in der Pflege
2003. ISBN 3-456-83296-6

Carr/Mann
Schmerz und Schmerz-
management
2002. ISBN 3-456-83680-5

Duxbury
Umgang mit «schwierigen»
Klienten – leicht gemacht
2002. ISBN 3-456-83595-7

Käppeli/Mäder/Zeller-Forster
(Hrsg.)
Pflegekonzepte 1–3
1998–2000

Kitwood
Demenz
Der person-zentrierte Ansatz im
Umgang mit verwirrten Menschen
2002^2. ISBN 3-456-83435-7

Fitzgerald Miller
Coping fördern – Machtlosigkeit
überwinden
Hilfen zur Bewältigung
chronischen Krankseins
2003. ISBN 3-456-83522-1

Morgan/Closs
Schlaf – Schlafstörungen –
Schlafförderung
2000. ISBN 3-456-83405-5

Morof Lubkin
Chronisch Kranksein
Implikationen und Interventionen
für Pflege- und Gesundheitsberufe
2002. ISBN 3-456-83349-0

Tideiksaar
Stürze und Sturzprävention
2000. ISBN 3-456-83269-9

Pflegediagnosen, -interven-tionen u. -ergebnisse

Bulecheck/McCloskey
Pflegeinterventionsklassifikation
(NIC)
2003. ISBN 3-456-83298-2

Doenges/Moorhouse/
Geissler-Murr
Pflegediagnosen und Maßnahmen
3., vollst. überarb. und erw. Auflage
2002. ISBN 3-456-82960-4

Neurologische Pflege

Fiersching/Synowitz/Wolf
Professionelle neurologische
und neurochirurgische Pflege
2003. ISBN 3-456-83303-2

Laag/Meyer
Stroke Unit
2000. ISBN 3-456-83376-8

van Keeken/Kaemingk
Neurorehabilitation von
Schlaganfallpatienten
Das NDT-Konzept
2001. ISBN 3-456-83350-4

van Seggelen
Parkinson
Professionelle Pflege und Therapie
2001. ISBN 3-456-83621-X

Mace/Rabins
Der 36-Stunden-Tag
5. vollst. überarb., erw. u. akt.
Auflage
2001. ISBN 3-456-83486-1

Pflege und Humor

Bischofberger
«Das kann ja heiter werden»
Humor und Lachen in der Pflege
2002. ISBN 3-456-83831-X

Maisonneuve
Pflege ist die beste Medizin
2000. ISBN 3-456-83318-0

Meincke (Hrsg.)
ClownSprechstunde –
Lachen ist Leben
2000. ISBN 3-456-83394-6

Robinson
Praxishandbuch Therapeutischer
Humor
Grundlagen und Anwendungen
für Gesundheits- und Pflegeberufe
2. Auflage
2002. ISBN 3-456-83665-1

Weitere Informationen über unsere Neuerscheinungen finden Sie im Internet unter:
http://verlag.hanshuber.com oder per E-Mail unter: **verlag@hanshuber.com**.

Sven Lind

Demenzkranke Menschen pflegen

Grundlagen – Strategien – Konzepte

Verlag Hans Huber
Bern · Göttingen · Toronto · Seattle

Sven Lind, Dr. phil., Dipl.-Psychologe
Zwirnerweg 9
D-42781 Haan
E-Mail: Sven.Lind@web.de
Internet: http//people.freenet.de/SvenLind/

Lektorat: Jürgen Georg
Bearbeitung: Elke Steudter
Herstellung: Melanie Utiger
Titelillustration: pinx., Design-Büro, Wiesbaden
Umschlag: Atelier Mühlberg, Basel
Fotos: Dr. Lubomìr Tükör
Satz: Sbicca & Raach, Lugano
Druck und buchbinderische Verarbeitung:
Hubert & Co., Hemsbach
Printed in Germany

*Bibliographische Information der Deutschen
Bibliothek*
Die Deutsche Bibliothek verzeichnet diese
Publikation in der Deutschen Nationalbiblio-
grafie; detaillierte bibliografische Angaben sind
im Internet unter http://dnb.ddb.de abrufbar

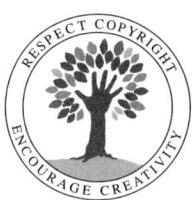

Dieses Werk, einschließlich aller seiner Teile,
ist urheberrechtlich geschützt. Jede Verwertung
außerhalb der engen Grenzen des Urheber-
rechtes ist ohne Zustimmung des Verlages
unzulässig und strafbar. Das gilt insbesondere
für Vervielfältigungen, Übersetzungen,
Mikroverfilmungen sowie die Einspeicherung
und Verarbeitung in elektronischen Systemen.

Die Verfasser haben größte Mühe darauf
verwandt, dass die therapeutischen Angaben
insbesondere von Medikamenten, ihre Dosie-
rungen und Applikationen dem jeweiligen
Wissensstand bei der Fertigstellung des Werkes
entsprechen.
Da jedoch die Pflege und Medizin als Wissenschaft ständig im Fluss sind, da menschliche
Irrtümer und Druckfehler nie völlig auszu-
schließen sind, übernimmt der Verlag für derartige Angaben keine Gewähr. Jeder Anwender
ist daher dringend aufgefordert, alle Angaben
in eigener Verantwortung auf ihre Richtigkeit
zu überprüfen.
Die Wiedergabe von Gebrauchsnamen,
Handelsnamen oder Warenbezeichnungen in
diesem Werk berechtigt auch ohne besondere
Kennzeichnung nicht zu der Annahme, dass
solche Namen im Sinne der Warenzeichen-
Markenschutz-Gesetzgebung als frei zu
betrachten wären und daher von jedermann
benutzt werden dürfen.

Anregungen und Zuschriften bitte an:
Verlag Hans Huber
Lektorat: Pflege
Jürgen Georg
Länggass-Strasse 76
CH-3000 Bern 9
Tel: 0041 (0)31 300 45 00
Fax: 0041 (0)31 300 45 93
E-Mail: juergen.georg@hanshuber.com
Internet: http://verlag.hanshuber.com

1. Auflage 2003
© 2003 by Verlag Hans Huber, Bern
ISBN 3-456-84001-2

Inhaltsverzeichnis

7. Pflegekonzept und Leitbild: «Demenzspezifische Normalität»

Vorwort

Ein weiteres Buch über Demenzen, oder genauer über die Demenzpflege. Besteht dafür überhaupt ein Bedarf? Gibt es nicht schon genug Bücher zu diesem Thema? Wird etwa wieder ein neues «Paradigma» kreiert, oder gar eine «Vision» der Fachöffentlichkeit offeriert? Diese Fragen sind berechtigt, denn es herrscht gegenwärtig große Konfusion in der Pflege und Betreuung Demenzkranker.

Die Verwirrung geht nun gar soweit, dass für einige «Experten» Demenzen keine Krankheiten mehr sind, sondern besondere Zustände im Alter oder «Aufarbeitungsphasen». Konsequenterweise wird dann auch nicht von Demenzkranken, sondern von «Menschen mit Demenz» oder «Dementierenden» gesprochen.

Um die Verwirrung in der Demenzpflege noch zu erhöhen, werden die Erkenntnisse der Hirnforschung in Frage gestellt oder als unbedeutende Aspekte hingestellt. Diese bewusste Abkehr von der Wissenschaft wird durch kreatives Entwickeln verschiedener Modelle und Konzepte mehr als ausgeglichen. Es fehlt hierbei zwar jeder empirische Bezug im Sinne einer Überprüfbarkeit, aber das scheint nicht weiter zu stören.

Viele Wege werden in diesem allgemeinen Durcheinander gewiesen: eine Richtung betont den Körperkontakt, eine weitere das Gespräch. Andere schwören auf Übungen und aus den Niederlanden wird der Einsatz von Lichterketten u. ä. empfohlen.

In dieser Arbeit wird nun ein neuer Weg in der Demenzpflege vorgeschlagen. Im Grunde ist er nicht neu, im Gegenteil, er ist uralt, denn er beruht auf den menschlichen Verhaltensweisen und den Anlagen für dieses Verhalten. Er besagt, dass Fähigkeiten wie Einfühlen, Intuition und Sensibilität, über die jeder Mensch verfügt, der eine mehr und der andere weniger, die Kernelemente des Umganges mit Demenzkranken ausmachen. Auch das hat man mittlerweile schon oft gelesen und gehört. Was ist denn nun das Neue an dieser Arbeit?

Es sind die vielfältigen Vorgehensweisen der Pflegekräfte in den Heimen im Umgang mit den Demenzkranken, die hier im Mittelpunkt stehen. Die Erfahrungen im Umgang mit Pflegeverweigerung, Angst der Bewohner, Halluzinationen und Wahnvorstellungen u. a. sind in dieser Arbeit zusammengefasst und in einen theoretischen Erklärungszusammenhang gefügt worden. Neu ist nun, dass diese Umgangsstile, die meist auf Ablenkung und Beruhigung basieren, aus ihrem Schattendasein in den Heimen herausgeholt werden und als das Leitbild der Demenzpflege propagiert werden. Denn diese Vorgehensweisen werden gegenwärtig von Vertretern «personenzentrierter Ansätze» noch als «Betrug» und «therapeutische Lüge» diffamiert, sie sind somit für viele noch nicht salonfähig.

Der neue Weg in der Demenzpflege heißt auch zurück zum Kausalzusammenhang von «Hirn und Verhalten»: jedes Verhalten, und besonders auch jedes krankhafte Verhalten, lässt sich durch hirnphysiologische und hirnpathologische Wirkmechanismen erklären.

Der neue Weg in der Demenzpflege bedeutet auch, strikt die Spreu vom Weizen zu trennen: Ansätze, die einen belegbaren Nachweis ihrer Wirksamkeit nicht erbringen und die in manchen Situationen für die Demenzkranken gar gefährlich werden können, haben in den Heimen nichts verloren. Gilt diese Forderung in anderen Bereichen des Lebens (Medizin, Pharmakologie u. a.) als selbstverständlich, so hat sich diese Einstellung trotz «Qualitätssicherung» und «Pflegestandards» noch nicht in der Altenpflege durchgesetzt.

Der neue Weg in der Demenzpflege hat gerade erst begonnen. Diese Arbeit soll einen ersten Schritt darstellen. Es wird ein langer Weg werden, der erst sein Ende finden wird, wenn auch in der Demenzpflege Verhältnisse wie z. B. in der Physik herrschen. Für jeden Physiker gilt das Gravitationsgesetz, denn es ist bewiesen und besitzt dadurch Allgemeingültigkeit. Erst wenn auch in allen Heimen die Demenzpflege nach den Kriterien Effektivität, Effizienz und Praktikabilität ausgerichtet sein wird, werden die Betroffenen, Demenzkranke und Pflegekräfte, eine angemessene Lebens- und auch Arbeitswelt vorfinden.

Mit der Veröffentlichung dieser Arbeit ist die Hoffnung verbunden, dass viele diesen Weg in Gestalt der konstruktiven Kritik, Erweiterungen und Ergänzungen mitgehen werden.

Haan, im März 2003   Sven Lind

Danksagung

Bei einer Weiterbildungsveranstaltung in einem Altenpflegeheim in Essen-Steele vor einigen Jahren berichtete eine Pflegemitarbeiterin, wie sie einer Bewohnerin die Furcht vor der Pflege nahm: durch ein Gespräch über ihre frühere Tätigkeit als Hutmacherin (siehe Abschnitt 5.5.8).

Dies war das Schlüsselerlebnis. Der Weiterbildner wurde von nun an durch die Pflegekräfte weitergebildet. Seitdem gestaltete sich die Weiterbildung als ein ständiges Geben und Nehmen an Erfahrungen und Erkenntnissen.

Der Dank gilt daher allen Pflegekräften, aber auch Sozialarbeitern und Beschäftigungstherapeuten, die ihre Vorgehensweisen im Umgang mit den Demenzkranken schilderten.

Dieser rege Gedankenaustausch fand überwiegend in stationären Altenhilfeeinrichtungen in Nordrhein-Westfalen statt. Doch auch in Heimen in Baden-Württemberg, Bayern, Niedersachsen und Thüringen wurden in vielfältiger Form die Strategien der Ablenkung und Beruhigung beschrieben.

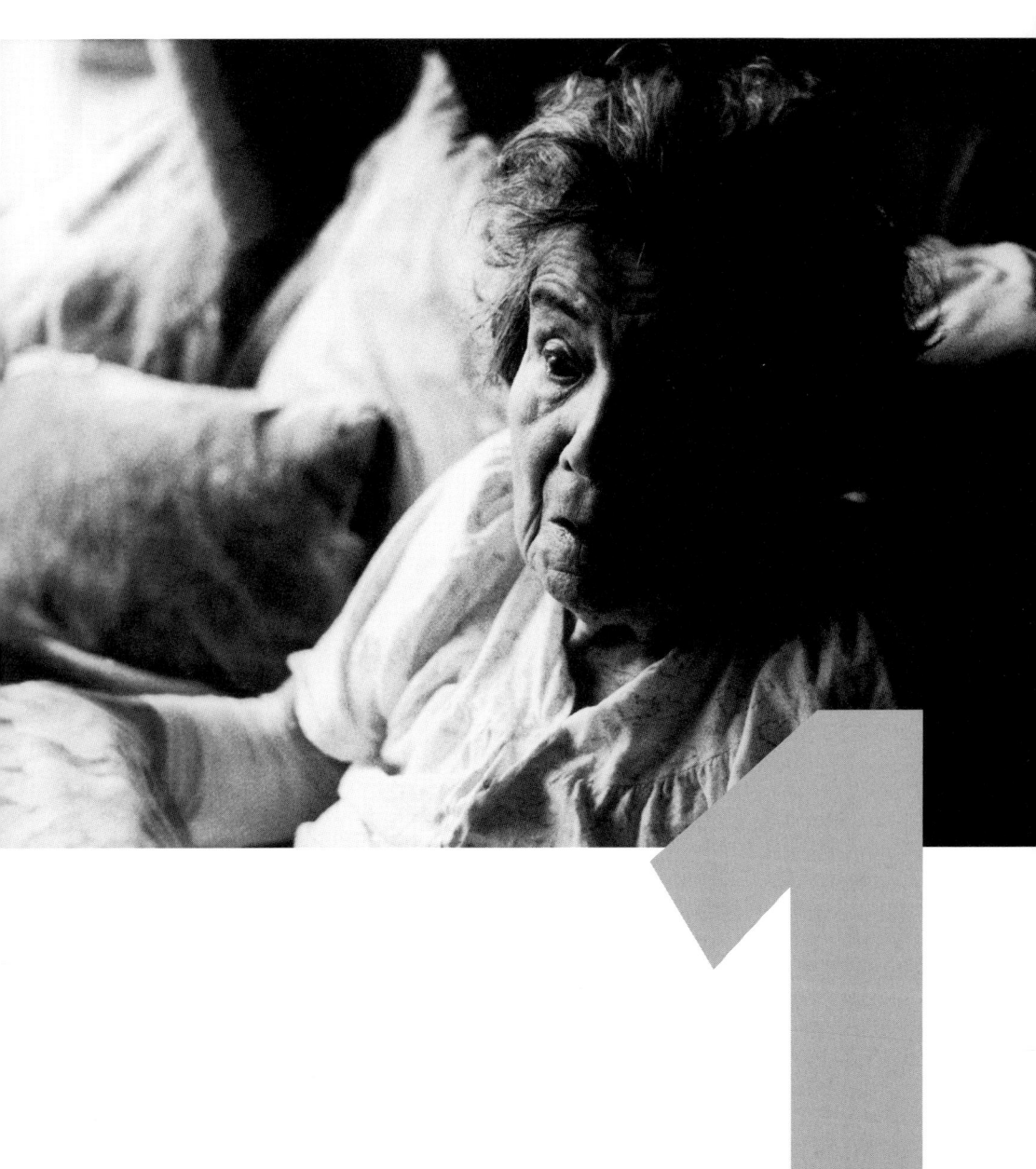

1

1. Einleitung

Die Demenzpflege ist ein weites Feld. Sie umfasst eine Vielzahl von Aspekten bezogen auf die Demenzkranken, die Milieustrukturen und vor allem die Interaktionen zwischen Pflegekraft und Bewohner. Demenzpflege ist regelrecht ein «Abenteuer» für alle Beteiligten, sie bietet Überraschungen und Einblicke in uns fremde Welten des Realitätsverlustes. In dieser Arbeit werden Erfahrungen und Erkenntnisse dargestellt, die auf ein umfangreiches Spektrum an Kontaktformen hinweisen. Sie sollen uns die Betroffenen, ihr Verhalten und ihre Reaktionsweisen näher bringen.

1.1 Das Problem

Eine alternde Gesellschaft besitzt ihre eigenen Gesundheitsprobleme. Zunehmende Hochaltrigkeit führt zu einem Zuwachs an degenerativen und damit chronischen Erkrankungen. Die Alzheimer-Demenz ist eine chronische Erkrankung des Alters, die gegenwärtig und auch in überschaubarer Zukunft nicht heilbar ist. Zwar schwankt die Forschung zwischen therapeutischem Nihilismus und Euphorie, ein Durchbruch in der medikamentösen Forschung ist jedoch bisher noch nicht erzielt worden. Jahr für Jahr steigen die Kosten für diese Erkrankung. So wurde hochgerechnet, dass im Jahr 2045 allein für die Versorgung Demenzkranker alle finanziellen Mittel des Gesundheitswesens aufgewendet werden müssten (Wessel, 2003).

Da von der Medizin trotz beachtlicher Fortschritte in der neurobiologischen und neuropathologischen Forschung augenblicklich keine Hilfe erwartet werden kann, verbleibt nur die Pflege und Betreuung durch Angehörige im häuslichen Bereich oder durch Pflegekräfte in den Einrichtungen der stationären Altenhilfe.

Wie sieht es nun im Bereich der Pflege und Betreuung Demenzkranker aus? Werden dort ebenso wie in der naturwissenschaftlichen Hirnforschung Erfolge für die Praxis erzielt? Kann die Pflege gar von den neuen Erkenntnissen aus der Grundlagenforschung profitieren? Eine Reihe von Fragen, die sich hier stellen , doch wie sieht die Wirklichkeit in den Heimen aus?

1.1.1 Unterschiedliche Erkenntniswelten

Zum Leidwesen der Demenzkranken sowie der Pflegekräfte und anderer Betreuer, kann festgestellt werden, dass ein stetiges Auseinanderdriften zwischen der Pflege einschließlich ihrer theoretischen Konzeptbildung und der Forschung zu beobachten ist. Konkret bedeutet dies, dass die Konzepte der Pflege tendenziell immer weniger Bezug auf die aktuellen neurowissenschaftlichen Erkenntnisse nehmen.

Schlimmer noch ist der gegenwärtig zu beobachtende Trend der bewussten Abgrenzung von neueren Forschungsergebnissen.

Diese Bemühungen der bewussten Abkapselung lassen sich an folgenden Phänomenen aufzeigen:

- Ablehnung der Demenz als Krankheit und Infragestellung der hirnphysiologischen Forschung (Entpathologisierung der Demenz) sowie Kritik am so genannten «Standardparadigma» der Demenzforschung (Kitwood, 2000; Morton, 2002)
- Entwicklung neuer Konzepte mit eigener Terminologie jenseits des Standes der international anerkannten Demenzforschung: «Aufarbeitungsphasen», «Stadien der Desorientierung», «Techniken der Validation» (Feil, 2000a)
- Interpretation der Verwirrtheitszustände Demenzkranker als «Lebenshilfe» oder als mögliche «Selbsthilfeversuche» (Klie, 2002)
- Erwartungshaltungen, die die Abbauprozesse und die damit verbundene Irreversibilität der Alzheimer-Demenz verneinen: «Remenz statt Demenz» (Maciejewski et al., 2001) und «mit Liebe … Abbauprozesse im Gehirn aufhalten» (Schaller, 2003)

Es lässt sich anhand dieser «Demenz-Konzeptionen» der Schluss ziehen, dass gegenwärtig völlig widersprüchliche Erkenntnisse und Erfahrungen für den Bereich der Demenzpflege und -forschung in Deutschland vorliegen.

Es bleibt nicht nur bei der Abgrenzung und Abschottung der Pflege von der Hirnforschung, es kommen noch Differenzierungen im Bereich der Pflegekonzepte selbst hinzu. Personenzentrierte Ansätze unterschiedlicher Prägung (Mäeutik, Validation, Person-sein nach Kitwood u. a.) stehen neben Modellen mit lerntheoretischen Schwerpunkten (Realitätsorientierungstraining, Verhaltenstherapie, Trainings im Bereich der ADLs u. a.), Basaler Stimulation® und diversen weiteren Konzepten. An die 40 unterschiedliche Konzepte sind allein in Deutschland gegenwärtig in der Altenpflege speziell für Demenzkranke zu finden: von der «Humortherapie» einschließlich «Witztüten» und «Humorstraßen» über Aromatherapie bis hin zu «Snoezelen», der «Zehn-Minuten-Aktivierung» und den Böhm'schen Pflegemodellen (Maciejewski et al., 2001).

Diese wachsende Vielfalt an Konzepten, Pflege- und Kommunikationsstrategien, Therapien und Umgangsstilen kann mit den Gegebenheiten der psychologischen und pädagogischen Behandlung erklärt werden. Es existieren gegenwärtig fast 500 verschiedene Methoden, Therapien und Aktivierungsmodelle der psychischen Behandlung, Betreuung und Begleitung. In den letzten Jahren lässt sich beobachten, dass viele dieser Ansätze ihr Wirkungsfeld auf die Altenhilfe und besonders die Demenzbetreuung ausdehnen. Da die meisten Vorgehensweisen einen Nachweis ihrer Wirksamkeit und Effizienz bisher schuldig geblieben sind, muss der Nutzen dieser neuen Verfahren für die Altenhilfe als sehr gering , wenn nicht gar als schädlich eingeschätzt werden.

1.1.2 Gefahren

Die zunehmende Anzahl unterschiedlicher Interventionsformen für Demenzkranke ohne ein einheitlich wissenschaftliches Fundament muss unweigerlich zu Verwirrungen bei allen Beteiligten führen:

- Pflegekräften fehlt angesichts widersprüchlicher Konzepte der gemeinsame pflegepraktische Rahmen zur Beobachtung, Beurteilung und Behandlung der demenzkranken Bewohner.
- Die Kommunikation innerhalb der Pflegeteams sowie zwischen Pflegekräften, Ärzten und anderen Helfergruppen wird bei voneinander abweichenden Terminologien und Einschätzungen (z. B. Demenz als Krankheit oder bloße Verarbeitungsphase) deutlich erschwert.
- Die Hauptleidtragenden, die Demenzkranken, sind hilflos verschiedensten Interventionsformen ausgesetzt, deren Wirksamkeit bisher noch nicht nachgewiesen worden ist.

So unwahrscheinlich es auf den ersten Blick auch scheinen mag, so kann man doch feststellen, dass die Auseinandersetzung mit der Demenzpflege sowie der Umgang mit den Verwirrten selbst in eine Phase der Verwirrung geraten ist.

Die vielfältigen Modelle der Intervention existieren größtenteils ohne einen verbindlichen wissenschaftlichen Standard nebeneinander. Dies führt unweigerlich zu mitunter esoterisch und subkulturell anmutenden Formen der Abkapselung.

Der bereits erreichte Zustand im Durcheinander der Demenzpflege lässt sich plastisch mit der biblischen Legende vom Turmbau zu Babel beschreiben: Alle reden miteinander, aber keiner versteht mehr den anderen.

1.1.3 Das pflegerische Vakuum

Ein weiteres Problem der Demenzpflege besteht in der Spaltung der alltäglichen Pflegepraxis in den Heimen von den gegenwärtig führenden Pflege- und Betreuungskonzepten des personenzentrierten Ansatzes. Die personenzentrierten Pflegemodelle (Mäeutik, Validation und Kitwood'scher Ansatz) lehnen nicht nur die Hirnforschung als Orientierungsrahmen ab. Zusätzlich wird auch die in den Heimen angewandte Pflege entwertet, die auf den Strategien Ablenkung, Mitgehen und Mitwirken beruht. Diese Vorgehensweisen werden z. B. von Kitwood als «Betrug» und «Täuschungspraktiken» und von Naomi Feil als «therapeutische Lügen» bezeichnet (Kitwood, 2000: 75 und 78, Feil, 2000 b: 126).

Die Unvereinbarkeit der eigenen und erprobten Kommunikationsformen mit denen des personenzentrierten Ansatzes führt die Pflegekräfte somit in ein Dilemma.

Welche Pflegekraft wagt schon bei einer Übergabe von der Effektivität einer Ablenkungsstrategie bei einem bestimmten Bewohner zu berichten, wenn das personenzentriert-orientierte Leitbild der Einrichtung dies als minderwertigen Trick oder gar Betrügerei wertet?

In diesem Spannungsfeld zwischen effektiven, aber «moralisch nicht vertretbaren» Umgangsformen einerseits und praxisfernen Pflegekonzepten andererseits wird eine pflegerische Optimierung und Sensibilisierung nur schwer entstehen können.

1.2 Anspruch dieses Buches

Angesichts der Fülle von Problemen der Demenzpflege sind mit dem vorliegenden Buch einige Erwartungen des Autors an eine zu erhoffende Wirkung geknüpft. Es werden im Folgenden die wichtigsten Aufgaben dieses Buches skizziert.

1.2.1 Verhaltenssicherheit stärken

Es wird davon ausgegangen, dass die Mehrzahl der Pflegekräfte über ein großes Einfühlungsvermögen und eine erhöhte Sensibilität im Umgang mit alten Menschen verfügt. Dies kann angenommen werden, da den meisten von ihnen der Umgang mit hilfebedürftigen Menschen Freude und berufliche Befriedigung bereitet. Die Fähigkeit, Ängste und Nöte zu erahnen, sind dabei verbunden mit dem Vermögen, intuitiv Lösungen dieser Konflikte zu entwickeln. Dies wird an verschiedenen Stellen dieses Buches gezeigt.

Diese Arbeit soll u. a. mit dazu beitragen, die kommunikativen Kompetenzen der Pflegekräfte besonders im Umgang mit Demenzkranken zu dokumentieren und im Sinne einer Würdigung hervorzuheben.

Dies geschieht u. a. dadurch, dass eine bewusste Neubewertung der Pflegepraxis und der Pflegekonzepte vorgenommen wird. Die gängigen Pflegepraktiken, die auf Ablenkung, Mitgehen und Mitwirkung basieren, sollen aus ihrem gegenwärtigen Schattendasein in den Heimen befreit werden. Stattdessen ist geplant, diese Leitkonzepte in den Mittelpunkt der Demenzpflege zu stellen. Die augenblicklich noch die Fachdiskussion dominierenden Betreuungs- und Kommunikationskonzepte (personenzentrierte Ansätze der Demenzpflege u. a.) hingegen sollen als spekulative Gedankenkonstrukte ohne wissenschaftliche Fundierung und auch ohne pflegerische Wirksamkeit enthüllt werden (Schrijnemaekers et al., 2002).

An verschiedenen Stellen wird darauf hingewiesen, dass bestimmte Konzepte für Demenzkranke in Akutkrisen geradezu lebensgefährlich werden können. Wenn z. B. wahnhafte Verkennungen mit teils paranoiden Inhalten bei Demenzkranken bewusst geleugnet werden, sollte der Einsatz dieser Verhaltensstrategien überprüft und gegebenenfalls verboten werden.

Die Sicherheit im Umgang mit Demenzkranken soll durch die Vermittlung bestehenden Wissens über ihr Verhalten, ihre Reaktionen und ihre psychische Belastbarkeit gesteigert werden. Je realistischer und einfühlsamer das Verhaltensspektrum erfasst und nachvollzogen werden kann, umso effektiver, effizienter und sensibler wird das Verstehen der Krankheit. Dies ermöglicht es den Pflegekräften, konkret darauf zu reagieren.

Das Idealbild der Pflegekraft ist das einer Person, die über das erforderliche Maß an Selbstsicherheit und Gelassenheit verfügt, um mit den vielschichtigen Konflikten und Ängsten der extrem hilfebedürftigen Bewohner angemessen umgehen zu können.

1.2.2 Diskurs über Demenzpflege

Wie weiter oben ausführlich beschrieben wurde, sind gegenwärtig Demenzforschung, Demenzpflege und Demenzpflegekonzepte als fachliche Tätigkeitsbereiche fast vollständig voneinander getrennt. Erkenntnisse der neurobiologischen Forschung beeinflussen nicht die Pflegepraxis. Erfahrungen im alltäglichen Umgang mit Demenzkranken werden nicht bei der Entwicklung von Pflegekonzepten berücksichtigt. Diese «Sprachlosigkeit» zwischen den unterschiedlichen Ebenen der Demenzerfassung sind wissenschaftstheoretisch und auch sozialpolitisch unzumutbar. Sie sind letztlich auch mit verantwortlich für die äußerst unzureichenden Verhältnisse in der Demenzpflege.

Erforderlich ist ein Zusammenarbeiten dieser Handlungsfelder bei der Erkenntnisgewinnung: z.B. die Auswirkungen bestimmter hirnpathologischer Veränderungen auf die Wahrnehmung und das Verhalten der Demenzkranken. Ebenso bilden die Effekte unterschiedlicher Beeinflussungsformen (z. B. Körperkontakt oder Gespräch) im täglichen Umgang das Untersuchungsmaterial für die Erforschung der Leistungsfähigkeit und das Verarbeitungsvermögen der Demenzkranken.

Nur wenn Erfahrungswerte einer Ebene (Pflegepraxis) durch das Wissen einer anderen Ebene (Hirnforschung) erklärt werden können und umgekehrt, werden neue Erkenntnisse zum Wohle der Betroffenen erzielt. Diese interdisziplinäre Zusammenarbeit in die Wege zu leiten und zu intensivieren, wird eine Hauptaufgabe für die nahe Zukunft im Demenzbereich sein. Die Ausführungen in diesem Buch sollen Anregungen hierfür geben.

1.3 Das Konzept

Angesichts der Fülle an Kritik an den bestehenden Verhältnissen in der Demenzpflege in Deutschland hat der Leser ein Anrecht zu erfahren, auf welchen Grundlagen und Einschätzungen die Argumentation dieses Buches basiert. In kurzen Ausführungen werden einige Punkte näher dargestellt.

1.3.1 Der Stellenwert der Hirnpathologie

Wissenschaft wird im Kontext dieser Arbeit als kontrolliertes und methodisches Handeln verstanden, das auf natürlichen oder konstruierten (im Sinne von Experimenten) Erfahrungen beruht, und das den Kriterien der Nachprüfbarkeit und der Widerlegbarkeit zu entsprechen hat. Das Ziel wissenschaftlichen Handelns besteht in der Ermittlung von Erkenntnissen und Gesetzmäßigkeiten.

Im Zusammenhang mit der Demenz zeigt die Forschung, dass ein Ursache-Wirkung-Verhältnis zwischen den hirnpathologischen Veränderungen und den krankheitsspezifischen Verhaltensweisen bei den Demenzkranken besteht. Konkret bedeutet dies, dass jedes demenzspezifische Verhalten (z. B. Fehlwahrnehmung oder Wahn) eine krankhafte Entsprechung im Hirnbereich zeigt; sie ist die Ursache für das Auftreten dieses Verhaltens. Neurologische Falldarstellungen nicht nur bei Demenzkranken haben diesen Sachverhalt belegt.

Die Modelle der personenzentrierten Ansätze der Demenzpflege leugnen oder relativieren dieses Verhältnis zwischen Hirnpathologie und krankhaftem Verhalten, indem sie eigene Konstrukte wie «Aufarbeitungsphase» (Feil) oder «Personsein» und «Dialektik der Demenz» (Kitwood) entwickelt haben, die einen Rahmen jenseits der hirnpathologischen Veränderungen für die Interpretation des Verhaltens der Demenzkranken bilden. Da die Stellung dieser Konstrukte zum Zusammenhang von «Hirn und Verhalten» meist ungeklärt bleibt, entstehen in der Wahrnehmung und Beurteilung der Demenzkranken regelrecht Parallelwelten, die zur allgemeinen Verwirrung beitragen.

1.3.2 Die Bedeutung von Erfahrungen und Veranlagungen

Ebenso wie wissenschaftliches Handeln, basiert praktisches Handeln – wie Pflegen und Betreuen – auf der Erfahrung, wobei die Aneignung von berufsspezifischem Fachwissen vorausgesetzt wird.

Die in der Pflege erzielten Erfahrungen sowie deren Reflexion bilden den Grundstock für Überlegungen, die Pflege zu erleichtern und zu optimieren.

Bezüglich der Einschätzung einzelner Vorgehensweisen und Interventionsformen haben sich folgende Kriterien für die Brauchbarkeit und Anwendung in der Praxis herausgestellt:

- Effektivität (Wirksamkeit)
- Effizienz (Wirtschaftlichkeit)
- Praktikabilität (Durchführbarkeit).

Alle in dieser Arbeit vorgestellten Beispiele für Umgangsformen mit Demenzkranken entsprechen diesen Kriterien. Die angeführten Beispiele aus der Pflegepraxis besitzen einen universellen Charakter, denn diese Erfahrungen im Umgang mit Demenzkranken sind in fast allen Heimen gemacht worden.

Erfahrungen werden wiederum im Kontext von Intuition, Sensibilität und Einfühlungsvermögen gesammelt und bewertet. Diese dem Menschen innewohnenden Veranlagungen stellen das Rüstzeug für reflektiertes Erfahren und Erkennen im Umgang mit Demenzkranken dar.

1.3.3 Abgrenzungen

Die Ausführungen dieser Arbeit basieren somit auf empirischen, also erfahrungsbezogenen Vorgehensweisen in der Wissenschaft und in der Pflegepraxis. Die Erkenntnisse und Erfahrungen müssen überprüfbar und überzeugend sein.

Konzepte und Ansätze, die den oben angeführten Kriterien nicht entsprechen, sind für die Demenzpflege nicht geeignet. Denn sie basieren weder auf einer empirischen Vorgehensweise, noch beruhen sie auf der Akzeptanz menschlicher Veranlagungen im interaktiven Verhalten (Intuition u. a.).

Folgende Konzepte und Ansätze entsprechen nicht dem Stand der Forschung und den Veranlagungen menschlichen Verhaltens:

- Psychoanalyse und psychoanalytische Neuschöpfungen (Freud, Erikson, Jung, Berne u. a.)
- Ansätze der so genannten «humanistischen Psychologie» (Rogers, Maslow u. a.)
- Behavioristische Ansätze mit einfachen Stimulus-Response-Fundierungen.

Es handelt sich hierbei um bloße Gedankenkonstrukte, die dem Bereich der Spekulation zuzuordnen sind.

Modelle der personenzentrierten Ansätze, die überwiegend auf diesen Gedankengebäuden aufbauen, haben das Manko, dass ihre Festlegungen und Prognosen nicht mit dem Stand der Forschung (Hirnphysiologie und Hirnpathologie) und den menschlichen Veranlagungen im interaktiven Bereich (das «soziale Gehirn») übereinstimmen.

Die Gefahren, die mittels psychoanalytischer Erklärungsweisen für Demenzkranke bei psychotischen Akutkrisen entstehen können, belegt folgende Einschätzung von Naomi Feil:

Naomi Feil bestreitet die Existenz von Halluzinationen und Wahnzuständen mit teils paranoiden Inhalten bei Demenzkranken, denn ihrer Meinung nach wissen die Bewohner «tief unten, auf der Ebene des Unbewussten», dass es sich um bloße Trugbilder und Einbildungen handelt (Feil, 2000 a: 83).

1.4 Die Vorgeschichte

Für die Leserschaft ist meist auch von Interesse zu erfahren, wie eine Arbeit zustande kam, wie sie sich entwickelte und welche Grundlagen für die Bearbeitung des Themas herangezogen wurden.

In aller Kürze werden die Zugänge zur Demenz und damit auch zu dieser Arbeit dargestellt.

1.4.1 Praxisbezug

Eine mehrjährige Tätigkeit als Projektleiter und Psychologe auf einer gerontopsychiatrischen Modellstation in einem Altenpflegeheim in München brachte eine Reihe von Erfahrungen über das Verhalten und die Reaktionsweisen von Demenzkranken im stationären Bereich.

Darüber hinaus konnten auch Beobachtungen über Interaktionen der Bewohner untereinander und über die Kommunikation zwischen Pflegekräften und den Demenzkranken gemacht werden.

Die Auswirkungen unterschiedlicher Milieustrukturen – Gemeinschaftsmilieu mit Aktivierung, Aufenthalt im Garten oder völliges Alleinsein – auf die Wahrnehmung, die Empfindungen und das Wohlbefinden sowie das Bewältigungsverhalten bei alltäglichen Verrichtungen wurden in ihrer Vielschichtigkeit und unterschiedlichen Intensität erfahren.

1.4.2 Theoretische Zugänge

In den darauf folgenden Jahren gestaltete sich die Beschäftigung mit Demenz mehr bewohnerfern durch Projektarbeit, Publikationen und Referententätigkeit.

Für die Pflegepraxis waren diese Studien hinsichtlich gravierender Verbesserungen und Erleichterungen nicht sehr produktiv, denn es bestand und besteht gegenwärtig immer noch ein großes Missverhältnis zwischen der Grundlagenforschung (Hirnphysiologie, Hirnpathologie u. a.) und den Untersuchungen aus dem Bereich der nicht-medikamentösen Einflussnahme und Betreuung. Während die mikrobiologische Forschung deutliche Fortschritte bei der Entschlüsselung der Krankheitsursachen der Demenzen erzielte, blieben bahnbrechende Erkenntnisse im Bereich der Pflege und Betreuung aus.

1.4.3 Erfahrungen aus der Pflege

Regelmäßige Weiterbildungsveranstaltungen in stationären Einrichtungen der Altenhilfe – überwiegend über den Umgang mit verwirrten Heimbewohnern – erbrachten neue Erkenntnisse dahingehend, dass der Referent mit den praktischen Umgangsformen der Pflegekräfte bei Wahn, Halluzination und auch Problemen bei der Pflege (Pflegeverweigerung u. a.) konfrontiert wurde, die bisher in keinem Lehrbuch oder Leitfaden aufgeführt wurden.

Ablenkungsstrategien unterschiedlichster Art, Mitgehen und Mitwirken bei wahnhaften Verkennungen u. ä. werden in fast allen Heimen praktiziert.

Die in dieser Arbeit vorgestellten Umgangsformen und Pflegestile stellen somit nichts Neues dar, sie sind überwiegend vertrautes und bewährtes Handeln in der alltäglichen Pflege. Neu hingegen ist der Sachverhalt, dass diese Formen der Pflege und

Betreuung in einer Arbeit systematisch zusammengefasst und den Pflegekräften zur Lektüre und kritischen Reflexion angeboten werden.

Die vorliegende Arbeit soll als ein erster Schritt in Richtung der Entwicklung von Demenzpflege als reflektiertes Erfahrungswissen verstanden werden.

1.5 Überblick über den Buchinhalt

Die vorliegende Arbeit ist als Leitfaden oder Orientierungsmodell vorwiegend für Pflegekräfte der Altenhilfe gedacht. Es wird davon ausgegangen, dass in dieser Zielgruppe ein immenses Bedürfnis nach praxisnahen Weiterbildungsmöglichkeiten besteht. Die Motivation und auch das Engagement der meisten Mitarbeiter ist recht hoch. Doch die Pflegekräfte spüren auch, welche körperlichen und seelischen Belastungen mit der Altenpflege verbunden sind. Jede Möglichkeit, sich die Arbeit mittels effizienter Vorgehensweisen und Pflegestrategien etwas zu erleichtern, um den eigenen Vorstellungen einer humanen Altenpflege gerecht werden zu können, wird genutzt. Altenpflegekräfte sind somit äußerst aufgeschlossen für Erneuerungen und Verbesserungen in ihrem Bereich.

Entsprechend dieser Erwartungshaltung an ein Buch über die Pflege und Betreuung Demenzkranker wurde die vorliegende Arbeit als ein strukturiertes Weiterbildungsprogramm entwickelt, das Theoretisches mit Praktischem in allen Sphären der Pflege zu verknüpfen versucht. So wird in dieser Arbeit versucht, die beiden Hauptelemente, die Erkenntnisse aus Fachveröffentlichungen und die reflektierten Praxiserfahrungen, in ein handlungsleitendes Konzept zusammenzufügen. Im Folgenden werden kurz die Schwerpunkte der einzelnen Kapitel angeführt.

Das Kapitel «Verstehen» (Kap. 2) enthält Grundlagen über die Demenz, die Darstellung und die Erläuterung demenzspezifischer Verhaltensweisen und die Ausführungen über die Bedeutung und den Stellenwert der Biographie als Zugang zum Demenzkranken.

Dieses Kapitel enthält überwiegend Erkenntnisse aus fachspezifischen Veröffentlichungen und wird für einige mehr den Charakter einer Wiederholung bereits angeeigneten Wissens darstellen.

Auf diese bekannten Inhalte darf jedoch nicht verzichtet werden, denn die Ausführungen zielen auf ein bestimmtes Anliegen: das Verstehen der Demenz und hierbei vor allem der Alzheimer-Demenz als eine chronische Erkrankung des Alters, die für die Betroffenen mit einem langen und mühseligen Leidensweg verbunden ist. Dieses Kapitel dient somit über die Vermittlung fachlicher Fakten und Zusammenhänge hinaus der Sensibilität und des Einfühlens in eine Lebenswelt, die für die Demenzkranken mit ständiger Unsicherheit, Angst und Furcht verbunden ist.

Das Kapitel «Wahrnehmen» (Kap. 3) konzentriert sich auf die verschiedenen Aspekte der Beobachtung und Wahrnehmung der Erkrankten. Angesichts des zunehmenden Unvermögens der kognitiv Beeinträchtigten, über eigene Bedürfnisse und Zustände der körperlichen und seelischen Verfassung Aussagen und Mitteilungen machen zu können, sind Pflegekräfte zunehmend verantwortlich, aus dem zu beobachtenden Verhalten und den Reaktionsweisen Schlüsse über das Befinden der Bewohner zu ziehen.

Auf die Fähigkeit der Demenzkranken, die Befindlichkeit der Pflegekräfte und der Mitbewohner wahrzunehmen und entsprechend zu reagieren, sowie auf die Konsequenzen für die Interaktionen wird eingegangen.

Das Kapitel «Selbstwahrnehmung» (Kap. 4) stellt die Pflegekräfte in den Mittelpunkt der Ausführungen. Gemäß der bereits banalen Erkenntnis, dass die Bewohner nur dann eine befriedigende und Wohlbefinden vermittelnde Lebenswelt erfahren können, wenn es den Pflegekräften physisch und psychisch gut geht, werden Aspekte der Stresswahrnehmung und Stressbewältigung dargestellt. Die angeführten konkreten Strategien werden in den Heimen tagtäglich praktiziert. Manche der beschriebenen Vorgehensweisen (Rauchen, aus dem Hause treten etc.) wird bei den Verantwortlichen in den Einrichtungen (PDL und Heimleitung) aller Voraussicht nach auf Kritik und Ablehnung stoßen, mit der Begründung, dieses Verhalten entspräche nicht dem Stil des Hauses.

Doch hier wird ein äußerst wunder Punkt oder Systemfehler angesprochen: trotz der Vielzahl an Qualitätsstandards, Leitbildern und Normierungen in den Einrichtungen, über deren Sinn sich bestimmt streiten lässt, hat es den Anschein, dass die entscheidenden Akteure, die Pflegekräfte, hierbei in vielen Heimen regelrecht vergessen worden sind. Wie soll man sich den Sachverhalt erklären, dass oft die einfachsten Erkenntnisse der Arbeitswissenschaften in den Heimen keinen Eingang gefunden haben, so dass den Betroffenen oft nur die Flucht in Heimlichkeiten bleibt, um wieder ins psychophysische Lot gelangen zu können.

Das Kapitel «Agieren» (Kap. 5) beinhaltet die verschiedenen Aspekte des Umgangs mit Demenzkranken bei pflegerischen Handlungen. Die Probleme und damit auch die Schwierigkeiten bei der Pflege liegen in dem Unvermögen der Demenzkranken, die Pflege als einen zwischenmenschlichen Kontakt geistig zu verstehen und zu verarbeiten. Ihr eingeschränktes Bewältigungsvermögen drückt sich in dem Auftreten von Stress- und auch Überstressphänomenen aus, die eine Pflege häufig gar nicht erst zustande kommen lassen oder deutlich erschweren.

In diesem Kapitel werden die verschiedenen Verhaltensstrategien und Einflussmöglichkeiten, die Pflegekräfte in der Demenzpflege durch Intuition und Erfahrungen entwickelt haben und erfolgreich anwenden, dargestellt. Bei diesen Umgangsformen handelt es sich überwiegend um alltägliche Kommunikationsformen, wie miteinander reden, Komplimente machen oder Perspektiven geben, die sich auch als Ablenkungs- und Beruhigungsstrategien bezeichnen lassen.

Des Weiteren werden die Bedingungen für die erfolgreiche Durchführung einer Pflegeinteraktion beschrieben, die in der Erkenntnis von der «Einheit von Pflege und Beruhigung» bei Demenzkranken ihr Leitmotiv finden.

Dieses Kapitel kann zum größten Teil als «Praxis-Kapitel» aufgefasst und bezeichnet werden, denn hier werden die vielfältigen Erfahrungen der Pflegekräfte in systematisierter Form wiedergegeben. Gemäß dem Motto «aus der Praxis für die Praxis» werden Erfahrungen angeboten, die nicht nur einmal in einem bestimmten Heim gemacht worden sind, sondern in dieser spezifischen Eigenart in allen. Somit können diese Erfahrungen verallgemeinert werden zu einer bestimmten Umgangsform mit Demenzkranken.

Folgende Aspekte gilt es bei der Anwendung jedoch zu beachten:

- Die angeführten Beeinflussungsstrategien wirken nur bei Demenzkranken mit ausgeprägten Kurzzeitgedächtnisstörungen (Alzheimer-Demenz). Es gibt Formen der Demenz (Frontallappen-Demenz u. a.) mit geringeren Gedächtniseinschränkungen. In diesen Fällen werden die Interventionsformen mit den gezielten Ablenkungskomponenten keine Wirkung erzielen können.
- Häufig wird berichtet, dass bei Bewohnern mit einer Überlagerung psychotischer Krankheitsbilder mit demenziellen Symptomen die Ablenkungsstrategien keine Wirkung zeigen.
- Es soll auch ausdrücklich darauf verwiesen werden, dass bei der Anwendung dieser Strategien zwischenmenschliche Komponenten (gegenseitiges Vertrauen, Sympathie oder Antipathie u. a.) mit ins Spiel kommen, die wiederum Auswirkungen auf Effektivität und Effizienz der Vorgehensweise haben. Wenn z. B. eine Pflegekraft in gereiztem Tonfall und mit abwesendem Blick versucht, einem Bewohner ein Kompliment zu machen, wird aller Voraussicht nach die Wirkung bei dem Angesprochenen sehr gering sein.

Das Kapitel «Reagieren» (Kap. 6) knüpft inhaltlich an das vorige Kapitel an, denn auch hier stehen die von den Pflegekräften entwickelten Umgangsweisen mit Demenzkranken im Mittelpunkt der Darstellung. Während es im Kapitel «Agieren» vorwiegend um die Kontakte vor und während der Pflegehandlung geht, stehen in diesem Kapitel die Auseinandersetzungen mit psychisch belastenden und teils auch psychotischen Wahrnehmungs- und Verarbeitungsweisen der Demenzkranken im Zentrum. Ebenso wie im vorigen Kapitel handelt es sich bei den von den Pflegekräften angewandten Einwirkungsverfahren um Ablenkungs- und Beruhigungsstrategien. In der Bearbeitung von Halluzinationen, verbunden mit wahnhaften Verkennungen, die sich zu psychotischen Akutkrisen entwickeln können, sind recht eigentümliche Reaktionsweisen zur Lösung der Konflikte entstanden: Mitgehen und Mitwirken.

Zur Erklärung dieser teils intensiven Einflussnahmen auf Wahrnehmungs- und Bewusstseinsbereiche der Erkrankten, ist das Modell der abgestuften Bedrohungsintensität und das Modell der abgestuften Reaktionsformen konzipiert worden. Dieses Modell basiert auf neuen hirnphysiologischen Erkenntnissen und vermag den Vorgang der Ablenkung bei Demenzkranken zu erklären.

Des Weiteren werden eine Reihe von Milieustrukturen angeführt, die als «indirektes Reagieren» bezeichnet werden und u. a. darauf abzielen, den Demenzkranken das Gefühl der Eingebundenheit und Geborgenheit zu vermitteln.

Die Inhalte des abschließenden Kapitels «Pflegekonzept und Leitbild: Demenzspezifische Normalität» (Kap. 7) besitzen mehrere Aufgaben in diesem Buch.

Als erstes dienen die Ausführungen als eine Zusammenfassung der wesentlichen Elemente der Demenzpflege. In Form der Kernelemente werden die entscheidenden

Grundannahmen der beschriebenen Umgangsformen und Milieustrukturen noch-mals erläutert.

Die für die Entwicklung eines demenzspezifischen Milieus erforderlichen Wirk-kräfte außerhalb der Pflege und Betreuung, wie Organisations- und Raumstrukturen, werden in ihrer Bedeutung für die Gestaltung der Lebenswelt der Bewohner und gleichzeitig auch für die Arbeitswelt der Pflegekräfte erklärt.

Darüber hinaus sollen mit diesen zusammenfassenden Ausführungen Anregungen und auch Hilfestellungen bei der Entwicklung von Pflegekonzepten und Leitbildern für die Einrichtungen gemäß des Qualitätssicherungsgesetzes gegeben werden.

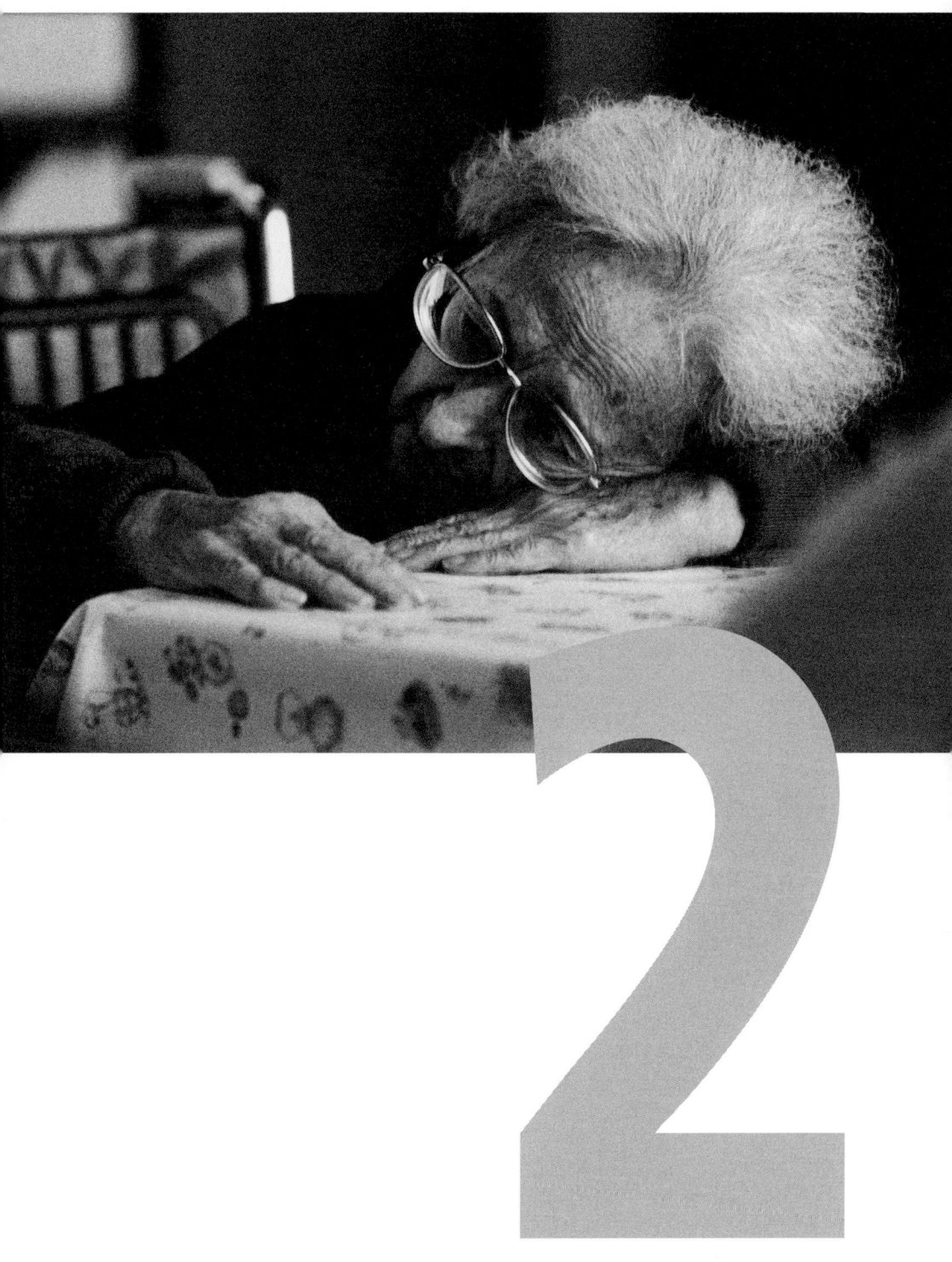

2

2. Verstehen

In diesem Kapitel steht die Theorie im Mittelpunkt. Die Demenzen als Krankheiten des Alters und hiervon abgeleitet das Verhalten Demenzkranker wird kurz und knapp erklärt.

Das Ziel dieses Kapitels besteht darin, die Zusammenhänge zwischen den krankhaften Prozessen im Gehirn und den oft eigentümlichen Verhaltensweisen der Demenzkranken zu erklären.

Das Wissen um diese Auswirkungen der hirnorganischen Abbauprozesse auf das Erfahren und Erleben der Umwelt bei den Erkrankten bietet die Möglichkeit, viele Verhaltensweisen und Reaktionen zu verstehen.

Dieses Verstehen führt dazu, dass das erforderliche Maß an Aufgeschlossenheit für die Erkrankten mit ihren Verhaltensweisen aufgebracht werden kann. Wer sich in die Kranken einzufühlen vermag, hat meines Erachtens den entscheidenden Schritt hin zu einer komplexen Sichtweise vollzogen: von der Krankheit zum Menschen mit all seinen Eigentümlichkeiten, seinen Stärken und Schwächen vorgedrungen zu sein.

2.1 Die Krankheit

Bei der Demenz handelt es sich ein Krankheitsbild, das sich in der Verschlechterung der geistigen Leistungsfähigkeit äußert. Eine Vielzahl von Krankheiten entwickeln in ihrem Verlauf eine demenzielle Symptomatik (siehe Abschnitt 2.1.2).

Es wird hier ausdrücklich der Begriff Krankheit verwendet, denn es liegen bereits eine Reihe von Veröffentlichungen verschiedener Richtungen von Demenz-Strategien vor, die Demenz eher zu einer Behinderung, «psychischen Veränderung» oder eines besonderen Erlebens der Umwelt deklarieren wollen.

2.1.1 Definition der Demenz

Gemäß der Internationalen Klassifikation psychischer Störungen (ICD-10) handelt es sich bei der Demenz um ein Krankheitsbild (Syndrom) mit den folgenden Merkmalen:

Kriterien zur Diagnose einer Demenz (Förstl, 2001)

1. a) Abnahme des Gedächtnisses und
   b) Abnahme anderer kognitiver Fähigkeiten (z. B. Urteilsfähigkeit, Denkvermögen)

2. kein Hinweis auf vorübergehenden Verwirrtheitszustand

3. Störungen von Affektkontrolle, Antrieb oder Sozialverhalten (mit emotionaler Labilität) Reizbarkeit, Apathie oder Vergröberung des Sozialverhaltens) sowie

4. Dauer der unter 1. genannten Störungen von mindestens 6 Monaten.

Stadien der Demenz (orientieren sich an Kurz, 1995)

Stadium I

- Im frühen Stadium der Alzheimer Demenz können die Patienten noch weitgehend eine selbstständige Lebensführung aufrechterhalten.

- Bezüglich des Gedächtnisses treten erste Kurzzeitgedächtnisstörungen auf, d. h. die Speicherung und der Abruf neuer Informationen ist erschwert.

- Das Sprachvermögen ist durch Wortfindungsstörungen, Benennungsstörungen und eine teilweise unpräzise Ausdrucksweise beeinträchtigt.

- Das Verhalten ist durch verminderte Spontaneität, Unsicherheit, depressive Verstimmungen und Stimmungslabilität gekennzeichnet.

- Der körperliche Befund ist normal.

- Im Stadium I leben die Patienten überwiegend in einem Privathaushalt allein oder zusammen mit dem Ehepartner, seltener in einem Altenwohn- oder Altenheim.

Stadium II

- Im mittleren Stadium ist die Möglichkeit einer selbstständigen Lebensführung bereits stark eingeschränkt.

- Im Bereich des Gedächtnisses ist eine hochgradige Vergesslichkeit festzustellen. Die Erinnerung an die eigene Biographie verblasst zusehends.

- Die Sprache wird zunehmend durch Sprechstörungen (Versprechen, Vertauschen von Wörtern und Lauten, Verstümmeln von Wörtern, umgangssprachlich «Wortsalat»), ständigem Wiederholen eines Satzes, inhaltsarmer und floskelhafter Sprachgestaltung gekennzeichnet. In diesem Stadium geht das Lese- und Schreibvermögen verloren.

- Im Verhalten zeigen sich vermehrt Angstzustände, Wahnphänomene (Halluzinationen), ziellose Unruhe und Wandern.

- Im körperlichen Bereich ist eine Harninkontinenz festzustellen.

- In diesem Stadium sind bereits viele Patienten in einem Alten- oder Altenpflegeheim untergebracht.

Stadium III

- Eine selbstständige Lebensführung ist nicht mehr möglich.
- Gedächtnis: völlige Unfähigkeit, Gedächtnisspuren zu bilden, inselförmig erhaltene Erinnerungen.
- Sprache: Rückgang der sprachlichen Äußerungen auf wenige, unter Umständen dauernd wiederholte Wörter oder Satzteile. Die verbale Verständigung ist oft aufgehoben.
- Verhalten: ständige Unruhe (Agitiertheit), Wanderverhalten nimmt zu, zunehmende Teilnahmslosigkeit (Apathie), Hyperoralität (Erfassen mittels des Mundes) u. a.
- Körperliche Befunde: Parkinson-ähnliche Motorik, Stuhl- und Harninkontinenz, zunehmend Rollstuhlgebundenheit und später ständige Bettlägerigkeit, Schluckstörungen.
- Im schweren und teils finalen Stadium der Alzheimer Demenz werden in Deutschland die überwiegende Zahl der Patienten bereits in Altenpflegeheimen versorgt.

2.1.2 Demenztypen

Demenzen lassen sich hinsichtlich der Grunderkrankung unterscheiden:

- bei primären Demenzen liegt eine hirnorganische Erkrankung vor, d. h., die Krankheitsursache ist im Hirn zu lokalisieren
- bei einer sekundären Demenz liegt eine organische Grunderkrankung als Ursache der demenziellen Symptomatik vor.

Primäre Demenzen sind nicht heilbar. Man kann somit primäre Demenzen nicht zum Stillstand bringen. Diese Krankheiten sind irreversibel, d. h. sie lassen sich nicht rückgängig machen oder umkehren. Etwa 80 bis 90 % aller Demenzen sind primäre Demenzen.

Sekundäre Demenzen haben ihre Krankheitsursache in einem anderen Körperorgan oder -bereich, jedoch nicht im Gehirn. Wie bei primären Demenzen treten zwar Verwirrtheitszustände, Gedächtnisstörungen und andere kognitive Einbußen auf, deren Ursache jedoch meist in der Fehl- oder Mangelversorgung des Gehirns liegt.

Sekundäre Demenzen haben ihre Krankheitsursachen z. B. in einer Herz-Kreislauf-Insuffizienz, Schilddrüsenunterfunktion, Nierenfunktionsstörungen, Anämie, Elektrolytveränderungen, Sauerstoffmangel, Medikamentenvergiftung, Vitaminmangel (B1, B12), Mangelernährung oder Depressionen (Pseudo-Demenz). Die richtige Behandlung der organischen Grunderkrankung führt in der Regel zum Verschwinden der demenziellen Symptome. Sekundäre Demenzen sind somit *reversibel*.

Die Auftretenshäufigkeit sekundärer Demenzen liegt bei etwa 10 bis 20 % der Demenzen.

Praxistipp

Diese Unterscheidung ist für die Pflegepraxis in den Heimen von allergrößter Bedeutung, weil im Falle des Auftretens von Verwirrtheitszuständen oder anderen kognitiven Einbußen bei Bewohnern ohne bisherige demenzielle Symptomatik oder hirnorganische Diagnose *zuerst* der Allgemeinmediziner zur Untersuchung herangezogen werden sollte. Erst wenn eine organische Grunderkrankung für die Symptome ausgeschlossen werden kann, sollte ein Psychiater oder Gerontopsychiater mit der Diagnostik beauftragt werden.

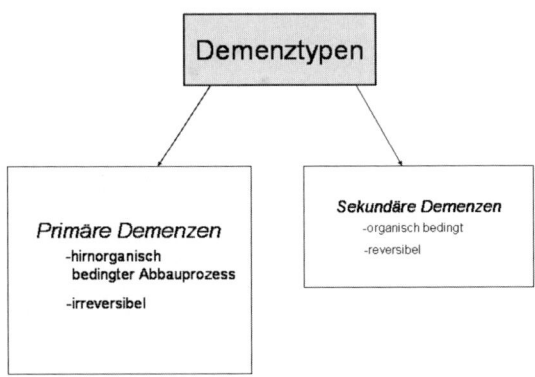

Abbildung 2-1: Demenztypen

2.1.3 Primäre Demenzen

Die primären Demenzen werden in degenerative Demenzen und vaskuläre (gefäßbedingte) Demenzen (Multiinfarktdemenzen) unterteilt.

Etwa 60 % der primären Demenzen sind Demenzen vom *Alzheimer-Typ*. Die Alzheimer Demenz ist die häufigste aller *degenerativen Demenzen*.

Die Krankheit besteht im Wesentlichen darin, dass bei der Umwandlung normaler Zellproteine in nutzlose und schädliche Endprodukte (senile Plaque bestehend aus Amyloid-Protein-Ablagerungen) und dem Absterben von Nervenzellen (Neurofibrillenbündeln) bestimmte Hirnareale (zuerst der Hippokampus, dann Partiallappen und schließlich der Motorkortex) derart geschädigt werden, dass das Gehirn zu normalen Hirnleistungen nicht mehr fähig ist (Kurz, 1995).

Weitere degenerative Demenzen sind u. a. Morbus Pick und die Frontallappendemenz.

Die *vaskulären oder gefäßbedingten Demenzen* (Multinfarktdemenz u. a.) haben ihre Ursache in kleinen «häufig aufeinander folgenden Hirninfarkten oder Veränderungen der Mikrozirkulation im Bereich der kleinsten Gefäße, die zu gefäßbedingten Erweichungen des Marklagers führen.» (Zaudig, 1995).

Die Häufigkeit der Multiinfarkt-Demenzen oder vaskulären Demenzen liegt bei etwa 15 %.

Mischformen aus Demenzen vom Alzheimer-Typ und vaskulären Demenzen bilden eine weitere große Gruppe der Demenzerkrankungen.

Hierbei liegen sowohl ein degenerativer Abbau bestimmter Hirnareale als auch gleichzeitig gefäßbedingte Läsionen und Hirninfarkte vor. Der Anteil der Mischformen beträgt etwa 15 %.

Die restlichen 10 % der Demenzen bestehen aus anderen Demenz-Typen mit relativ seltener Häufigkeit: Morbus Pick, Chorea Huntington, Korsakoff-Syndrom u. a.

Der Vollständigkeit halber hier der Hinweis, dass in den letzten Jahren besonders auch hinsichtlich der Frontallappendemenz und Demenz mit Lewy-Körpern geforscht wird (Chan et al., 2002; Diehl et al., 2002; Zaudig, 1995).

2.1.4 Krankheitsursachen

Die Demenz vom Alzheimer Typ ist eine degenerative Demenz, die häufig auftritt und daher bereits eingehend wissenschaftlich erforscht ist.

Zwei krankhafte neurobiologische Fehlentwicklungen in bestimmten Hirnarealen sind die Ursache für die Alzheimer Demenz:

Im extrazellulären Bereich der Gliazellen, die die Nervenzellen umgeben, stützen und mit Nährstoffen versorgen, führt aus bisher ungeklärten Ursachen eine pathologische Spaltung des Amyloid-Vorläuferproteins zu dem krankhaften Amyloid-Beta-A4-Protein. Diese hirnphysiologisch nutzlosen Eiweißteilchen fügen sich zusammen und wachsen zu den unter dem Mikroskop deutlich sichtbaren Amyloidablagerungen, den senilen Plaques. Ein seniles Plaque besteht aus etwa 1 Milliarde krankhaften Eiweißteilchen und nimmt eine kristalline Form («kleine Steinchen») an.

Die von den Fehlspaltungen betroffenen Gliazellen sind hierdurch erkrankt im Sinne einer Entzündung, die sich wiederum auf die eingeschlossenen Nervenzellen (Neuronen) auswirken (Kurz, 1995).

Es wird gegenwärtig die Annahme diskutiert, dass die Amyliodablagerungen die Nervenzellen zu ständigen dysfunktionalen Reparaturleistungen in Form der Entwicklung von bestimmten Eiweißteilen veranlassen. In den Nervenzellen (intrazellulär) werden durch diese Fehlleistungen die Tau-Proteine, die in den Dendriten der Neuronen Stützfunktionen innehaben, derart in Mitleidenschaft gezogen, dass sie sich pathologisch verändern. Sie bilden sich zu Neurofibrillenbündeln, die unter dem Mikroskop auch deutlich zu erkennen sind, und führen zum Absterben der betroffenen Nervenzelle (Kurz, 1995).

Die Neurofibrillenbündel und die amyloidhaltigen Plaques sind an sich nicht spezifisch für die Alzheimer Demenz, sie treten in geringer Zahl auch bei hirnorganisch gesunden alten Menschen auf. Für die Demenz vom Alzheimer Typ hingegen typisch sind die Intensität des Auftretens dieser krankhaften Prozesse und die Verteilung in bestimmten Hirnarealen.

International wurde festgelegt, dass mindestens 15 senile Plaques pro Quadratmillimeter Hirnareal für die Diagnose Alzheimer erforderlich sind (Zaudig, 1995).

Die Hirnrinde ist besonders von diesem degenerativen Abbauprozess betroffen. Bis zu 30 % der Neuronen in diesem Hirnareal können verloren gehen. Hiervon betroffen sind vor allem die großen Pyramidenzellen. Durch das Absterben der Nervenzellen nehmen die synaptischen Übertragungsstellen in diesem Hirnbereich überproportional ab.

Folge dieses Abbauprozesses ist u. a. ein Schwund der Hirnmasse (Hirnatrophie), vorwiegend im temporalen und frontalen Bereich der Großhirnrinde bis zu 20 %. Dies zeigt sich in der Verschmälerung der Hirnrinde und der Ausweitung der Hirnrindenfurchen.

Zusätzlich ist im CT (Computertomograph) eine Vergrößerung der Ventrikel festzustellen (Zaudig, 1995).

2.1.5 Verlauf

Demenzen vom Alzheimer-Typ sind Erkrankungen mit einem langen Verlauf.

Von den ersten krankhaften Veränderungen in Gestalt der pathologischen Umwandlung bestimmter Proteine in bestimmten Hirnarealen bis zum Tode des Erkrankten vergehen etwa 30 Jahre.

Die meiste Zeit, etwa 20 Jahre, verläuft die Erkrankung recht unauffällig, sieht man von leichten kognitiven Beeinträchtigungen im letzten Abschnitt der vorklinischen Phase einmal ab, die sich oft recht schwer von den altersbedingten und nicht krankhaften Gedächtniseinschränkungen abgrenzen lassen. Klinisch manifest wird die Alzheimer-Demenz meist erst beim Auftreten bestimmter Hirnleistungseinbußen z. B. in Form von Kurzzeitgedächtnis- und Wortfindungsstörungen.

Die Alzheimer-Demenz ist eine «Schwellenkrankheit», bei der erst bestimmte Hirnareale derart degeneriert sein müssen, dass kompensatorische Leistungen anderer Hirnbereiche nicht mehr möglich sind. Erst dann treten die typischen Symptome wie Gedächtniseinbußen, Verwirrtheit und Desorientierung auf.

Die krankhaften Prozesse bei der Alzheimer-Demenz sind vor allem im Schläfenlappenbereich der Großhirnrinde festgestellt worden. Im Gegensatz hierzu sind bei Morbus Pick und der Frontallappendemenz besonders Areale des Frontallappens der Großhirnrinde betroffen.

Die ersten krankhaften Veränderungen bei der Alzheimer-Demenz sind vereinzelt in einem bestimmten Großhirnbereich (transentorhinaler Bereich) festgestellt worden. Dann erfasst die Pathologie des Gewebes u. a. Teile des limbischen Systems, besonders die Hippokampusformation. Der Hippokampus ist für die Leistungsfähigkeit des Kurzzeitgedächtnisses zuständig, bei Schädigungen des Hippokampus sind somit Kurzzeitgedächtnisleistungen nicht mehr möglich. In der fortgeschrittenen Phase breiten sich die krankhaften Veränderungen über die gesamte Großhirnrinde aus (Kurz, 1995).

Die durchschnittliche Überlebensdauer nach Ausbruch der Erkrankung einer Demenz vom Alzheimer-Typ beträgt bei präsenilen Demenzen 8 bis 10 Jahre; in der Altersstufe 65 bis 80 Jahre verbleibt eine durchschnittliche Lebensdauer von 5 bis 8 Jahren und im Alter von 80 Jahren und mehr beträgt die Lebensdauer noch nahezu 5 Jahre (Zaudig, 1995).

2.1.6 Häufigkeit

Demenzen treten vermehrt im höheren Alter auf, so dass die Demenzen als typische Alterskrankheiten aufgefasst werden können.

Es liegen eine Reihe Untersuchungen (Feldstudien und Meta-Analysen) vor, die die Zunahme der Auftretenshäufigkeit belegen:

Tabelle 2-1: Auftretenshäufigkeiten von Demenzerkrankungen bezogen auf das Alter (Bickel, 2001)

Altersgruppe in Jahren	Mittlere Prävalenzrate von Demenzerkrankungen in %
65–69	1,2
70–74	2,8
75–79	6,0
80–84	13,3
85–89	23,9
90+	34,6

Die Zunahme der Demenzen entwickelt sich in den Altersgruppen 65 bis 87 dynamisch und zwar so, dass alle 5 Jahre eine Verdopplung der Prävalenzrate festgestellt werden kann. Erst in der Altersgruppe 87 und älter ist die Zunahme nur noch linear. (Jorm et al., 1987; Cooper et al., 1983; Helmchen et al., 1996; Ritchie et al., 1992; Ritchie et al., 1995).

Nach einer Erhebung aus den Niederlanden sind von 17 Hundertjährigen und älteren 15 demenziell erkrankt (Blansjaar et al., 2000).

Bezogen auf die 65-jährigen und älteren kann von einer mittleren Prävalenzrate von im Mittel 7,22 % ausgegangen werden. Die geschätzte Anzahl der Demenzkranken in Deutschland 1996 beträgt demnach etwa 930 000. Die Mehrzahl der Demenzkranken, knapp 70 %, gehören der Altergruppe 80 Jahre und älter an, während etwa 30 % der Altergruppe 65 bis 79 Jahre angehören. Entsprechend der höheren Lebenserwartung der Frauen liegt auch ihr Anteil bei den Demenzkranken bei etwa 70 % (Bickel, 2001).

Epidemiologische Erhebungen haben ergeben, dass die Auftretenshäufigkeit von präsenilen Demenzen (Demenzen in den Altergruppen vor dem 65. Lebensjahr) sehr gering ist. So beträgt die Prävalenzrate in dem Altersbereich zwischen 45 und 65 Jahren ungefähr 0,1 %, bezogen auf Deutschland kann somit von etwa 20 000 Kranken mit einer präsenilen Demenz ausgegangen werden (Bickel, 2001).

Oft sind Pflegekräfte im Umgang mit den Demenzkranken hinsichtlich der Einschätzung ihrer eigenen Merkfähigkeit verunsichert.

Folgende Hinweise mögen zur Beruhigung dieses Problems dienen:

Natürliche geistige Alterung

Die Merkfähigkeit nimmt auch bei nicht hirnorganisch Erkrankten im Altersverlauf spürbar ab. Bereits in den mittleren Jahren (in den Altersgruppen 40 Jahre und älter) verringern sich das Reaktionsvermögen und die Leistungen des Arbeits- oder Kurzzeitgedächtnisses gegenüber den jüngeren Altersgruppen. Diese Phänomene werden als flüssige Intelligenzleistungen bezeichnet, die ebenso wie die körperlichen Prozesse den Gesetzen der natürlichen Alterung unterliegen.
Als Kompensationsleistungen kann hier für den Alltag im Heim nur die Empfehlung gegeben werden, möglichst alle wichtigen Punkte während der Arbeit kurz zu notieren, um später bei der Übergabe oder Dokumentation darauf zurückgreifen zu können.

Depression und Depressivität

Es wird wiederholt berichtet, dass die Merkfähigkeit besonders in Zuständen der Depression und der depressiven Verstimmungen arg in Mitleidenschaft gezogen wird. «Ein Gedächtnis wie ein Sieb» – diese Einschätzung drückt das Erleben der eigenen verringerten Gedächtnisleistung aus, das auch Konsequenzen für die Arbeitsfähigkeit und die Arbeitsleistungen besitzt.
Erklärt werden kann dieser Sachverhalt mit der Erhöhung des Kortisolspiegels im Blut aufgrund depressiver Veränderungen, die wiederum blockierende Wirkungen auf bestimmte Hirnareale hervorrufen.
Mit dem Abklingen der depressiven Zustände verschwindet in der Regel auch die verminderte Merkfähigkeit.

Stress

Ebenso wie Depressivität verursacht erhöhter Stress die verstärkte Ausschüttung von Kortisol im Blut. Somit kommt es hierbei ebenso zu Blockierungen bestimmter Hirnareale wie im Falle der Depressivität mit den entsprechenden Phänomenen der verringerten Merkfähigkeit.
Da in den stationären Einrichtungen gemäß einschlägiger Erhebungen häufig über Hektik und Stress geklagt wird, sollte dieser Wirkungszusammenhang bei der Beurteilung der eigenen Gedächtnisleistungen Berücksichtigung finden.

Praxistipp

Empfehlungen für die Praxis
«Alzheimerisieren» Sie nicht gleich Ihre erfahrbaren Minderleistungen im Bereich der Merkfähigkeit und des Arbeitsgedächtnisses.

Vergegenwärtigen Sie sich, dass psychische Überforderungen und Verstimmungen ebenso wie körperliche Erschöpfungszustände zu physiologischen und damit auch hirnphysiologischen Einbußen führen, die durch gezielte Einwirkungen (Entspannung u. a.) zu beheben sind.

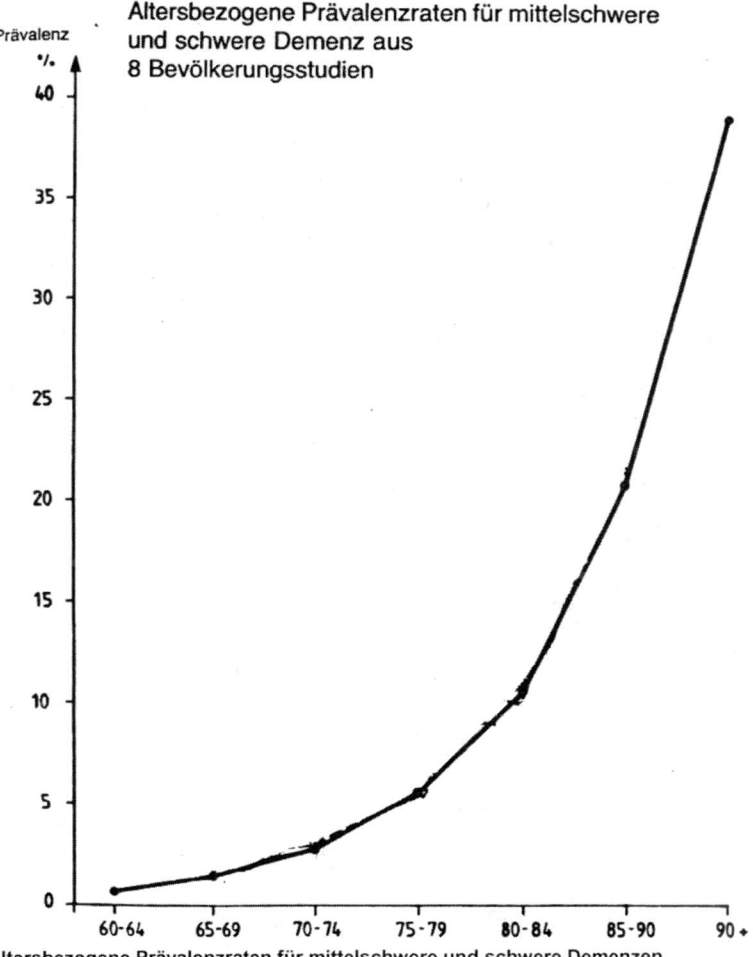

Abbildung 2-2: Prävalenzraten

2.2 Das Verhalten

Das Verhalten Demenzkranker ist für Außenstehende auf den ersten Blick ein Buch mit sieben Siegeln. Doch das Wissen der hirnphysiologischen Veränderungen mit ihren Auswirkungen auf das Verhalten bietet den Rahmen, um sich viele Verhaltensmuster und Reaktionsweisen der Erkrankten zu erschließen. In diesem Abschnitt werden die typischen Verhaltensweisen der Alzheimer-Demenz dargestellt und erklärt.

2.2.1 Die Überforderung

Demenzkranke sind aufgrund ihrer Hirnleistungseinbußen stark eingeschränkt in ihren Fähigkeiten, ihre Umwelt angemessen zu erfassen. Während ein Nicht-Demenzkranker fast automatisch in Bruchteilen von Sekunden Veränderungen in seiner Umgebung wahrnehmen, einordnen und beurteilen kann, vermag ein Demenzkranker nur äußerst schwer und oft auch gar nicht, seine Umwelt angemessen zu erfassen. Die ihn umgebende Welt ist für ihn zu etwas Fremden und damit auch zu einer Bedrohung und Überforderung geworden, die er nicht mehr versteht und der er sich nicht mehr gewachsen fühlt. Ein beispielhafter Vergleich möge dies verdeutlichen:

> Man stelle sich vor, man wäre als Tourist in einer arabischen Altstadt. In 30 Minuten gilt es den Treffpunkt zu finden, an dem der Reisebus auf die Touristen wartet, um sie zum Flughafen zu bringen. Doch in den unüberschaubaren winkeligen Gassen mit den nicht lesbaren arabischen Schriftzeichen, den unverständlichen Worten der Einheimischen ist eine Orientierung nicht möglich. Angesichts der Furcht, den Termin zu verpassen, wird man in Panik geraten, hin und her hetzen, fluchen, vielleicht auch schreien, aggressiv werden oder auch in völlige Apathie verfallen, je nach Temperament und Persönlichkeitsstruktur.

Demenzkranken erscheint nicht immer, aber doch oft ihre Umgebung so fremd wie eine arabische Altstadt, in der sie ihren alltäglichen Verrichtungen und Aufgaben nachkommen wollen, die ihnen aber nicht die Gelegenheit hierzu gibt. Sie geraten in eine nicht mehr zu bewältigende Stresssituation, auf die sie unterschiedlich reagieren (Kovach et al., 2001).

Das Erleben der Überforderung, das Empfinden, den Anforderungen der Umwelt nicht mehr gerecht werden zu können, führt in der Regel zu Stress. Stress wird von den Betroffenen je nach Temperament und Persönlichkeitsstruktur unterschiedlich verarbeitet, wie die folgende **Abbildung 2-3** zeigt.

Je nach persönlichkeitsspezifischem Bewältigungsvermögen kann die gestresste Person sich z. B. aggressiv , apathisch oder unruhig verhalten. Sie kann angreifen oder flüchten, laut oder leise werden.

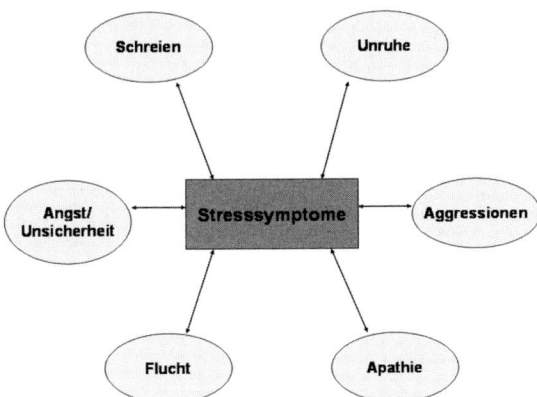

Abbildung 2-3: Stresssymptome

Mit dem Fortgang der Erkrankung nimmt auch das Unvermögen einer angemessenen Umweltbewältigung zu. Entsprechend nehmen auch die Stresssymptome bei Demenzkranken zu, wie verschiedene Untersuchungen gezeigt haben.

Erkenntnis

1. Viele Verhaltensweisen Demenzkranker sind bloße Stressphänomene. Sie können aus der Person-Umwelt-Beziehung abgeleitet werden. Sie sind somit erklärbar, nachvollziehbar und damit verständlich.

2. Aus der Erkenntnis, dass viele durch Stress verursachte Verhaltensweisen umweltbedingt sind, kann man schließen, dass durch Veränderungen der Umweltbedingungen Einfluss auf die Auftretenshäufigkeit von Stressphänomenen genommen werden kann (siehe Kapitel 4.1)

2.2.2 Die eingeschränkte Umweltkompetenz

Wie weiter oben bereits aufgezeigt, ist die Person-Umwelt-Beziehung Demenzkranker aufgrund der kognitiven Einbußen durch Überforderung und entsprechende Stressreaktionen gekennzeichnet. Die räumliche und soziale Umgebung wird nicht mehr ausreichend erkannt, sie erscheint dadurch fremd und feindlich. Angst, Unsicherheit, Flucht und Aggressionen sind oft Reaktionsweisen auf dieses für den Betroffenen oft fürchterliche Erleben der Desorientierung.

Demenzkranke zeigen oft auch Verhaltensweisen, die auf dem ersten Blick als eigenartig und skurril aufgefasst werden können, da sie nicht den normalen Handlungsschemata der Alltagsbewältigung entsprechen. Dieses Verhalten besitzt eine eigene Logik, die nicht mit Stress, jedoch mit Überforderung und unzureichender Bewältigung erklärt werden kann.

Im Folgenden werden Strukturelemente der eigentümlichen Umweltkompetenz Demenzkranker dargestellt, mit dem Ziel, einen Einblick in die Motive, Einstellungen und Erlebensweisen der Betroffenen zu erhalten. Wenn Verhaltensweisen nachvollziehbar geworden sind, kann man sich vieles vergegenwärtigen. Dadurch verliert das Agieren und Reagieren der Betroffenen seine Distanz schaffende Fremdartigkeit, es wird einem letztlich vertraut.

Die wesentlichen Strukturelemente einer demenzspezifischen Umweltbewältigung sind im Einzelnen:

- fehlende Krankheitseinsicht
- Zeitverschränkung und biographische Prägung
- Wahn und Halluzination
- optische Wahrnehmungsverzerrung
- Depressivität und Angstsymptome
- Unruhe
- Wandern.

Diese Strukturelemente werden durch konkrete Beispiele aus den Heimen, die Pflegekräfte beobachtet haben, zur Verdeutlichung und Veranschaulichung dargestellt.

2.2.2.1 Fehlende Krankheitseinsicht und deren Gefahren

Eine für die Demenz vom Alzheimer Typ eigentümliche Selbstwahrnehmung besteht in der fehlenden Krankheitseinsicht. Demenzkranken ist nicht bewusst, dass sie krank sind. Erklären lässt sich diese Bewusstseinseinbuße aller Wahrscheinlichkeit nach mit den hirnphysiologischen Abbauprozessen in den fortgeschrittenen Stadien der Erkrankung.

Ein herzkranker alter Mensch weiß in der Regel um sein chronisches Leiden und wird dementsprechend jede körperliche und psychische Überanstrengung vermeiden. Er wird somit sein Verhalten an sein krankheitsbedingtes Belastungsvermögen anpassen, um sich nicht der Gefahr einer vielleicht lebensgefährlichen Herzattacke aussetzen zu müssen.

Demenzkranke hingegen besitzen durch die fehlende Einsicht in ihre Erkrankung nicht dieses Regulativ, ihr Verhalten mit den bestehenden Kompetenzen und Bewältigungsvermögen abzustimmen.

Die fehlende Krankheitseinsicht hat wiederum zwei Seiten:

1. Der positive Aspekt: das Bewusstsein, an einem chronischen und fortschreitenden Hirnabbauprozess erkrankt zu sein, fehlt. Dadurch kann von einem verminderten Leidensdruck bezogen auf die eigene Erkrankung ausgegangen werden, denn Demenzkranke fühlen sich relativ gesund und belastungsfähig.

2. Der negative Aspekt: Mit dem Bewusstsein, gesund und fit zu sein, und der Einstellung, den Belastungen, Gefahren und Schwierigkeiten der Alltagsbewältigung gewachsen zu sein, setzt sich der Demenzkranke einem nicht überschaubaren Risiko aus.

Mit der fehlenden Krankheitseinsicht gehen die Leistungsbereitschaft sowie die Bemühungen, Verrichtungen des täglichen Lebens noch selbst und ohne Hilfe bewältigen zu wollen, einher.

Welch großes Gefahrenpotenzial mit dieser Einstellung, das alltägliche Leben noch selbst meistern zu wollen, verbunden ist, ohne jedoch über die hierfür erforderlichen Fähigkeiten zu verfügen, lässt sich recht deutlich an dem Krankheitssymptom Fehlwahrnehmung verdeutlichen (siehe Abschnitt 2.2.2.4).

Ein weiterer Problembereich, von dem vorwiegend die Pflegekräfte betroffen sind, stellt die Verweigerung der Demenzkranken hinsichtlich der Hilfestellungen bei den täglichen Verrichtungen des Alltags dar, also z. B. den körperpflegerischen Leistungen(siehe Abschnitt 5.3.1).

Der Sachverhalt der fehlenden Krankheitseinsicht bei Demenzkranken lässt sich mit den zunehmenden Gedächtniseinbußen im Verlauf der Erkrankung erklären.

Demenzkranke im frühen Stadium der Erkrankung sind sich ihrer Fehlleistungen oft bewusst und reagieren hierauf mit Rückzug, Vermeidungsverhalten und Umstrukturierungen im Alltagsverhalten so, dass komplizierte, nicht mehr zu bewältigende Alltagsverrichtungen durch leichtere und noch beherrschbare Aktivitäten ersetzt werden.

Der niederländische Gerontopsychologe Huub Buijssen führt in seinem Buch «Senile Demenz» als Beispiel eine Demenzkranke an, die nicht mehr in der Lage ist, den Staubsauger zu bedienen, stattdessen zu Besen und Schaufel greift, um den Boden zu reinigen.

Mit dem Fortschreiten der Erkrankung wird nicht nur zusehends das Kurzzeitgedächtnis beeinträchtigt, sondern auch Inhalte des Langzeitgedächtnisses gehen Stück für Stück verloren, und zwar in der Reihenfolge, dass zuerst die aktuelleren, zeitlich nicht allzu lange zurückliegenden Inhalte gelöscht werden und daran anschließend die weiter zurückliegenden Erinnerungen verloren gehen.

Die fehlende Krankheitseinsicht setzt somit in der Phase der Rückentwicklung des Langzeitgedächtnisses ein. Der Demenzkranke entwickelt in dieser Phase das Bewusstsein, sich ständig in der eigenen Vergangenheit zu befinden.

Mit diesem hirnphysiologischen Abbauprozess, der zu einer geradezu lebensgeschichtlichen Rückbildung des Langzeitgedächtnisses führt, lässt sich nicht nur die fehlende Krankheitseinsicht, sondern auch bestimmte Phänomene der Zeitverschränkung erklären (siehe folgenden Abschnitt 2.2.2.2).

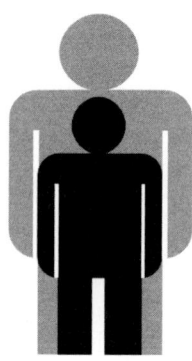

Abbildung 2-4: Selbstbild und Umweltkompetenz Demenzkranker

Erkenntnis

Demenzkranke sind aufgrund ihrer Hirnleistungseinbußen und ihrer fehlenden Krankheitseinsicht ständig der Gefahr von Fehlwahrnehmungen und den daraus folgenden Fehlhandlungen ausgesetzt. Dies sollte als Eigengefährdung aufgefasst werden.

Praxistipp

Empfehlung für die Praxis
Achten Sie ständig darauf, ob Ihr Wohnbereich hinsichtlich des Unvermögens der Bewohner, Sinneswahrnehmungen zu erkennen (Agnosie), «demenzsicher» ist.
Alle möglichen Gefahrenquellen (z. B. giftige Substanzen, spitze Gegenstände) sollten aus dem Umfeld der Demenzkranken entfernt werden. Berücksichtigen Sie vor allem, dass Demenzkranke zum oralen Verhalten neigen. Dass heißt, sie nehmen oft alles ihnen Zugängliche in den Mund, teils zur Wahrnehmung, teils auch zum Essen und Trinken.

2.2.2.2 Zeitverschränkungen und biographische Prägungen

Die eingeschränkte Umweltkompetenz zeigt sich auch in dem Unvermögen, ein chronologisches Zeitempfinden hinsichtlich der Abfolge von Vergangenheit und Gegenwart aufrecht zu erhalten. Demenzkranke können häufig durch die krankheitsbedingten Hirnleistungsstörungen das unbeeinträchtigte Zeitempfinden, das Vergangenes von Gegenwärtigem zu trennen vermag, nicht mehr ausreichend entwickeln. Sie erleben sich demnach oft in Gegenwart und Vergangenheit, quasi in zwei Parallel-Welten zugleich.

Die Unfähigkeit zur zeitlichen Einordnung wird «zeitliche Desorientierung» oder auch «zeitliche Verwirrtheit» genannt.

Dieses Phänomen des *gleichzeitigen* Erlebens von Gegenwarts- und Vergangenheitseindrücken wird in diesem Buch als *Zeitverschränkung* bezeichnet.

Psychisch belastend ist für die Betroffenen diese Zeitverschränkung von Gegenwart und Vergangenheit besonders, wenn sie vergeblich versuchen, sich dem Gegenwärtig-Vergangenem zu vergewissern, indem sie die Mutter suchen oder sich aufmachen, die Hühner zu füttern oder das Essen für die Kinder zu kochen. Das wahrgenommene Fehlen der aus der Vergangenheit bedeutsamen Bezugspersonen wie die Mutter, der Ehemann oder der kleinen Kinder führt oft zu Angst. Sie versuchen dann, diese vertrauten Personen zu finden. Oder sie bemühen sich, diese Tätigkeiten wie Kochen oder Hühner füttern noch selbst auszuführen.

Dieses Phänomen der Zeitverschränkung wurde auch bei Hirnerkrankten ohne Demenz festgestellt, wie folgender Krankheitsfall zeigt (Schnider et al., 1999).

Praxisbeispiele

Eine Frau mittleren Alters litt an einer Gefäßblutung an der Unterseite des Stirnhirns im Bereich des vorderen limbischen Systems. Immer wieder wollte die Kranke ihr Baby stillen, obwohl ihr Sohn bereits über 30 Jahre alt war. «Diese Patienten können ihre Erinnerungen nicht mehr abschalten, wenn sie einmal aktiviert sind. […] Dadurch schwappen die Erinnerungen an die Oberfläche, vermischen sich mit der Gegenwart und werden für die Patienten zur Realität.» (Clevert, 2002).

Das gesunde Hirn hingegen verfügt über eine Art «Realitätsfilter», «der all jene Assoziationen unterdrückt, die sich nicht auf die Gegenwart beziehen.» (ebenda)

Der weitere Verlauf dieser Erkrankung unterschied sich jedoch gravierend von den Zeitverschränkungen Demenzkranker dahingehend, dass nach knapp einem Jahr gesunde Hirnareale die Aufgaben der verletzten Hirnbereiche im Sinne einer Kompensation übernommen hatten. Als Folge verschwanden die Phänomene der Zeitverschränkung.

Aus diesem Sachverhalt lassen sich mehrere Schlüsse ziehen:

- Phänomene der Zeitverschränkung als Krankheitssymptome besitzen ein krankhaftes und/oder degeneratives hirnphysiologisches Korrelat. Das bedeutet, dass diesen Phänomenen eindeutig krankheitsbedingte Fehl- und Minderleistungen des Gehirns zugeordnet werden können.
- Bei Zeitverschränkungen handelt es sich somit um Phänomene des Realitätsverlustes ähnlich wie Halluzinationen und Fehlwahrnehmungen, denen die Erkrankten passiv ausgesetzt sind. Sie werden also nicht, wie oft behauptet, bewusst herbeigeführt.

- Erklärungen, die Zeitverschränkungen als willentliches Rückzugsverhalten interpretieren – «ziehen sich aus der Gegenwart zurück, um überleben zu können» (Feil, 2000 a) – sind somit widerlegt.

Ein weiteres Unvermögen Demenzkranker, sich den Umweltbedingungen angemessen anzupassen, besteht in dem Auftreten lebensgeschichtlich vertrauter Verhaltenssegmente unabhängig vom zeitlich-räumlichen Kontext. Wenn z. B. eine Bewohnerin ständig stereotyp das selbe Putzverhalten zeigt, oder wenn ein Mann bei jeder Gelegenheit klopft.

Es ist oft beobachtet worden, dass diese biographisch geprägten Verhaltensmuster für die Betroffenen die Funktion einer Selbststimulierung besitzen. Ein Hauptgrund besteht in der Reizarmut des unmittelbaren Milieus im Heim.

Umgekehrt wurde wiederum festgestellt, dass in den Phasen intensiver Einbindung in Gruppenaktivitäten die Phänomene Zeitverschränkung und stereotype Verhaltensweisen relativ selten wahrzunehmen waren.

Erkenntnis

Das gleichzeitige Erleben von Gegenwart und Vergangenheit wird von den Demenzkranken als psychische Überforderung wahrgenommen, auf die sie mit Stressreaktionen reagieren.

Praxistipp

Empfehlungen für die Praxis
Für das psychosoziale Gleichgewicht Demenzkranker ist die Eingebundenheit in ein soziales Milieu von großer Bedeutung, das ein Optimum an Vertrautheit, Sicherheit und Geborgenheit bietet (siehe auch Kapitel 6).

2.2.2.3 Halluzinationen und Wahn

Schwere und tiefgehende Krankheitssymptome der Demenzen vom Alzheimer Typ sind die Halluzinationen und Wahnvorstellungen, die im Verlauf der Erkrankung zunehmen (siehe **Abb. 2-5**). Die fortschreitenden Abbauprozesse in bestimmten Hirnarealen im Großhirnbereich werden als physiologische Ursache für diese im engeren Sinne psychiatrischen Symptome angeführt (Ballard et al., 1995; Jabeen et al., 1992; Rao et al., 2001; Wragg et al., 1989).

Untersuchungen haben ergeben, dass Wahnvorstellungen häufig mit Halluzinationen und Fehlwahrnehmungen verbunden sind. Bei Wahnvorstellungen und Halluzinationen handelt es sich um Verzerrungen und Verkennungen der realen Umwelt, die

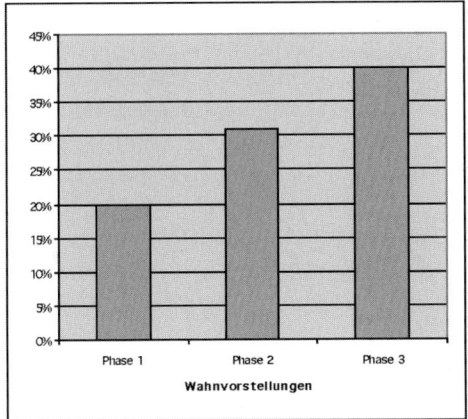

Abbildung 2-5: Wahnvorstellungen im Krankheitsverlauf (Kurz, 1995)

mit immensen Ängsten verbunden sind. Oft werden geradezu lebensbedrohliche Gefahren in diesen psychotischen Zuständen von den Demenzkranken erlebt.

Die existentiellen Bedrohungen, die mit diesen Symptomen verbunden sind, können auch den Sachverhalt erklären, dass tätlich aggressives Handeln Demenzkranker in den überwiegenden Fällen mit Halluzinationen und Wahnvorstellungen verknüpft ist.

Es handelt sich hier um eine sich zuspitzende Wahrnehmungs- und Verhaltenskonstellation: Halluzination und Fehlwahrnehmung führen zu einem wahnhaftem Erleben, häufig verbunden mit einer imaginären existentiellen Bedrohung. Der Demenzkranke reagiert hierauf entweder mit Flucht oder auch mit Angriff, z. B. Handgreiflichkeiten den Pflegekräften gegenüber (Gormley et al., 1998).

Wahnvorstellungen und wahnhafte Verkennungen treten auch im Zusammenhang mit Depressionen sowie verbalen und tätlichen Aggressionen auf (Bassiony et al., 2002; Eustace et al., 2001; Brodaty et al., 2001; Rapoport et al., 2001).

Es stellt sich in diesem Zusammenhang die Frage, ob überwiegend innere (endogene) und damit krankheitsspezifische oder eher äußere (externe) und damit umwelt- und milieuspezifische Faktoren für das Auftreten der Halluzinationen und Wahnvorstellungen ursächlich verantwortlich sind.

Bisher vorliegende wissenschaftliche Erkenntnisse und Beobachtungen in den Heimen führen zu der Annahme eines *Minderleistungs- und Überforderungs-Syndroms* zwischen dem erkrankten alten Menschen und seiner räumlichen und sozialen Umwelt:

Hirnphysiologische Minderleistung

Der hirnorganische Abbau bestimmter Areale der Großhirnrinde verursacht u. a. eine Funktionsstörung hinsichtlich der Trennung zwischen realer Außenwelt und imaginärer Eigenweltlichkeit (Halluzination und Wahn). Dies meint, dass Demenzkranke schon bei leichten Beeinflussungen regelrecht in die Irrealität hineingestoßen werden.

Es kann somit hier von einem krankheitsbedingten, extrem labilen Gleichgewicht hinsichtlich der Einbindung in die reale Außenwelt gesprochen werden.

Auch bei hirnorganisch Gesunden, also Nicht-Demenzkranken, können Halluzinationen und wahnhafte Bewusstseinsinhalte regelrecht erzeugt werden. Hierzu bedarf es jedoch eines massiven Entzuges an sozialen und sensorischen Reizen, wie Untersuchungen ergeben haben.

Sehbeeinträchtigungen als Ursache für Halluzinationen

Es liegen eine Reihe von Untersuchungen vor, die den Zusammenhang zwischen Demenzen und verstärkten sensorischen Minderleistungen (Sehen und Hören) festgestellt haben (Borchelt et al., 1996; Mendez et al., 1990). Des Weiteren wurde auch festgestellt, dass ein Zusammenhang zwischen Sehbeeinträchtigungen und dem Auftreten von Halluzinationen besteht (Cormack et al., 2000; Murgatroyd et al., 2001). In Versuchen konnte gezeigt werden, dass durch eine Verbesserung der Sehhilfe eine Reduzierung der Auftretenshäufigkeit von optischen Halluzinationen erzielt werden konnte (Pankow et al., 1996).

Reizarmut als Ursache für Halluzinationen

Es besteht ein enger Zusammenhang zwischen dem Auftreten von Halluzinationen und einer an Reizen armen Umwelt bei Demenzkranken. Dieser Zusammenhang wurde bereits oft in den Heimen und dort speziell in den Bewohnerzimmern festgestellt, deren Einrichtungen unzureichende sensorische Stimulierungen boten. Doch auch in der Demenzforschung hat man sich dieser Form der Entstehung von Halluzinationen angenommen (Rabins, 1994).

Überforderungsaspekte

Es liegen eine Reihe von Untersuchungen und Beobachtungen im Verhalten Demenzkranker vor, die den Sachverhalt belegen, dass bereits geringfügige Umweltkonstellationen ein «Umkippen» in Halluzination und Wahn verursachen können.

Als Erklärungsrahmen für diese Verhaltensstörungen dient das *Stress-Bewältigungs-Modell*, das besagt, dass Demenzkranke über extrem niedrige Belastungsober- und Belastungsuntergrenzen verfügen und somit sehr leicht in eine Überforderungssymptomatik geraten können (siehe **Abb. 2-6** und **2-7**).

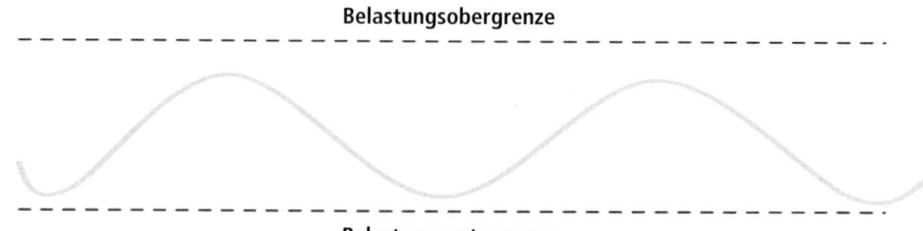

Abbildung 2-6: Belastungsverhalten ohne Symptome der Überforderung

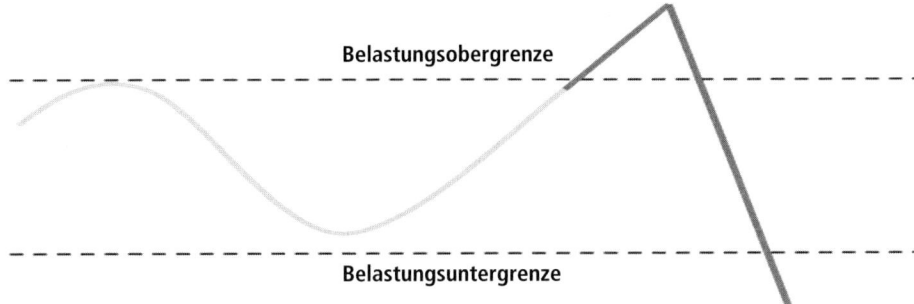

Belastungsobergrenze

Belastungsuntergrenze

Abbildung 2-7: Belastungsverhalten mit Überforderungssymptomatik

Folgende Erfahrungen aus der Pflege und Betreuung Demenzkranker in den Heimen belegen dieses unzureichende Bewältigungsvermögen:

- Bei der Körperpflege und dem damit verbundenen intensiven Körperkontakt zwischen Pflegekraft und Demenzkrankem wird im Zusammenhang unzureichender Pflegeleistungen das Entstehen wahnhafter Symptome mit teils aggressiven Handlungen beobachtet. Diese Stresssymptomatik kann als offenkundige Überforderung aufgrund einer nicht zu bewältigenden Überstimulierung interpretiert werden (zur Vermeidung dieser Überforderung siehe Kap. 5).

Zur Verdeutlichung wird auf eine schwedische Studie verwiesen, die ergab, dass bei einer angemessenen und reflektierten Pflege die tätlichen Aggressionen der Demenzkranken im Heim um 80 % vermindert werden konnten (Nilsson et al., 1988).

- Demenzkranke, die aufgrund ihrer Bettlägerigkeit meist sensorisch unterstimuliert sind, berichten ins Zimmer tretenden Mitarbeitern oft von optischen und auch akustischen Halluzinationen.
  Diese Phänomene lassen sich als Symptome der Unterstimulierung deuten. – Es bedarf in diesem Zusammenhang des Hinweises, dass das Hirn auf eine ständige Zufuhr von Reizen (optisch, akustisch u. a.) angewiesen ist, um funktionsgerecht «arbeiten» zu können. Wird die Reizzufuhr unterbrochen oder gravierend verringert, dann schaltet das Gehirn auf «Eigenproduktion» im Sinne von Halluzinationen. Psychiater sprechen in diesem Zusammenhang von der so genannten «produktiven Symptomatik».

Einen weiteren Überforderungsaspekt stellt die Fehlwahrnehmung dar, die durch die Umwelt hervorgerufen wird und zu halluzinatorischen Wahrnehmungen führen kann. Denn häufig bildet eine optische Fehlwahrnehmung die Ursache einer optischen Halluzination (siehe hierzu Abschnitt 2.2.2.4).

Erkenntnis

Halluzinationen und Wahnvorstellungen haben ihre physiologische Krankheitsursache im degenerativen Abbauprozess bestimmter Hirnareale.

Häufigkeit und Intensität dieser Krankheitssymptome werden von dem Ausmaß und der Stärke der umweltbedingten Reize und dem jeweiligen Bewältigungsvermögen der Demenzkranken bestimmt.

Praxistipp

Empfehlungen für die Praxis
Sensorische und soziale Über- und Unterstimulierungen können durch Milieugestaltung und angemessene Pflege und Betreuung begrenzt und manchmal sogar vermieden werden. Dies wird sich u. a. in erkennbarer Verringerung der Halluzinationen und Wahnvorstellungen niederschlagen.

2.2.2.4 Fehlwahrnehmungen

Ein gravierendes Krankheitssymptom der Alzheimer Demenz im fortgeschrittenen Stadium der Erkrankung ist die Unfähigkeit, optische Sinneseindrücke realitätsgerecht wahrzunehmen. Das bedeutet, dass bestimmte Reize, die wesentliche Teile der personenrelevanten Umwelt darstellen, nicht angemessen erkannt und eingeordnet werden können. Untersuchungen zufolge tritt dieses Defizit – die Fehlwahrnehmung – bei etwa 30 bis 40 % der Demenzkranken auf (Burns et al., 1990; Deutsch et al., 1991; Merriam et al., 1988).

Das gehäufte Auftreten dieses Unvermögens, überwiegend im späteren Stadium der Erkrankung, lässt ähnlich wie bei den Gedächtniseinbußen auf hirnphysiologische Abbauprozesse als Ursache schließen.

Fehlwahrnehmungen können hinsichtlich ihrer Entstehungsursache in folgende Gruppierungen unterteilt werden, die hier kurz anhand konkreter Beispiele beschrieben werden:

- Fehlwahrnehmungen aufgrund nachlassender Gedächtnisleistungen
- Fehlwahrnehmungen aufgrund des Verlustes der Selbstwahrnehmung als Element der personalen Identität
- Fehlwahrnehmungen aufgrund physiologisch-visueller Einbußen.

Fehlwahrnehmungen aufgrund nachlassender Gedächtnisleistungen
Mit dem Fortschreiten der Erkrankung gehen kontinuierlich auch Gedächtnisinhalte verloren, so dass es für den Demenzkranken zunehmend schwerer wird, Zuordnungen von Sinnesreizen (den Bildern) zu den im Langzeitgedächtnis gespeicherten und allmählich verloren gehenden Erfahrungs- und Erkenntnisinhalten herzustellen.

Aufgrund der fehlenden Krankheitseinsicht ist sich der Demenzkranke dieser Defizite im Wahrnehmen und Erkennen der Umwelt jedoch nicht bewusst, da er meint, sich in der gesunden Lebensphase vor Eintritt der Erkrankung zu befinden. Folglich bedient er sich der restlichen, noch vorhandenen Gedächtnisinhalte, um etwas zu erkennen.

Bildlich gesprochen: das Gedächtnis befindet sich im Zustand eines halbfertigen Mosaiks oder Puzzles in der Abbauphase, so dass in diesem Fall immer mehr Teile oder Steinchen verloren gehen. Der Demenzkranke ist sich dieses Sachverhaltes jedoch nicht bewusst und bemüht sich um Zuordnungsleistungen, um den Alltag zu bewältigen. Das Gedächtnis muss nun mit den begrenzten Resten an Inhalten funktionieren und das führt zu Fehlleistungen.

Das Gehirn mit dem bereits halb abgebauten Mosaik an Gedächtnisinhalten arbeitet nun nach dem Prinzip der visuellen Ähnlichkeit: ein eingehendes Gefüge an visuellen Reizen wird zwar noch als Gestalt oder Figur wahrgenommen, doch da der zuständige Erfahrungs- und auch Erkenntnisinhalt im Langzeitspeicher bereits verloren gegangen ist, wird das dieser Gestalt am ähnlichsten wirkende noch vorhandene Mosaiksteinchen ausgewählt und als das Objekt identifiziert.

Ein Beispiel aus dem Heim möge diesen Sachverhalt veranschaulichen:

Praxisbeispiele

Eine Bewohnerin ist damit beschäftigt, ihre Kaffeetasse in dem WC-Becken abzuwaschen.

Die Demenzkranke konnte sich in diesem Fall noch erinnern, dass sie für den Abwasch klares sauberes Wasser und ein Waschschüssel, die früher häufig in weißer Farbe aus Porzellan oder Emaille gefertigt war, benötigt. Das Unterscheidungsvermögen zwischen Wasch- und WC-Schüssel war jedoch durch den Abbauprozess bereits verloren gegangen. Das Hirn stellt nun zu den noch vorhandenen Gedächtnisinhalten nach dem Prinzip der Ähnlichkeit und dem Prinzip der Verallgemeinerung eine Verbindung her und identifiziert somit die WC-Schüssel als Waschschüssel: «*Klares Wasser + weißes Porzellan = Waschbecken.*» Denn gemeinsam ist ihnen Farbe, Formgebung (eingeschränkt) und die Funktion als Wasserbehälter.

Auf diese Art und Weise lassen sich Fehlwahrnehmungen aufgrund der Gedächtniseinbußen erklären.

Deutlich wird hier des Weiteren, dass Fehlwahrnehmungen gleichzeitig auch Voraussetzung für Fehlhandlungen darstellen. Ist das Beispiel Abwasch in der WC-Schüssel für den Betroffenen noch gefahrenfrei, so ändert sich der Sachverhalt dann, wenn vermehrt Gesundheits- oder Verletzungsrisiken mit den auf Fehlwahrnehmungen beruhenden Fehlhandlungen verbunden sind, wie folgende Beispiele aus dem Heimbereich belegen:

Praxisbeispiele

Der Adventskranz
Es wurde beobachtet, wie Bewohner einer Demenzstation damit begannen, den Adventskranz auf dem Esstisch in den Mund zu nehmen und davon zu essen.

Hier wurde der Adventskranz als z. B. essbares Gemüse (Salat u. a.) fehl gedeutet gemäß dem äußerst eingeschränkten Verbindungs- oder Verallgemeinerungsprinzip «Grünzeug → auf dem Tisch = Essbares».

Das nächste Beispiel verdeutlicht die Gefährlichkeit dieser Fehlhandlungen:

Praxisbeispiele

Das Parfüm
Eine Bewohnerin trank eine auf dem Nachttisch stehende Parfümflasche mit Kölnisch Wasser («4711») aus.

Hier beschränkte sich die geistige Leistung auf die Verbindung «Flasche > Getränk > Trinken», die für die betroffene Bewohnerin äußerst gefährliche Folgen hatte, denn sie musste aufgrund dieser massiven Vergiftung umgehend ins Krankenhaus eingeliefert werden.

Erkenntnis

Der geistige Abbauprozess führt bei Demenzkranken zu Fehlwahrnehmungen, die jedoch aufgrund der fehlenden Krankheitseinsicht von den Betroffenen nicht als solche erkannt werden und somit Voraussetzung für teils gefährliche Fehlhandlungen bilden.

Praxistipp

Empfehlung
Die Verkettung von Fehlwahrnehmungen und Fehlhandlungen birgt für demenzkranke Bewohner ein großes Gefahrenpotenzial hinsichtlich der Selbst- oder Eigengefährdung. Aus diesem Grund sollte der Wohnbereich oder die Pflegestation innenarchitektonisch, bezogen auf das Milieu und auch hinsichtlich der Medienangebote (Fernsehen u. a.) kritisch überprüft werden mit dem Ziel, Ursachen einer eventuellen Fehlwahrnehmung zu beseitigen oder zu entschärfen.

Fehlwahrnehmungen aufgrund des Verlustes der Selbstwahrnehmung
In den Heimen ist immer wieder beobachtet worden, dass Demenzkranke ihr eigenes Spiegelbild nicht mehr erkennen. So bemerkte man, dass sie vor dem Ganzkörperspiegel stehen und mit ihrem Spiegelbild ein Gespräch anzufangen versuchten. Es wurde dabei auch beobachtet, dass sie hierbei aufgeregt zu gestikulieren begannen, wenn ihr Gegenüber – das eigene Spiegelbild – nicht auf die Ansprache reagierte.

Erklären lässt sich dieses Phänomen mit hirnphysiologischen Abbauprozessen bestimmter Areale. So wie das Kleinkind im Alter von etwa 18 Monaten sich im Spiegel erkennt und somit eine Vorstellung von dem eigenen Äußeren im Sinne einer Identität als körperliches Wesen entwickelt, so geht im fortgeschrittenen Verlauf der Demenzerkrankung dieses Vermögen verloren.

Auf dieses Unvermögen, sich selbst zu erkennen, die eine Form der Fehlwahrnehmung darstellt, sollte im Rahmen der Milieugestaltung im Heim Rücksicht genommen werden.

Große Spiegel sollten abgehängt werden, denn nur so lassen sich diese Fehlwahrnehmungen vermeiden, die für die Betroffenen eine schmerzliche Erfahrung bedeuten: Sie möchten mit jemandem Kontakt aufnehmen, ein Gespräch beginnen und der- oder diejenige reagiert nicht, gibt keine Antwort.

Fehlwahrnehmungen aufgrund physiologisch-visueller Einbußen
Ein weiteres Phänomen und Krankheitssymptom der Demenzen vom Alzheimer Typ ist im fortgeschrittenen Stadium der Erkrankung das Unvermögen, Flächiges von Körperlichem klar zu unterscheiden.

Konkret bedeutet dies, dass die Demenzkranken Zweidimensionales für Dreidimensionales halten. Einige Beispiele aus den Heimen mögen dieses Unvermögen verdeutlichen:

Praxisbeispiele

- Die Musterung eines Parkettfußbodens wurden als Stufen wahrgenommen und entsprechende Fußbewegungen (Steigen) wurden bei den Betroffenen beobachtet.

- Der Schatten auf dem Boden eines fensterreichen Verbindungsganges wird von den Demenzkranken als Abgrund wahrgenommen mit der Folge, dass sie abrupt stehen bleiben, nach unten schauen und wieder umdrehen.

- Eine rosafarbene Serviette wird von einer Bewohnerin für ein Stück Fleisch gehalten und entsprechend mit Messer und Gabel bearbeitet.

- Es wurde oft berichtet, dass Demenzkranke große Bilder an der Wand mit Tiermotiven (Hirsch, Pferd etc.) als Bedrohung erleben, denn die Tiere könnten einen ja anfallen.

- Demenzkranke nehmen Fernsehbilder als dreidimensionale Gestalten wahr. Es konnte in verschiedenen Heimen beobachtet werden, wie Bewohner vor dem Fernsehgerät standen und versuchten, die Fernsehbilder (Personen) zu streicheln oder zu küssen. Auch wurde bemerkt, wie sie auf den Ton reagieren: Als im Fernsehen die Frage gestellt wurde, wie es einem gehe, fühlte sich die Bewohnerin persönlich angesprochen und antwortete spontan.

Erklärt werden kann dieses Unvermögen (das auch eng mit dem Verlust der Tiefenwahrnehmung zusammenhängt) wiederum mit hirnphysiologischen Degenerationen. Denn Augen und Ohren sind letztlich auch «Außendienstmitarbeiter» des Gehirns, das von ihnen im Wachzustand ständig mit den notwendigen Reizen versorgt wird. Wenn nun das Hirn zunehmend Minder- und Fehlleistungen produziert, sind auch die mit ihm verbundenen Sinnesorgane von diesem Prozess betroffen.

Erkenntnis

Fehlwahrnehmungen sind gravierende Krankheitssymptome demenzieller Erkrankungen. Sie erschweren oft die Orientierung und führen zu Fehlhandlungen.

Fehlwahrnehmungen stehen häufig in enger Verbindung mit Halluzinationen und Wahnvorstellungen, die bei den Betroffenen existentiell bedrohende Erregungszustände hervorrufen können.

Praxistipp

Empfehlung
Die räumliche Umwelt Demenzkranker sollte möglichst keine Ursachen für Fehlwahrnehmungen bieten. Beleuchtung, Fußbodenbeläge oder Bilder sollten hinsichtlich ihres Fehlwahrnehmungspotenzials geprüft werden. Auf unbeaufsichtigtes Fernsehen und große Spiegel sollte verzichtet werden.

2.2.2.5 Depressivität und Angstzustände

Depressive Verstimmungen sind eine Begleitsymptomatik oder ein Bewältigungsverhalten bei Demenzen vom Alzheimer Typ. Man muss sich vergegenwärtigen, dass den Erkrankten mehr und mehr bewusst wird, dass ihr geistiges Leistungsvermögen unverhältnismäßig schnell nachlässt. Sie spüren geradezu eine schmerzhafte Trennung zwischen körperlichem und geistigem Vermögen: Während sie körperlich den normalen Abbauprozess mit den üblichen Verschleißsymptomen u. a. in Gestalt der chronischen Alterskrankheiten (Herz-Kreislauf-Insuffizienz, Gelenkschmerzen u. a.) erfahren und mehr oder weniger auch altersgemäß bewältigen, müssen sie gleichzeitig eine rapide Verschlechterung ihres geistigen Leistungsvermögens beobachten. Das Gewahrwerden dieses krankhaften geistigen Voralterns führt bei vielen Betroffenen zu einem psychischen Überforderungsverhalten, das sich u. a. in Depressivität äußert (Rovner et al., 1993; Weyerer et al., 1999).

Depressionen drücken sich bei Demenzkranken auch in einem erhöhten Auftreten von aggressiven Verhaltensweisen und Unruhe (Agitiertheit) aus (Cohen-Mansfield et al., 1988; Menon et al., 2001). Hier zeigt sich deutlich, wie dieser Leidensprozess durch verstärktes körperliches Agieren und Reagieren zu bewältigen versucht wird.

Die depressiven Verstimmungen nehmen bei Demenzen eine besondere Stellung ein. Während andere Symptome (Unruhe u. a.) im Krankheitsverlauf deutlich zunehmen, verringert sich die Häufigkeit von depressiven Verstimmungen sichtbar (Lee et al., 2000; Kurz, 1995; Cooper et al., 1990) (siehe **Abb. 2-8**).

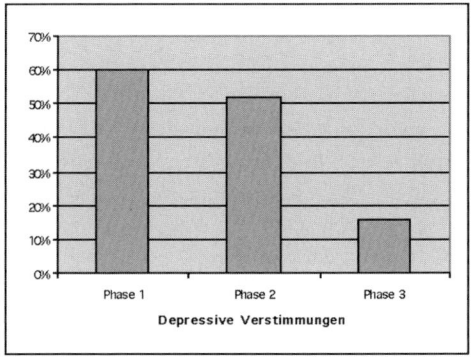

Abbildung 2-8: Depressive Verstimmungen (Kurz, 1995)

Das Leiden ist am größten in der frühen Phase der Demenz, nämlich dann, wenn man noch mitten im Leben steht. Wenn die Betroffenen erleben müssen, dass sie ein Überweisungsformular nicht mehr richtig ausfüllen können, dass das routinierte, jahrzehntelang vertraute Kuchenbacken auf einmal misslingt, der Wohnungsschlüssel ständig verlegt ist und an den eigenartigsten Orten (Zuckerdose u. a.) wieder gefunden wird, dann verursacht solch ein Fehlverhalten Verzweiflung, Wut über sich selbst und auch Angst, nicht mehr allein den Alltag bewältigen zu können.

Mit Fortschreiten der Erkrankung ist dem Betroffenen immer weniger bewusst, dass die augenblicklichen Fehlleistungen nicht dem Leistungsvermögen während des gesunden Lebensabschnittes entsprechen. Der Demenzkranke ist somit nicht mehr in der Lage, die gegenwärtig eingeschränkte Leistungsfähigkeit als solche bewusst wahrzunehmen. Stattdessen führt der zunehmende Realitätsverlust zu der Überzeugung, man sei noch genau so fit und gesund wie vor etwa 20 Jahren. Während z. B. im frühen Stadium der Erkrankung das Verlegen eines Gegenstandes zur Verzweiflung führen kann, wird im fortgeschrittenen Stadium z. B. die Hilfe beim Essen kaum noch wahrgenommen.

Der hirnphysiologische Abbauprozess zerstört zunehmend den so genannten «Realitätsfilter», der die Unterscheidung zwischen Realität und Vergangenem (Erinnerungen u. a.) herstellt. Daraus resultiert ein zunehmendes Leben in den Parallelwelten der eigenen Vergangenheit (z. B. mittleres Erwachsenenalter) und in der Gegenwart des Heimalltages.

Angst

Im Unterschied zu depressiven Verstimmungen nehmen Angst, Furcht und Unsicherheit als Begleitsymptome der Demenz im Verlauf der Erkrankung nicht ab.

Angst und Furcht entstehen bei den Demenzkranken durch das Bewusstsein, dass sie aufgrund ihrer geistigen Einbußen auf die Hilfe anderer angewiesen sind.

Im Folgenden werden konkrete Beobachtungen diesbezüglich angeführt:

Alleinsein im Zimmer: Eine Erhebung in den USA ergab, dass Demenzkranke am häufigsten schrieen, wenn sie allein in ihrem Zimmer waren (Cohen-Mansfield et al., 1990; Cohen-Mansfield et al., 1995).

Des Weiteren wurde wiederholt beobachtet, dass die Bewohner sich in ihren Zimmern regelrechte Höhlen teils aus Matratzen, teils aus dem Oberbett bauten, in denen sie sich verkrochen. Auch wurden sie in Fötushaltung unter dem Bett oder der Matratze angetroffen. Diese Verhaltensweisen lassen sich als Angstreaktionen interpretieren. Das Gewahrwerden, allein zu sein, muss bei den Betroffenen existentielle Furcht ausgelöst haben, bei der sie sich ihrer völligen Hilflosigkeit bewusst wurden. Der hirnorganische Abbau reduziert zunehmend das Vermögen, sich der Umwelt, die jenseits der Zimmertür noch präsent ist, zu vergewissern. Es scheinen oft nur die unmittelbaren Sinneseindrücke zu sein, die die Lebenswelt der Demenzkranken bilden.

Welches Ausmaß an Angst das Alleinsein im Zimmer für die Betroffenen verursacht, kann Schilderungen von Pflegekräften entnommen werden. Sie berichten, wie verängstigt viele Bewohner beim Zubettgehen in ihren Einzelzimmern sind. Oft werden die Pflegekräfte aufgefordert, doch bei ihnen zu bleiben oder sich zu ihnen ins Bett zu legen.

In Gemeinschaft: Das Zusammensein mit anderen Menschen scheint nach den bisherigen Untersuchungen und Beobachtungen auf die Demenzkranken überwiegend eine eher beruhigende und damit auch Angst mindernde Wirkung zu erzielen. So ist z. B. das Schreiverhalten in Gemeinschaftsbereichen viel geringer als in den Einzelzimmern (Cohen-Mansfield et al., 1995).

Eine Studie aus Schweden belegt, dass Demenzkranke am häufigsten Sicherheit und Wohlbefinden in ihrem Verhalten ausdrücken, wenn sie sich in Gemeinschaft mit anderen Demenzkranken befinden und gleichzeitig ihre Bezugspflegekräfte in ihrem Nahbereich wahrnehmen (Kihlgren et al., 1994).

Pflegekräfte berichteten wiederholt, wie Demenzkranke ihre Nähe suchten, indem sie vor der Pflegekanzel standen und sie bei der Arbeit beobachteten. Auch folgten sie ihnen Schritt für Schritt bei der Pflegetätigkeit. Ähnliches wird aus dem häuslichen Bereich berichtet. Aus der Angst heraus, verlassen zu werden, folgen demenzkranke Ehepartner dem Gesunden sogar bis auf die Toilette.

Erkenntnis

Depressivität und Angst sind Begleitsymptome der Demenz. Während hingegen die Depressivität im Verlaufe der Erkrankung deutlich abnimmt, scheinen hingegen Angst und Furcht teilweise sogar zuzunehmen.

Das soziale Umfeld, das Milieu, besitzt einen erheblichen Einfluss auf das Erleben von Zuständen der Angst und Furcht.

Praxistipp

Empfehlungen

Die Lebenswelt Demenzkranker sollte möglichst derart gestaltet werden, dass Mitmenschen ständig im Nahbereich der Betroffenen wahrgenommen werden können. Dadurch können überfordernde Erlebnisse des Alleinseins vermieden werden.

Das Empfinden der Hilflosigkeit und damit auch Schutzlosigkeit äußert sich bei den Demenzkranken in Gefühlen der Unsicherheit. Um dieses Leiden einzuschränken, sollten Milieustrukturen und damit auch Lebenswelten geschaffen werden, die möglichst ständig durch die Präsenz von Mitmenschen Sicherheit und Geborgenheit vermitteln können.

2.2.2.6 Agitiertheit oder ständige Unruhe

Agitiertes Verhalten oder Unruhe in verschiedenen Ausformungen (wandern, stereotype Bewegungen, rufen, klagen u. a.) kann gemäß vieler Verhaltensbeobachtungen und Erhebungen als die häufigste Verhaltenssymptomatik Demenzkranker bezeichnet werden (Cohen-Mansfield, 1986; Cooper et al., 1990; Everitt et al., 1991; Lee et al., 2000).

Unruhe oder agitiertes Verhalten kann im übertragenen Sinn als die unbewusste «Körpersprache» der Demenzkranken aufgefasst werden, denn durch ihr agitiertes Verhalten drücken sie eine Vielzahl von Zuständen, Befindlichkeiten und teils auch Angst und Furcht aus.

Unruhe kann als Ausdruck eines geistigen oder auch körperlichen Ungleichgewichtes oder Stressverhaltens interpretiert werden. In der Fachliteratur werden hierfür eine Reihe von Ursachen und Gründen angeführt.

Es liegen Untersuchungen vor, die belegen, dass mit Fortschreiten der Erkrankung die Unruhe der Demenzkranken zunimmt (siehe **Abb. 2-9** auf S. 58).

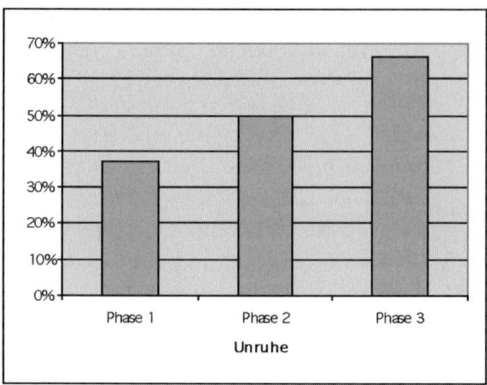

Abbildung 2-9: Unruhe im Verlauf der Erkrankung (Cooper et al., 1990)

Unruhe oder Agitiertheit in unterschiedlicher Ausprägung sollte aus verschiedenen Gründen bei Demenzkranken nicht verharmlost oder bagatellisiert werden. Denn es sind oft gefährliche Zustände damit verbunden, die mit der Diskrepanz zwischen Verhalten und den dafür erforderlichen Kraftreserven erklärt werden können.

Demenzkranke befinden sich häufig in Agitiertheitszuständen wie im fünften Gang auf der Überholspur, nur haben sie hierbei die Fähigkeit zum Runterschalten oder ruhiger werden verloren. So wird oft beobachtet, wie Demenzkranke z. B. nach teils stundenlangem Wandern regelrecht zusammenbrechen, stürzen oder in Erschöpfungsschlafperioden versinken, da sie sich bis zum letzten Quantum ihres Leistungsvermögens verausgabt und damit völlig überfordert hatten.

Praxistipp

Es sollte nicht vergessen werden, dass es sich bei den demenzkranken alten Heimbewohnern in der Regel um Hoch- und Höchstbetagte handelt, die meist neben der hirnorganischen Erkrankung noch eine Anzahl weiterer chronischer Erkrankungen aufweisen, die den bereits stark gealterten Organismus zusätzlich schwächen und beeinträchtigen.

Im Folgenden werden eine Reihe von Gründen und Ursachen für das Auftreten agitierter Verhaltensweisen bei Demenzkranken im Heim aufgeführt.

Interne oder endogene Ursachen

Beobachtungen aus den Heimen ergaben, dass bei den endogenen Ursachen der Unruhe zwischen psychischem Belastungsverhalten und Reaktionen einerseits und eher physischen und damit körperlichen ungünstigen bis krankhaften Zuständen andererseits unterschieden werden kann.

Zu den psychischen Ursachen können Depressivität, Einsamkeit, Langeweile, das Verlangen nach Aufmerksamkeit und damit das Gefühl des Verlassenseins gezählt werden.

Welche Belastungen das Erleben des Alleinseins hervorrufen, zeigen Verhaltensbeobachtungen, wonach Demenzkranke in dieser Situation zu befremdlichen Lautäußerungen wie Schreien u. ä. neigen oder unruhig und ungezielt an Gegenständen hantieren (siehe hierzu auch Abschnitt 2.2.2.5).

Verwirrtheit und die Frustration, alltagsbezogene und alt vertraute Aufgaben nicht mehr selbstständig meistern zu können (Gefühl der Überforderung), führen auch zu Unruhezuständen.

Zu den physiologischen Gründen gehören u. a. infektiöse Erkrankungen (Harnwegsinfekte u. ä.), Schmerzzustände, Unwohlsein, Schwerhörigkeit, Verstopfungen, aber auch die Tagesform.

Das Erleben sowohl psychischer als auch physischer Ungleichgewichtigkeit im belastenden Ausmaß wird demnach körperlich mit Unruhe verarbeitet (Cohen-Mansfield et al., 1994).

Diese Verarbeitungsweise – körperliche Unruhe – beschränkt sich nicht nur auf Demenzkranke, sondern wird auch bei hirnorganisch unbeeinträchtigten Personen beobachtet.

Dass jemand im Schmerzzustand hin und her läuft, seinen Stress durch Bewegung (laufen, wandern u. a.) abzubauen versucht, kann im Alltag oft beobachtet werden. Dies konnte eine Studie in einem Altenwohnheim in Schweden belegen (Brane et al., 1989).

Externe oder exogene Ursachen

Externe Ursachen agitierten Verhaltens sind vor allem die Interaktionen zwischen Pflegekräften und Bewohnern, Kontakte zwischen Bewohnern und das Milieu im Heim. Letzteres wirkt sich in seiner Gesamtheit an Reizen, Anregungen, aber auch Mangelsituationen aus.

Von herausragender Bedeutung hinsichtlich der Auswirkungen auf die Agitiertheit ist der zwischenmenschliche Kontakt zwischen Pflegekraft und demenzkrankem Bewohner bei der Pflege und Betreuung (Widerlöv et al., 1989).

Berührungen bei der Körperpflege werden von den Bewohnern am intensivsten erlebt und haben damit eine entscheidende Bedeutung für das Wohlbefinden und die Lebensqualität der Betroffenen. Dies haben verschiedene Untersuchungen gezeigt (Copstead, 1980; Moore et al., 1995; Routasalo, 1999; Snyder et al., 1995).

Unangemessen durchgeführte Körperpflege führt bei den Betroffenen zu extremen Agitiertheitsverhaltensweisen wie Schreien, Aggressivität u. ä. Denn hierbei erfahren die Demenzkranken die Unmittelbarkeit eines fremden Menschen, der an ihnen etwas macht, dem sie quasi ausgeliefert sind und dem sie sich oft nicht entziehen können. Dass die Betroffenen in dieser Situation zu schreien oder zu schlagen anfangen, lässt sich somit leicht nachvollziehen.

Aber auch der Umgangston zwischen Pflegekraft und Bewohner hat Auswirkungen auf das Ausmaß an Agitiertheit. Auf mangelnde Intimität der Kontakte, also fehlende Freundlichkeit und Einfühlungsvermögen, reagieren die Demenzkranken mit Rufen, Klagen u. ä.

Durch eine Vielzahl von Untersuchungen und Beobachtungen seitens der Pflege-kräfte kann festgestellt werden, dass der entscheidende Faktor für Lebensqualität und Wohlbefinden in den Interaktionen zwischen Pflegekraft und Demenzkranken liegt.

Folglich gilt es hier, das Augenmerk auf die Optimierung dieses Verhältnisses zu legen.

Kontakte zwischen den demenzkranken Bewohnern, das Verhalten bestimmter Mitbewohner wie z.B. die Verletzung der persönlichen Sphäre und das Erleben von großen Menschengruppen, beeinflussen auch das Ausmaß an agitiertem Verhalten, doch bei weitem nicht so gravierend wie die Pflegekraft-Bewohner-Interaktionen.

Einen großen Einfluss auf das Ausmaß an Unruhe bzw. Agitiertheit besitzt auch das Milieu oder die Lebenswelt eines Wohnbereiches im Heim, also die Gesamtheit aller sensorischen und sozialen Reize, denen die Bewohner ausgesetzt sind.

Auch dieses Milieu lässt sich hinsichtlich seiner Auswirkungen auf das Verhalten Demenzkranker in zwei Dimensionen unterteilen: das sensorische Reizniveau und die soziale Einbindung.

Sensorisches Reizniveau: Es liegen eine Reihe von Untersuchungen vor, die belegen, dass Demenzkranke äußerst sensibel auf sensorische Über- und Unterstimulierungen ihres Milieus reagieren (Hall et al., 1987).

Es hat sich gezeigt, dass Demenzkranke auf bestimmte akustische und optische Stimulierungen wie z.B. Telefonklingeln, Rufen und laute Radio- und Fernseh-beschallung mit hektischen Verhaltensweisen reagieren. Diese Erfahrungen hat man in den USA zum Anlass genommen, die Reizzufuhr entsprechend dem Belastungs-niveau zu regulieren.

Ein Beispiel hierfür sind die so genannten «low stimulus units» (Wohnbereiche mit geringerem akustischen und optischen Reizniveau): die Bewohner dieser Wohnberei-che reagieren auf die gezielte Reizminderung mit ruhigeren Verhaltensweisen (Cleary et al., 1988; Johnson, 1989; Meyer et al., 1992).

Auf der anderen Seite ist festgestellt worden, dass auch Unterstimulierungen (ein Mangel an Reizen) bei den Demenzkranken Reaktionen mit teils agitierten Verhal-tensweisen hervorrufen.

In reizarmen Milieus wurde beobachtet, wie Bewohner hierauf mit Aktivitäten der Selbststimulierung reagierten: So produzierten Demenzkranke in äußerst stillen Wohnbereichen verschiedenartigste Geräusche, um die belastende Ruhe oder Toten-stille zu beheben (Sloane et al., 1997).

In einem Heim, in dem man die Bewohner an den Wochenenden oft aus Personal-mangel in den Betten ließ, wurde an dem darauf folgenden Tag ein besonders intensi-ves Bewegungsverhalten (Wandern auf Station) beobachtet. Dieses Verhalten kann so interpretiert werden, dass die Betroffenen den Entzug an Eigen- und Fremdstimulie-rung durch die längere Bettgebundenheit durch erhöhte Eigenaktivität auszugleichen versuchten.

Soziale Einbindung: Es liegen auch Erfahrungen und Erkenntnisse vor, dass das Einge-bundensein in zwischenmenschlichen Kontakten unterschiedlichster Art (Zusammensein mit den Mitbewohnern oder Angehörigen, Gruppen- und Einzelaktivitäten mit Mitarbeitern) sich positiv auf das Verhalten Demenzkranker auswirkt. Sie sind meist dabei ruhiger und ausgeglichener als wenn sie sich selbst überlassen bleiben (Cohen-Mansfield et al., 1995).

Umgekehrt wurde auch ermittelt, dass Milieustrukturen, die Vertrautheit und Gemütlichkeit vermissen ließen, bei Demenzkranken zu erhöhter Agitiertheit und aggressivem Verhalten führen (Cohen-Mansfield et al., 1992).

Auch diese Verhaltensweisen sind bei Nicht-Demenzkranken normalerweise festzustellen.

Sich einer sozialen Gruppe (Familie, Verwandtschaft u. a.) zugehörig zu erleben, ist eine Grundvoraussetzung für das allgemeine Wohlbefinden. Der Mensch benötigt zur psychischen Stabilisierung die Gegenwart der vertrauten Mitmenschen, denn ohne das Erleben und die Auseinandersetzung mit ihnen lässt sich keine Identität entwickeln und aufrecht erhalten.

Ebenfalls wie Nicht-Demenzkranke reagieren die hirnorganisch eingeschränkten Bewohner auch auf die Wahrnehmung Fremder in ihrem Nahbereich: sie sind sehr aufgeregt und zeigen dies u. a. in erhöhter Wanderaktivität.

Weitere externe Ursachen: In der Fachliteratur werden als weitere Faktoren die Mondphase, Jahreszeit und das Wetter angeführt (Cohen-Mansfield, 1986).

Es sollte berücksichtigt werden, dass auch Nebenwirkungen bestimmter Medikamente (Nootropika u. a.) zu Agitiertheitszuständen führen können.

Erkenntnis

Unruhezustände bei Demenzkranken besitzen eine Vielzahl von Ursachen und Gründen, die teils endogener und teils exogener Natur sind.

Agitiertheit ist, bezogen auf die Umwelt oder das Milieu, eine Störung der Person-Umwelt-Beziehung, die durch vielerlei Interventionen positiv beeinflusst werden kann.

Praxistipp

Empfehlungen

Für die Pflegekräfte ist es wichtig, die unterschiedlichen Gründe und Gestaltungsformen der Agitiertheit zu kennen, um angemessen auf diese Verhaltensweise reagieren zu können.

Es gilt den Teufelskreis «Unruhe – Ruhigstellung» mittels pharmakologischer und physischer Einschränkung (Fixierung) aufzulösen.

Es wird empfohlen, bei unerklärlichen Unruhezuständen erst körperliche und milieubezogene Faktoren als Ursache zu überprüfen, bevor man psychische Befindlichkeiten in Erwägung zieht.

2.2.2.7 Wandern

Wandern oder der starke Bewegungsdrang kann als das klassische Verhaltenssymptom der Demenz vom Alzheimer Typ bezeichnet werden, so wie die Gedächtnisstörungen das zentrale geistige Leit- und Krankheitssymptom darstellt. Zwischen
geistigem Abbauprozess und dem Bewegungsdrang besteht ein Umkehrverhältnis: je
geringer die geistige Leistungsfähigkeit sich gestaltet, umso stärker entwickelt sich der
Bewegungsdrang (Matteson et al., 1996; Peatfield et al., 2002; Teri et al., 1989; Cooper
et al., 1990; Thomas, 1997) (siehe **Abb. 2-10**).

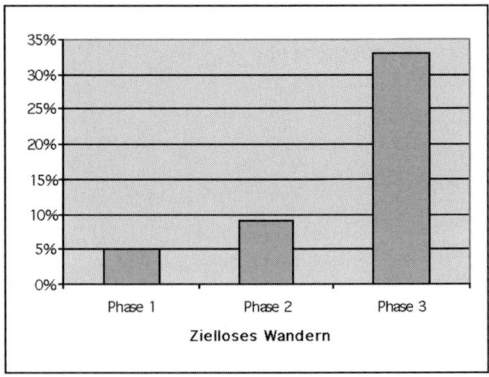

Abbildung 2-10: Wandern (Kurz, 1995)

Der Umfang des ziellosen Wanderns drückt die Unruhe des Demenzkranken aus. Die
Ursache für diese Unruhe kann das Empfinden der Überforderung durch eine immer
unerklärlicher werdende Welt sein.

Das Wandern ist aus verschiedenen anderen Gründen zu dem entscheidenden
Verhaltenssymptom der Demenzkranken geworden. Denn im Umgang mit dem
Wandern müssen verschiedenste Organisations- und Tätigkeitsbereiche aufeinander
abgestimmt werden. Neben der Pflegetätigkeit spielen hier ebenso angemessene
Raumstrukturen (Bewegungsflächen oder Wanderwege) sowie eindeutige, rechtlich
festgelegte Sicherheitsbestimmungen eine wichtige Rolle.

Es kann die These aufgestellt werden, dass die Auseinandersetzung der Verantwortlichen mit dem Wandern einen Maßstab für die Qualität der Versorgung bietet.

Die folgenden Ausführungen sollen sowohl das Verständnis für das Wandern
Demenzkranker vertiefen, als auch Hinweise und Strategien zum Umgang mit dieser
Verhaltensweise für die Praxis in den Heimen vermitteln.

Typen des Wanderns

Das Wandern oder der Bewegungsdrang Demenzkranker lässt sich in verschiedene
Typen oder Erscheinungsweisen unterteilen, die für die Beurteilung des Bewohners
von großer Bedeutung sind. Die Einschätzung des jeweiligen Wanderverhaltens kann
Konsequenzen für die Betreuung und eventuelle Interventionen mit sich bringen.

Kurz gesagt, Wandern ist nicht gleich Wandern und es gibt «positives», relativ «neutrales» und auch gefährliches oder «negatives» Wandern bei Demenzkranken (Hope et al., 1992).

Suchen und Nachlaufen: Beim «Such-Wandern» befindet sich der Demenzkranke auf der Suche: Ziel der Suche kann die Bezugspflegeperson sein, aber auch längst verstorbene Angehörige (Ehemann, Mutter u. a.), vertraute Örtlichkeiten aus der Vergangenheit oder auch nur ein verständnisvoller Mensch, der dem Kranken das Gefühl des Alleinseins nimmt.

Das «Nachlaufen» geschieht überwiegend bei vertrauten Bezugspersonen (Pflegekräfte), die man regelrecht verfolgt. In diesem Verhalten drückt sich das grundlegende Bedürfnis nach Sicherheit und Geborgenheit aus.

Zielloses Wandern: Dieses verstärkt im fortgeschrittenen Stadium der Erkrankung beobachtete Verhalten wirkt für Außenstehende ziel- und zwecklos, beispielsweise wenn sich der Kranke ständig im Kreis bewegt.

Extremes Wanderverhalten: Bei diesem starken Bewegungsdrang ist der Bewohner fast ohne Pause und Unterbrechung ständig bis zur völligen Erschöpfung unterwegs. Das Verhalten wirkt oft hektisch und geradezu getrieben.

Nächtliches Wandern: Durch den gestörten Tag-Nacht-Rhythmus, der bei vielen Demenzkranken beobachtet werden kann, tritt besonders nachts ein erhöhter Bewegungsdrang auf.

Versuche, das Haus zu verlassen: Dieses Verhalten wird in Deutschland als das «Weglaufen» oder die «Weglauftendenz» bezeichnet. Der Bewohner möchte aus verschiedenen Gründen die Einrichtung verlassen, teils weil er meint, kein Geld mehr für das «Hotel» oder die «Pension» zu haben, teils weil er nach Hause möchte, wo es seiner Meinung nach auch noch viel zu tun und erledigen gibt. Dieses Verhalten wird verstärkt in den ersten Wochen des Aufenthaltes festgestellt und legt sich oft mit zunehmender Eingewöhnung in das Heimmilieu.

«Sundowning»: Sundowning bezeichnet das oft sehr hektische und getriebene Wanderverhalten während der Abendzeit. Wie aufgedreht bewegen sich die Bewohner während der beginnenden Zwielichtigkeit ungezielt auf der Station (Ghali et al., 1995; Rindlisbacher et al., 1992).

Gründe für das Wandern

Wie bereits im Abschnitt 2.2.2.6 ausführlich beschrieben, nimmt im Fortschreiten der Erkrankung die Unruhe zu. Da das Wandern oder der starke Bewegungsdrang teilweise eine Form der Unruhe darstellt, kann somit der gleiche Grund für dieses Verhalten angeführt werden: das Gefühl der zunehmenden Überforderung hinsichtlich der Erfassung und Bewältigung der Umwelt. Vieles wird nicht mehr erkannt. Personen, dunkle Ecken und auch einfache Schatten können als Bedrohungen erlebt werden und Angst und Furcht verursachen. Die Person-Umwelt-Beziehung ist in eine Entfremdungs-Beziehung umgeschlagen, die Stress bei den Betroffenen in Gestalt des zunehmend ungezielten Umherirrens hervorruft (Hope et al., 1994; Matteson et al., 1996; Thomas, 1997).

Neben Stress können auch noch Langeweile, Anspannung und die Frustration über das eigene Unvermögen, den Alltag selbst bewältigen und gestalten zu können, als Gründe angeführt werden.

Es können aber auch persönlichkeitsbedingte Faktoren dieses Verhalten begründen. Wenn jemand bereits in der Lebensphase vor Ausbruch der Erkrankung Spannung und Stress mit Bewegung abzubauen versuchte, so wird er dieses Verhalten auch später beibehalten.

Einschätzung des Wanderverhaltens

Vor einigen Jahrzehnten noch wurde der Bewegungsdrang und das Wandern Demenzkranker in den Heimen als derart störend empfunden, dass mit äußerst massiven Maßnahmen, wie Fixierungen und Ruhigstellung mittels Psychopharmaka, hierauf reagiert wurde.

In den letzten Jahren setzte ein Sinneswandel in der Form ein, dass Wandern als ein Bedürfnis aufgefasst wurde, auf das mittels verschiedener Milieu- und anderer Interventionsformen reagiert werden sollte.

Im Folgenden werden sowohl positive als auch negative Aspekte des Wanderns Demenzkranker in den Heimen angeführt. Dabei sollen die Vielschichtigkeit und Möglichkeiten des Umganges verdeutlicht werden.

Positive Aspekte: Wandern kann als selbst gewähltes Handeln aufgefasst werden, als Eigenbeschäftigung und Selbststimulierung, um das Bedürfnis nach Bewegung und Erleben der Umwelt zu befriedigen. Es kann somit als Ausdruck der relativen Selbstständigkeit und begrenzten Autonomie eingeschätzt werden.

Negative Aspekte: Wandern wird aber auch als Stressverhalten in einer unerklärlichen Umwelt erlebt, das die Gefahr des physischen Zusammenbruchs einschließt. Wandern ist hierbei nicht selbstbestimmtes Verhalten, sondern bloßes Reagieren auf nicht mehr zu bewältigende Umweltkonstellationen.

Eigengefährdung: Einen bedeutenden Aspekt des Wanderns stellt die damit verbundene Eigengefährdung dar, die entsteht, wenn Demenzkranke unbeaufsichtigt in gefährliche Bereiche außerhalb des Heimes wie Straßenverkehr, Feld und Wald geraten.

Den Gegebenheiten der ungeschützten Umwelten außerhalb des Heimes sind die Demenzkranken in der Regel nicht mehr gewachsen, so dass die Gefahr eines Unfalls mit eventuell tödlichen Verletzungen besteht.

Praxistipp

> Hierbei ist zu berücksichtigen: Je höher die Mobilität, umso eingeschränkter ist das geistige Vermögen zur Einschätzung der Umwelt und ihrer Gefahren (z. B. Witterung und Straßenverkehr).
>
> Ob die Ursache nun in der so genannten «Weglauftendenz» liegt oder sich der Bewohner einfach nur verlaufen hat, ist hierbei von zweitrangiger Bedeutung.

Milieu- und Raumstrukturen für das Wandern

Für die Milieu- und Raumstruktur eines Heimes gilt, den Umstand des starken Bewegungsdranges als ein strukturrelevantes Verhalten zu berücksichtigen. Nur durch angemessene Berücksichtigung dieses Faktors wird die Lebensqualität und das Wohlbefinden der Demenzkranken gewährleistet werden können (Lind, 2002).

Folgende Faktoren sollten hierbei unbedingt im Mittelpunkt stehen:

- die Schaffung von sicheren und leicht zu bewältigenden Bewegungsflächen
- die Gewährleistung der Sicherheit und des Schutzes, so dass unbeaufsichtigtes Verlassen der Einrichtung vermieden werden kann
- die Integration des Wanderverhaltens in die Lebenswelt des Wohnbereiches einschließlich der Aktivierungs- und Beschäftigungsangebote.

Erkenntnis

> Wandern oder der Bewegungsdrang ist ein klassisches Verhaltenssymptom Demenzkranker, besonders in fortgeschrittenen Stadien der Erkrankung. Es gibt eine Reihe unterschiedlicher Ursachen für dieses Verhalten.
>
> Wandern kann *positiv* als selbstbestimmte Eigenaktivität oder *negativ* als ein stressbezogenes Reaktionsverhalten auf Außenreize sein.
>
> Wandern ist bei Demenzkranken in ungeschützten Außenbereichen mit einem erheblichen Risiko der Eigengefährdung verbunden.

Praxistipp

> **Empfehlungen**
> Wandern sollte nicht kategorisch unterbunden werden, sondern stattdessen therapeutisch sinnvoll genutzt werden. Dabei gilt es, die positiven Seiten wie körperliche Aktivierung zu stärken («therapeutisches Wandern») und die negativen Aspekte (Verlaufen, Stürze u. a.) zu vermindern.

2.2.2.8 Lautäußerungen

Ein äußerst gravierendes Verhaltenssymptom der Demenz vom Alzheimer Typ besteht aus den so genannten akustischen Störungen, das heißt Schreien, Klagen, Stöhnen, Jammern, Schimpfen. Diese eindringlichen Lautäußerungen können sich besonders negativ auf das soziale Milieu eines Wohnbereiches auswirken, indem sie bei den Mitbewohnern Unruhe oder sogar Angst hervorrufen können.

Dieses Verhalten wird ebenso wie der Bewegungsdrang bzw. das Wandern als ein demenzspezifisches Symptom der Unruhe oder Agitiertheit aufgefasst, das ebenso wie das Wandern mit Fortschreiten der Erkrankung zunimmt (Cariaga et al., 1991; Lai, 1999; Sloane et al., 1997; Sloane et al., 1999).

Das oben geschilderte akustische Verhalten ist bei den Bewohnern teils ständig, teils in zeitlichen Abständen (episodenhaft) und teils auch vereinzelt beobachtet worden. Die Dauer der Lautäußerungen reicht vom einmaligen Rufen über minutenlanges Klagen bis zum ununterbrochenen Jammern und Schreien. Auch hinsichtlich der Lautstärke besteht eine relativ große Bandbreite, die vom leisen ständigen Flüstern oder Wispern bis hin zum gellenden, teils markerschütternden Schreien reicht.

Es wurde festgestellt, dass bei demenzkranken Bewohnern mit seltenen oder gelegentlichen akustischen Äußerungen meist nur ein oder zwei Gründe für dieses Verhalten verantwortlich sind (z. B. Überstimulierung oder Müdigkeit). Bei Bewohnern mit ständigen akustischen Störungen wurden in der Regel mehrfache Problemlagen (Schmerzen, Angst u. a.) als Ursache festgestellt.

Die bei Demenzen auftretenden Lautäußerungen werden gegenwärtig vielschichtig erklärt:

- als Folge des hirnphysiologischen Abbauprozesses bestimmter Hirnareale
- als Folge körperlicher Beschwerden und psychischen Leidens
- als Folge sozialer Isolierung und sensorischer Deprivation
- als Folge überfordernder sozialer und räumlicher Umweltbedingungen.

Alle bisherigen Beobachtungen zeigen, dass die Lautäußerungen sowohl exogen, durch die überfordernde Person-Umwelt-Beziehung, als auch durch endogene Faktoren, wie Schmerz und psychisches Leiden, hervorgerufen werden. Aber auch durch das zeitgleiche Zusammenwirken endogener und exogener Faktoren werden diese Verhaltensweisen verursacht (siehe hierzu auch Abschnitt 2.2.2.6 Agitiertheit und Unruhe).

In folgenden Situationen wurde besonders oft geschrien, wie Untersuchungen in den Heimen ermittelten:

- Pflegehandlungen mit Körperkontakt und Baden
- beim Toilettengang
- Alleinsein
- beim morgendlichen Wecken
- bei erhöhten Schlafeinbußen
- im Laufe des Tages nahm das Schreien zu, so dass abends am häufigsten geschrien wurde.

Aus diesen Erfahrungen kann die Empfehlung abgeleitet werden, dass man Demenzkranke nur in medizinisch begründeten Ausnahmefällen wecken sollte. Auch nachts sollte ein Durchschlafen gewährleistet sein.

Umgang mit akustisch störenden Verhaltensweisen
Ein Hauptaugenmerk in der Demenzpflege wurde und wird weiterhin auf die Entwicklung von Verhaltensweisen zur Beeinflussung der akustischen Störungen gelegt.

Folgende Erfahrungen liegen bereits vor:

- Die Anwendung nur einer Interventionsform bei störendem akustischen Verhalten (z. B. Gespräch führen oder positive Berührungen wie Streicheln oder in den Arm nehmen) war bei weitem nicht so wirkungsvoll wie die Kombination gleich mehrerer Kommunikationsformen (z. B. mit dem Betroffenen reden und dabei gleichzeitig einen beruhigenden Körperkontakt herstellen).
- Es konnte belegt werden, dass Beruhigungsstrategien wie bloßes Zusammensitzen oder gemeinsames Gehen bzw. Rollstuhlschieben mit beruhigender Ansprache eine entspannende Wirkung zeigen und zu einer Verminderung der Lautäußerung führen.
- Bestimmte akustische Verhaltensweisen lassen sich nicht oder nur äußerst geringfügig durch beruhigende Interventionsformen beeinflussen. Die Gründe hierfür sind bisher noch nicht bekannt.
- Veränderungen des Milieus in Richtung auf verstärkte soziale Einbindung und Beschäftigung der Demenzkranken mit dieser Symptomatik schränken auch diese Verhaltensweisen ein.
- Auch verhaltenstherapeutisch ausgerichtete Interventionen zeigen begrenzt Wirkung: Erhält der Bewohner nur während ruhiger Phasen Zuwendung (positive Bestärkung durch Kontakt oder Belohnungen mit Süßigkeiten), so ist auch hier eine begrenzte Wirkung auf das akustische Verhalten festzustellen.
- Bei extrem störendem Verhalten (lautes Schreien u. a.) wird empfohlen, den Bewohner vorübergehend in einem schallisolierten Raum von den anderen Bewohnern zu trennen und ihn dort zu betreuen (Sloane et al., 1997).
- Beruhigungsansätze mittels Video (spezielle Videofilme für Demenzkranke) oder bestimmter akustischer Darbietungen (Entspannungsmusik u. ä.) zeigen auch Wirkung bei den Betroffenen (Hall et al., 1997; Malonebeach et al., 1999).
- Als therapeutischer Erfolg kann bereits die Minderung der Lautstärke und der Häufigkeit des akustischen Verhalten aufgefasst werden. Denn eine vollständige Aufgabe dieses Verhaltens wird bei den Betroffenen relativ selten erzielt.

Der nordamerikanische Gerontologe Philip D. Sloane (1997) hat auf der Grundlage der bisherigen Erfahrungen und Untersuchungen auf dem Gebiet der Interventionen bei akustisch störenden Verhaltensweisen einen Katalog an Empfehlungen zusammengestellt. Die wichtigsten Empfehlungen mit Aussicht auf praktische Anwendung sind wie folgt:

Empfehlungen

Überstimulierung

- Vermeiden Sie Lärm und Aufregung
- Gestalten Sie ein wohnlich vertrautes Milieu auf der Station
- Verwenden Sie einen ruhigen, gelassenen, langsamen und stetigen Pflegestil

Unterstimulierung / Sensorische Deprivation

- Binden Sie den Bewohner in Gemeinschaftsaktivitäten ein
- Maximieren Sie das Hör- und Sehvermögen durch entsprechende Hilfsmittel (Hörgerät, Brille)
- Platzieren Sie den Bewohner möglichst in den Bereich mit viel Sozialkontakten und Verkehr
- Produzieren Sie Hintergrundsgeräusche auf der Station mittels Haarfön etc.
- Verwenden Sie hochintensive Lichttherapie
- Nutzen Sie Vibratoren und auch Schaukelstühle
- Verwenden Sie aromatische Stimulierung (Kaffeegeruch u. a.)
- Bieten Sie Puppen, Stofftiere, Teddybären (teils mit eingebautem Kassettengerät für die Verwendung demenzspezifischer Beruhigungsmusik u. a.)

Schmerzen und Beschwerden

- Behandeln Sie die verursachende Erkrankung (Infekt u. a.) oder die Ursache für die Beschwerde (z. B. Verstopfung)
- Falls Hunger oder Durst die Ursachen sind, schaffen Sie Abhilfe

Psychologische Überlastung

- Reduzieren Sie Überstimulierung
- Beruhigen Sie mittels Streicheln oder Umarmungen
- Binden Sie einen vertrauten Angehörigen in die Betreuung ein
- Verwenden Sie das Prinzip der Gruppen- bzw. Beziehungspflege (vertraute Pflegekraft)
- Spielen Sie Tonbandkassetten mit den Stimmen nächster Angehöriger
- Spielen Sie Kassetten mit Herztönen
- Spielen Sie vertraute Musik (Lieblingslieder aus der Jugend u. a.)
- Animieren Sie zum gemeinschaftlichen Singen (vor allem Kirchenlieder)

Müdigkeit

- Reduzieren Sie Überstimulierung
- Kontrollieren Sie Dauer der Aktivitäten und Angehörigenbesuche
- Planen Sie einen Mittagsschlaf

2.3 Das Individuum

Das Verstehen eines Demenzkranken in seiner Individualität ist für Pflegekräfte oft nicht leicht, sondern im Gegenteil äußerst schwierig und manchmal auch fast unmöglich. Es setzt nämlich ein bestimmtes Wissen voraus, das einem der Betroffene aufgrund seiner Erkrankung meist nicht mehr geben kann.

Die durchschnittliche Verweildauer im Altenpflegeheim beträgt in Deutschland etwa drei Jahre. Dies ist eine lange Zeit, in der zwischen Pflegekräften und Bewohnern Bindungen entstehen, die über die empfohlene professionelle Distanz zum Bewohner oft weit hinausgehen.

Damit sich dieser Prozess des gegenseitigen Vertrautwerdens und Akzeptierens möglichst ohne größere Schwierigkeiten vollziehen kann, sind einige Aspekte zu berücksichtigen, die in den folgenden Abschnitten angeführt werden.

2.3.1 Persönlichkeit

Die Persönlichkeit eines Menschen zu erfahren und zu erkennen, ist für den Umgang mit Demenzkranken von größter Bedeutung. Ob jemand aggressiv oder sanft, dominant oder schüchtern, gewissenhaft oder oberflächlich, optimistisch oder eher pessimistisch, träumerisch oder realistisch ist, all dies entfaltet sich in der Persönlichkeit einer jeden Person.

Bei dem Versuch, sich die Persönlichkeit eines Demenzkranken zu erschließen, ist man in der Regel mit einer Reihe von teils ungelösten Fragen konfrontiert, die gegenwärtig noch nicht erschöpfend geklärt sind:

- Findet im Laufe der Erkrankung ein Prozess der Entdifferenzierung der Persönlichkeit hin zu einer uniformen «Alzheimer-Persönlichkeit» statt oder
- kann von einer «Reduktion» der Individualität und damit der Persönlichkeitsstrukturen aufgrund eines eingeschränkten Antriebs- und Gefühlslebens gesprochen werden?
- Muss eventuell von einer mehrdimensionalen «Regression» im Sinne einer Zurückentwicklung in Richtung auf frühere Lebensphasen ausgegangen werden?

Gegenwärtig liegen noch keine allgemein verbindlichen Erkenntnisse über diese Fragen der Persönlichkeit der Demenzkranken vor (Johnson et al., 2000; Reitz-Junginger et al., 2000).

Ebenso widersprüchlich sind die Erfahrungen, die Angehörige bezüglich der Veränderungen der Persönlichkeitsstruktur der Demenzkranken im Laufe der Erkrankung schildern.

Zwei Entwicklungen werden oft angeführt:

- Die Umkehr bestimmter Verhaltens- und Wesenselemente während der Erkrankung: Der vorher Sanftmütige wird aggressiv oder umgekehrt und

• die Zuspitzung bestimmter Verhaltensweisen: der Ruhige wird stumm und der Lebendige wird fast unerträglich laut und mobil.

Angesichts der Vielschichtigkeit der Fragestellungen und Erfahrungen hinsichtlich der Persönlichkeitsentwicklung im Laufe der Erkrankung, sollte in der Pflege und Betreuung Demenzkranker das Prinzip des «Annehmens» und «Akzeptierens» das Verhalten und den Umgang mit den Betroffenen bestimmen.

Annehmen und Akzeptieren bedeutet nicht mehr als Mitmenschlichkeit im Sinne von «Verständnis aufbringen», indem dem Gegenüber das Anrecht auf ein würdevolles Leben zugebilligt wird.

2.3.2 Biographie als Zugang zum Demenzkranken

Das Verstehen Demenzkranker gestaltet sich häufig nicht sehr leicht, angesichts des Unvermögens der Betroffenen, sich auszudrücken und angemessen zu reagieren. Für Pflegekräfte besteht in diesem Kontext die Gefahr, dass die Wahrnehmung der demenzkranken Bewohner sich auf Einschätzungen wie «altersverwirrt», «abgebaut», «schwerer Pflegefall» etc. beschränkt, ohne den Versuch zu unternehmen, die verschiedenen Seiten der Persönlichkeit kennen lernen zu wollen.

Entscheidend für diese Einstellung der Pflegekräfte ist die weiter unten genauer beschriebene Einweg-Kommunikation (siehe Kap. 5): Pflegekräfte versuchen, ein Gespräch zu beginnen und müssen dabei erleben, dass die Angesprochenen oft nicht reagieren können. Ohne Antwort und Reaktion können sich jedoch schwer Beziehungen entwickeln, die auf ein Geben und Nehmen, ein Agieren und Reagieren basieren. Es bleibt somit das Gefühl der Fremdheit. Pflege beschränkt sich auf die fachlichen Handlungen, die recht schnell und routiniert vollzogen werden. Das Fehlen der personalen Eingebundenheit veranlasst Pflegekräfte oft, bei Demenzkranken weniger Zeit aufzuwenden als bei Nicht-Demenzkranken, wie eine Studie aus Schweden ergab (Ekman et al., 1991).

Ein Weg, diese Fremdheit zwischen Pflegekraft und Bewohner zu überbrücken, besteht darin, sich mit dem Bewohner schon vorab vertraut zu machen. Kenntnisse über das Leben des Demenzkranken sind in diesem Zusammenhang eine Voraussetzung, um ein vertrautes Band zwischen Pflegekraft und Bewohner herstellen zu können.

Das Wissen um die Lebensgeschichte setzt kognitiv-emotionale Prozesse frei: Es werden Vergleiche mit ähnlichen Gegebenheiten und Personen aus dem eigenen sozialen Umfeld hergestellt. Je mehr die Lebensgeschichte des Bewohners denen vertrauter Personen ähnelt, umso leichter werden gedankliche Verbindungen geknüpft, die dann bereits emotionale oder gefühlsbetonte Elemente enthalten.

Es ist letztlich ein ganz menschliches Anliegen, möglichst viel über die Personen im Nahbereich zu erfahren. Dieses Interesse an dem Gegenüber, hier der Bewohner, ist ein wichtiger Schritt zum Aufbau einer zwischenmenschlichen Beziehung, die auf Vertrautheit und Verständnis beruht.

Dieser recht unwillkürlich verlaufende Prozess der emotionalen Annäherung konnte mittels eines Versuches in einem Altenpflegeheim nachgewiesen werden (Pietrukowicz et al., 1991).

Dieses biographische Wissen stärkt nicht nur die gefühlsmäßige Beziehung zu den Betroffenen, je mehr Parallelen zwischen den Lebensläufen und sozialen Gegebenheiten entdeckt werden, sondern es erhöht zugleich die soziale Kompetenz im Umgang mit den Bewohnern. Denn nun verfügt man über Gesprächsstoff und Anknüpfungspunkte für einen Plausch oder Fragen bei der Pflege und Betreuung. Dieser Aspekt des miteinander Redens ist bei Demenzkranken von größter Bedeutung.

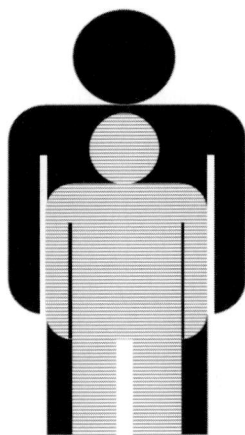

Abbildung 2-11: Die bestehende Persönlichkeit auf dem Hintergrund der Persönlichkeit vor Ausbruch der Erkrankung

2.3.3 Biographisch bedingte Verhaltensweisen

Während das Wissen um die Lebensgeschichte vorwiegend die gefühlsmäßigen Aspekte beim Aufbau einer Beziehung zwischen Pflegekraft und Bewohner bestärkt, ist die Kenntnis um lebensgeschichtlich begründete Verhaltensweisen, Einstellungen und Reaktionsweisen von Bedeutung hinsichtlich der Einschätzung des Bewohners und seines Verhaltens.

Das konkrete Verhalten der Demenzkranken erscheint den Pflegekräften häufig seltsam und unerklärlich. Wenn z. B. bestimmte Bewegungen mit den Händen vollführt werden, ohne dass derjenige einen Haushaltsgegenstand oder ein Werkzeug in den Händen hält, dann lässt sich dieses Verhalten durch die bloße Beobachtung kaum erklären. Unerklärliches Verhalten kann bei den Pflegekräften zu Unsicherheit führen, da sie die möglichen Folgereaktionen dieser unverständlichen Bewegungsmuster oft nicht einschätzen können. So könnte diese Handlung auf eine Wahnvorstellung, aber auch auf plötzliches eigen- oder fremdgefährdendes Verhalten hinweisen.

Meist besitzen diese Bewegungs- und Verhaltensmuster ihren Ursprung in der Lebensgeschichte und damit der Vergangenheit der Bewohner, sie sind somit ein lebendiger Ausdruck der Zeitverschränkung von Vergangenheit und Gegenwart.

Folgende demenzspezifische Gestaltungsformen dieses Verhaltens sind bereits beobachtet worden (Shomaker, 1987):

- Fragmentierung
- Intensivierung und
- erhöhte Auftretenshäufigkeit lebensgeschichtlich vertrauter Verhaltensmuster.

Beispiele hierfür sind: die Bewohnerin, die ständig mit der Hand über den Tisch fährt (erhöhte Auftretenshäufigkeit), der Bewohner, der sich ständig an und auszieht (Intensivierung) oder die Bewohnerin, die eine Drehbewegung mit einer Hand vollführt, die Teil ihrer früheren Montagetätigkeit in der Fabrik war (Fragmentierung).

Je größer das Wissen über das konkrete Verhaltensmuster aufgrund der biographischen Kenntnisse ist, umso sicherer sind die Pflegekräfte bei der Einschätzung dieses Verhaltens.

Wenn z. B. ein Demenzkranker auf den Tisch steigt und mit einer Hand über seinen Kopf hin und her fuchtelt, dann kann aus dieser Situation ein Pflegeproblem für die Betreuungskräfte entstehen. Befindet sich der Betroffene in einer eigengefährdenden Wahnvorstellung? Sollte eventuell diesbezüglich ein Arzt herbei gezogen werden? Sollte ein Beruhigungsmittel verabreicht werden?

Wäre jedoch den Pflegekräften bekannt, dass der betreffende Bewohner vor seiner Erkrankung als Anstreicher und Maler gearbeitet hat und auf diese Weise Zimmerdecken geweißt hat, dann würde man die Situation bei weitem nicht so dramatisch einschätzen.

Auch die Kenntnisse über den alltäglichen Tagesablauf in dem Lebensabschnitt vor der Erkrankung können hilfreich sein bei der Beurteilung verschiedener Verhaltensmuster. Wenn bereits frühmorgens gegen 4 Uhr 30 eine Bewohnerin aufsteht und hin und her wandert, dann wird dieses Verhalten nicht als nächtliche Unruhephase gedeutet, wenn bekannt ist, dass die Betroffenen jahrzehntelang morgens um diese Zeit Zeitungen austrug.

Konkrete Beispiele aus den Heimen hinsichtlich lebensgeschichtlich bedingter Verhaltensweisen:

Praxisbeispiele

Das Sofa
- Eine Bewohnerin schlief nie in ihrem Bett, sondern legte sich immer auf das Sofa im Gemeinschaftszimmer. Von Angehörigen erfuhren die Pflegekräfte, dass sie früher stets zu Hause immer nur auf dem Sofa die Nacht verbracht hatte und sie somit das Schlafen im Bett gar nicht gewohnt war. Angezeigt war also in diesem Fall, der alten Dame ein Sofa in ihr Zimmer zu stellen, damit sie dort ungestört schlafen konnte.

Das Waschbecken als Urinal
- Ein Bewohner hatte die Angewohnheit, nachts nicht auf die Toilette in der Nasszelle zu gehen, sondern ins Waschbecken zu urinieren. Diese Verhaltensweise stieß bei den Pflegekräften auf Unverständnis und Ablehnung. Oft wurde er diesbezüglich gemaßregelt.
  Als jedoch Angehörige schilderten, dass der Betroffene früher als Handelsvertreter meist in einfachen Gasthäusern mit Toilette und Dusche am Ende des Flures übernachten musste und somit aus Bequemlichkeit sich daran gewöhnt hatte, ins Waschbecken im Zimmer zu urinieren, konnte das etwas eigenartige Verhalten verstanden werden.

Es kann zusammengefasst werden, dass das Wissen über die Lebensumstände sowohl für die Bewohner als auch für die Pflegekräfte positive Auswirkungen hat.

Die Bewohner profitieren davon, dass ihnen gegenüber mehr Verständnis und Nachsicht gezeigt wird und dass ihre Verhaltensweisen nicht in irgendeiner Weise beeinflusst oder eingeschränkt werden. Dadurch gewinnen sie mehr Handlungsfreiheit und Gestaltungsmöglichkeiten, denn ihr Verhalten wird nicht mehr als gefährlich oder gefährdend eingestuft. Die Pflegemitarbeiter werden durch das Wissen um die Herkunft des Bewohnerverhaltens sicherer und gelassener im Umgang mit den Bewohnern.

2.3.4 Biographie als Schlüssel für die Pflege

In den vorigen Abschnitten wurde eingehend die Bedeutung der Lebensgeschichte Demenzkranker für die Wahrnehmung und Beurteilung ihres Verhaltens in der Pflege und Betreuung beschrieben. Die Kernaussage dieser Ausführungen lautet, dass die Kenntnis der Biographie ein entscheidender Schlüssel für das Verstehen des Demenzkranken in seinem Verhalten und seinen Reaktionsweisen ist.

Anders ausgedrückt, ohne die biographischen Erfahrungen sind manche Pflegeprozesse kaum möglich beziehungsweise nur schlecht zu realisieren.

Bei dem erforderlichen Wissen handelt es sich überwiegend um lebensgeschichtlich vertraute Gewohnheiten, Verhaltensmuster und vielleicht auch Rituale, die für die Demenzkranken Auslösemechanismen im Sinne von Schlüsselreizen darstellen.

Wenn diese Auslösemechanismen dem Demenzkranken nicht angeboten werden, ist das nachfolgende Verhalten gewissermaßen blockiert.

Diese Auslösemechanismen sind nicht wie bei den Tieren Instinkt gebunden, also angeboren, sondern durch lebenslanges Lernen und Wiederholen erworben worden. Man spricht in diesem Zusammenhang von Konditionierungsprozessen, die jeder Mensch in Laufe seines Lebens erfährt.

An einigen Beispielen soll dieser Sachverhalt verdeutlicht werden:

Praxisbeispiele

Das Abendgebet

- In einem Altenpflegeheim in Essen hatten die Pflegekräfte Schwierigkeiten bei der Abendpflege einer bestimmten Bewohnerin. Sie ließ sich zwar auskleiden, waschen und das Nachthemd anziehen, ließ sich auch noch ins Bett bringen, doch stand sie nach wenigen Augenblicken immer wieder auf und wanderte auf der Station umher. Erst als Angehörige die Pflegekräfte darauf hinwiesen, dass die Bewohnerin früher stets ein Nachtgebet sprach, bevor sie zu Bett ging, konnte das Pflegeproblem gelöst werden. Es wurde daraufhin jedes Mal abends vor dem Zubettgehen mit ihr gebetet mit dem Effekt, dass sie anschließend im Bett blieb.

Die Brille

- Eine Bewohnerin war bei der Körperpflege gegenüber einer Pflegekraft, die eine Brille trug, derart tätlich aggressiv, dass die Pflege bereits von 2 Pflegekräften durchgeführt werden musste. Eine lenkte die Bewohnerin ab, die andere pflegte. Hinweise von Angehörigen ergaben, dass die Betroffene vor ihrem Heimeintritt von der eine Brille tragenden Schwiegertochter bei der Pflege ständig drangsaliert und schikaniert wurde. Daraufhin wurde die Bewohnerin nur noch von Pflegekräften ohne Brille gepflegt. Die Folge war, dass sie sich ab sofort bei der Pflege umgänglich und kooperativ zeigte.

Die Badeutensilien

- Ein Pfleger berichtete in einem Beitrag für eine Pflegezeitschrift von den Problemen, die er hatte, um eine demenzkranke Bewohnerin zum Baden zu überreden. Die alte Dame konnte mit den Worten des Mitarbeiters nichts anfangen und ließ sich somit auch nicht zum Baden bewegen. Daraufhin verwendete der Pfleger anstelle von Worten persönliche Badeutensilien der Bewohnerin: Er kam auf sie zu mit ihrem vertrauten aromatischen Badezusatz (Fichtennadel oder ähnliches), reichte ihr ihren bereits leicht verschlissenen Bademantel und drückte ihr ihren alten Badeschwamm in die Hand. Die Bewohnerin erkannte ihre vertrauten Badeutensilien und wusste nun, dass Baden für sie bevorsteht und ging darauf bereitwillig mit (Miller, 1994).

Der Hut

- Einem Bewohner konnte man nie so richtig erklären, dass ein Spaziergang bevorstand. Die Worte sagten ihm gar nichts und er blickte nur fragend die Pflegekraft an. Setzte man ihm jedoch seinen Hut auf, den er immer draußen, außerhalb des Hauses trug, dann wusste er sofort, worum es im Folgenden ging.

Erkenntnis

Die Persönlichkeit des Demenzkranken kann sich bedingt durch die Erkrankung oft nur noch begrenzt und teils unvollständig darstellen. Die Wesensäußerungen der Betroffenen sollten möglichst nach dem Prinzip «Annehmen» und «Akzeptieren» aufgefasst werden.

Die Lebensgeschichte der demenzkranken Bewohner ist in vielerlei Hinsicht ein wesentlicher Schlüssel für den Zugang zu den Betroffenen, das Verstehen des Verhaltens und Hinweis für den Umgang bei der Pflege und Betreuung.

2.4 Zusammenfassung

Dieses Kapitel hat die Aufgabe, den augenblicklichen Wissensstand über Demenzen zu vermitteln, mit dem Ziel, sich ein Bild über die Krankheit, ihren Verlauf und ihre Symptome machen zu können. Wer über die erforderlichen Kenntnisse verfügt, vermag Zusammenhänge und Veränderungen über die Krankheit und das Verhalten der Betroffenen zu verstehen. Das Verstehen wiederum ist die Grundlage für das Einfühlen in Verhaltensweisen, das Nachvollziehen von Reaktionen und Handlungsweisen der Demenzkranken.

Damit die Ausführungen konkret in die Praxis der Pflege und Betreuung Demenzkranker eingehen können, ist der Weg vom Abstrakten zum Konkreten gewählt worden.

Auf den folgenden drei Ebenen des Zuganges zur Thematik Demenz sind die Aussagen und Inhalte dargestellt worden:

- theoretische Ausführungen über die Demenzen hinsichtlich Neuropathologie, Epidemiologie und Verlauf
- der Stand der Kenntnisse über das Verhalten Demenzkranker besonders in den Heimen
- die Bedeutung des biographischen Wissens über den einzelnen Demenzkranken für die Pflege und Betreuung.

Folgende Fakten und Erkenntnisse sind nun besonders im Rahmen einer Zusammenfassung hervorzuheben, damit ihre Bedeutung für die alltägliche Praxis zur Geltung kommt.

Die Ebene des Wissens über die Demenz als eine Krankheit

Bei den primären Demenzen besonders vom Typ Alzheimer handelt es sich um chronische und degenerative Erkrankungen: ein langsamer über Jahrzehnte verlaufender hirnphysiologischer Abbauprozess, der im fortgeschrittenen Stadium zur völligen Hilflosigkeit und damit auch Abhängigkeit der Erkrankten von Pflege und Betreuung führt.

Diese Demenzform lässt sich im mittleren und späten Stadium hinsichtlich einer Verzögerung oder Verlangsamung des Verlaufes nicht mehr beeinflussen. Beeinflussen lassen sich nur die Häufigkeit und die Intensität der Verhaltenssymptome durch Milieu- und Pflegestrategien.

Die Pflege und Betreuung Demenzkranker besitzt ihren Schwerpunkt somit letztlich in der geduldigen und einfühlsamen Begleitung der Betroffenen auf dem unaufhaltbar verlaufenden Weg des körperlichen und geistigen Abbaus bis hin zum Tode.

Die Ebene des Wissens über das Verhalten der Demenzkranken

Das Verhalten Demenzkranker lässt sich auf vielfältige Weise erklären: von der Seite des Erkrankten, der Umwelt und der demenzspezifischen Symptome.

Von der Seite des Erkrankten lässt sich folgende Konstellation festmachen: Der Betroffene möchte einst vertraute Dinge, Personen und Situationen erkennen und einordnen, doch vermag er es nicht mehr. Da ihm jede Krankheitseinsicht fehlt, ist ihm der Grund für dieses Unvermögen ein Rätsel. Ein Gefühl der völligen Entfremdung von den Bezügen der physischen und teils auch der sozialen Umwelt ist die Folge, die sich in Unsicherheit und Angst äußert. Die fremd gewordene Lebenswelt führt somit zu Stressphänomenen wie z. B. Unruhe, Wandern und Schreien, denn sie überfordert den kognitiv Eingeschränkten und wird somit zu etwas Bedrohlichem. Da die Fähigkeiten zur Wahrnehmung, Beurteilung und Reflexion bezüglich der äußeren Reize nicht mehr gegeben sind, verbleiben nur noch die instinktiven und gefühlsbetonten Verhaltens- und Bewältigungsweisen.

Der Verlust an geistigem Verarbeitungsvermögen bei der gleichzeitigen Erfahrung von Furcht und Unsicherheit angesichts einer fremd gewordenen Umwelt mag mit dazu beitragen, dass das Stressbewältigungsniveau bei Demenzkranken extrem niedrig ist.

Von der Seite der physischen und sozialen Umweltkonstellationen kann festgestellt werden, dass der Demenzkranke aufgrund seiner kognitiven Einbußen nicht mehr zur Person-Umwelt-Passung fähig ist. Der Demenzkranke steht außerhalb der Alltagsbezüge, die ihm oft nicht mehr begreifbar sind. Die räumliche und soziale Umgebung erscheint ihm nicht mehr als seine Lebenswelt, sondern als etwas ihm Fremdes und damit auch Bedrohliches.

Die Krankheitssymptome der Demenz bilden den Schlüssel für diesen Leidens- und Entfremdungsprozess. Denn nicht nur geistige und gedächtnisbezogene Minderleistungen beeinträchtigen den Erkrankten bei der Bewältigung des Alltags, sondern darüber hinaus auch massive Fehlleistungen des erkrankten Gehirns. Realitätsnahe Person-Umwelt-Beziehungen sind nicht immer zu bewerkstelligen, wenn Vergangenheit und Gegenwart nicht mehr getrennt werden können. Auch wenn Realbezüge von Trugbildern durchsetzt sind und wenn Dinge fehl gedeutet werden, bis hin zu wahnhaften Einbildungen (verbunden mit existentiell bedrohlichen Ängsten), dann liegen Verzerrungen der Wirklichkeit vor.

Es ist in diesem Kapitel an vielen Stellen gezeigt worden, dass die Intensität und die Häufigkeit der meist stressbedingten Verhaltensweisen positiv beeinflusst werden können. Dazu zählen insbesondere eine angemessene Milieugestaltung und ein demenzspezifischer Umgangsstil. Es kann davon ausgegangen werden, dass eine völlige Tilgung demenzspezifischer Verhaltenssymptome äußerst selten zu gelingen vermag.

Die Pflege und Betreuung Demenzkranker besitzt somit immer auch den Anspruch, Leid, Verzweiflung und Angst bei den Betroffenen so zu mindern, dass noch Empfindungen des Wohlbefindens und der Lebenszufriedenheit in meist begrenztem Maße erfahren werden können.

Die Ebene des einzelnen Bewohners

Auf der Ebene des unmittelbaren Kontaktes mit dem Demenzkranken bei der täglichen Pflege und Betreuung entstehen Beziehungen, Bindungen und Einschätzungen bei den Mitarbeitern. Diese sind überwiegend positiv, aber manchmal auch negativ gefärbt. Hierbei ist es von großer Bedeutung, einen Zugang zu den Demenzkranken finden zu wollen. Das Ziel sollte dabei sein, den Interaktionspartner in der Bandbreite seines Verhaltens und seiner Reaktionen zu verstehen.

Den Bewohner in seinem Tun verstehen wollen, bedeutet u.a. konkret, sich die Beweggründe für bestimmte Verhaltensweisen zu erschließen, um sich die Handlungslogik rational erklären zu können (Becker, 1995). Wenn der Schrank eines Demenzkranken von diesem vollständig ausgeräumt wird und alle Wäschestücke auf dem Boden verstreut herumliegen, dann erscheint einem dies auf den ersten Blick als sinnloses Handeln. Wenn man sich jedoch bewusst macht, dass der Demenzkrankenachts verzweifelt versucht hat, frische Bettwäsche für sein eingenässtes Bett zu suchen, dann erhält das Ganze eine andere Bedeutung (ebenda). Dies ist der erste Schritt zum Verständnis des Demenzkranken und seiner Handlungen.

Ein weiterer Aspekt des Einfühlens liegt darin, sich mit der Persönlichkeit und Lebensgeschichte des Demenzkranken befassen zu wollen. Je vertrauter einem Lebenswandel und Charaktereigenschaften einer Person vor Ausbruch der Erkrankung sind, umso nachsichtiger geht man mit vielleicht störenden Verhaltensweisen um. Wenn man z. B. weiß, dass ein massiv herrisch auftretender Bewohner früher als Berufssoldat ständig Befehle erteilte, dann relativiert sich meist die Einstellung zu dieser Verhaltensweise.

Das Wissen um die Eigenheiten, den Charakter und die Lebensgeschichte besitzt auch noch einen weiteren, äußerst bedeutsamen Stellenwert: die Ermöglichung von Pflege und Betreuung überhaupt.

Wenn Lebensgewohnheiten und traumatische Erfahrungen nicht bekannt sind, dann ist Pflege und Betreuung oft gar nicht möglich. Das Wissen um diese bewohnerspezifischen Eigenheiten sind quasi der Schlüssel zur Herstellung der pflegerischen Beziehungen und Kontakte.

Praxistipp

Daher gilt für die Demenzpflege die allgemeine Regel, dass die Angehörigen stets als «biographische Experten» so weit wie möglich in den Pflegealltag des Heimes mit einbezogen werden sollten (Berg et al., 1991).

Die Zugänglichkeit des Demenzkranken hängt ebenfalls sehr stark vom Grad der Vertrautheit ab. Nur vertraute Bezugspersonen im Sinne der Gruppen- oder Beziehungspflege können in der Regel ohne Komplikationen Kontakt zu den Betroffenen aufnehmen. Nur sie werden von den Angesprochenen angstfrei erlebt. Die Vertrautheit kann zusätzlich durch eine Reihe von Aspekten erhöht werden, wie Erfahrungen aus der Praxis zeigen. Wenn dieselbe Mundart mit bestimmten Begriffen und Redewendungen verwendet werden kann, oder wenn der lebensgeschichtlich vertraute Umgangston benutzt werden kann, dann öffnen sich die Angesprochenen regelrecht. So ist ein Fabrikarbeiter einen rauen Umgangston gewohnt und fühlt sich hierdurch angesprochen. Und eine aus dem Rotlichtmilieu stammende Demenzkranke lebt auf, wenn sie ihren vertrauten Gassenjargon oder schlüpfrige Witze zu hören bekommt.

Das Annehmen oder Akzeptieren des Demenzkranken geht aber noch weiter, wenn z. B. bei den Bewohnern zu den eigenen Ansichten völlig konträre Einstellungen anzutreffen sind. Wenn ein ehemaliges Mitglied der NSDAP ständig von «Untermenschen», «Herrenmenschen» und dem «Führer» berichtet, dann sollte man ihn gewähren lassen, denn zu einer geistigen Auseinandersetzung über diese Themen wäre er nicht mehr fähig.

Fazit

Das Verstehen der Demenz als Krankheit und auch das Verstehen der Demenzkranken in ihrem Verhalten und ihren Reaktionsweisen ist ein äußerst komplexer und damit vielschichtiger Prozess.

Die Aneignung des speziellen Wissens über die Krankheit ist eine Voraussetzung für die Pflege und Betreuung, doch von weit größerer Bedeutung ist das interaktive Vermögen, die Sensibilität und das Einfühlungsvermögen.

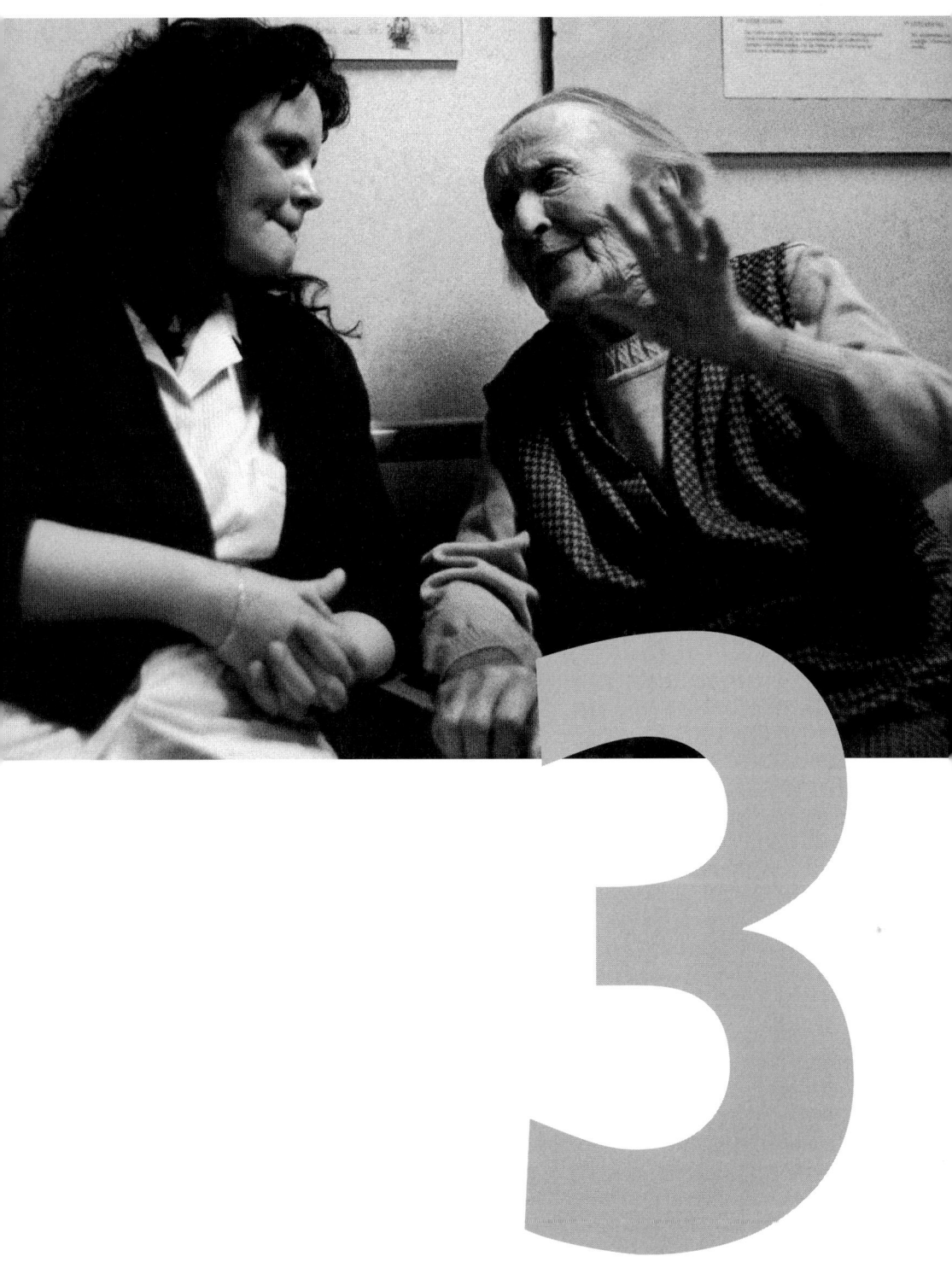

3. Wahrnehmen

Das Wahrnehmen Demenzkranker ist ein vielschichtiger Prozess, der mehrere Dimensionen umfasst. Diese Wahrnehmung lässt sich in drei Stufen aufgliedern, die hier anhand eines Beispiels aufgezeigt werden:

Stufe I: Das Beobachten
Das Registrieren und Beobachten des Bewohners in seinem Äußeren und seinem Verhalten in bestimmten sozialen und situativen Gegebenheiten bildet die erste Stufe.
Beispiel: Eine Demenzkranke hastet unruhig im Zimmer hin und her, während im Hintergrund das Radio mit lauter Musik läuft.

Stufe II: Die Interpretation
Auf dieser Stufe wird versucht, die Ursache für das beobachtete Verhalten zu ergründen.
Beispiel: Die Pflegekraft vermutet, dass die Lautstärke der Radiomusik die Bewohnerin beunruhigt.

Stufe III: Die Intervention und Überprüfung
Auf dieser Stufe gilt es, eine Maßnahme zu ergreifen, um die Störung zu beheben.
Beispiel: Die Pflegekraft stellt das Radio leise und beobachtet die Reaktion der Bewohnerin hierauf. Vermindert sich unmittelbar darauf die Unruhe der Bewohnerin, so ist dies ein Beleg dafür, dass die Lautstärke der Radiomusik die Ursache für die Unruhe darstellte.

Falls jedoch die Bewohnerin nicht auf die verminderte Lautstärke positiv reagiert und weiterhin stark beunruhigt ist, muss eine andere Ursache für dieses Verhalten in Erwägung gezogen werden.

Praxistipp

Das Wahrnehmen Demenzkranker beschränkt sich somit in der Regel nicht nur auf sinnliches Registrieren wie Sehen, Hören, Riechen und Fühlen, es schließt auch das Mitdenken und Mitfühlen mit ein und als letzte Konsequenz das aktive Eingreifen in die lebensweltlichen Bezüge des Betroffenen zu seinem Wohle oder Schutz.

Der Wahrnehmende besitzt somit immer gleichzeitig die Funktion eines kompensatorischen «Machers»: Was der Demenzkranke aufgrund seiner geistigen Kompetenzen nicht mehr selbst leisten oder gestalten kann, hat der ihn begleitende Gesunde zu leisten.

Bei Demenzkranken kann aufgrund der Krankheitssymptome eine Verschiebung von verbaler zu zunehmend nonverbaler Kommunikation wie Körperhaltung, Gesten, Bewegungen, Gesichtsausdruck u. a. beobachtet werden.

Praxistipp

> Demenzkranke «sprechen» demnach mit ihrem Verhalten und Reaktionsweisen, sie drücken ihre Befindlichkeit durch Bewegungen, Gesten und Ähnliches aus.

Dieses Verhalten unterliegt bei Demenzkranken bestimmten Gesetzmäßigkeiten, die dem Beobachter bekannt sein müssen, um das Verhalten angemessen interpretieren und um angemessen reagieren zu können.

Diese Gesetzmäßigkeiten oder krankheitsbedingten Faktoren sind im Einzelnen:

- der Abbauprozess
- die Tagesform
- physiologische oder psychische Beeinträchtigung (Schmerzen, Verstopfung, Krankheiten u. a.).

Das Verhalten und besonders die Verhaltensänderungen können somit unterschiedliche Ursachen haben. Das Wissen um diese Wirkmechanismen ist fachliche Voraussetzung zur angemessenen Diagnose des Verhaltens. Dies kann als das abstrakte oder theoretische Wissen bezeichnet werden.

Die Kenntnis des Verhaltens und der Verhaltensänderungen eines bestimmten Bewohners kann dementsprechend als das praktische Wissen im Umgang mit den Betroffenen bezeichnet werden. Je vertrauter einem der Demenzkranke in seinem Auftreten und Reagieren ist, umso leichter lassen sich dann die Veränderungen im Verhalten feststellen und den jeweiligen Wirkkräften (z. B. laute Radiomusik) zuordnen.

Auf der Pflegekraft ruht eine große Verantwortung, weil die Exaktheit ihrer Diagnose des Verhaltens gravierende Auswirkungen auf das Wohlbefinden und die Gesundheit der Betroffenen besitzt.

In den folgenden Abschnitten werden diese Wirkkräfte des Verhaltens und der Verhaltensänderungen eingehend beschrieben.

3.1 Körperlicher und geistiger Abbau

Die Demenz vom Alzheimer Typ ist vom Verlauf her (siehe Abschnitt 2.1.5) durch einen fortschreitenden Abbauprozess gekennzeichnet, der oft für Außenstehende kaum merklich verläuft. Daher ist es für die Pflege und Betreuung von Bedeutung, bei Beobachtungen sich stets diese krankhaften Veränderungen zu vergegenwärtigen.

3.1.1 Der Abbauprozess

Der hirnphysiologische Abbauprozess bei der Demenz vom Alzheimer Typ vollzieht sich in einem bestimmten Stadium der Erkrankung gleichmäßig abnehmend (siehe **Abb. 3-1**). Anhand von Messungen der geistigen und gedächtnisbezogenen Leistungsfähigkeit und der Einschränkungen im Bereich der Aktivitäten des täglichen Lebens (ADL) ließ sich ein relativ gleichmäßiger Abbau nachweisen (Ballard et al., 2001; Brooks et al., 1993; Green et al., 1993; Yesavage et al., 1993).

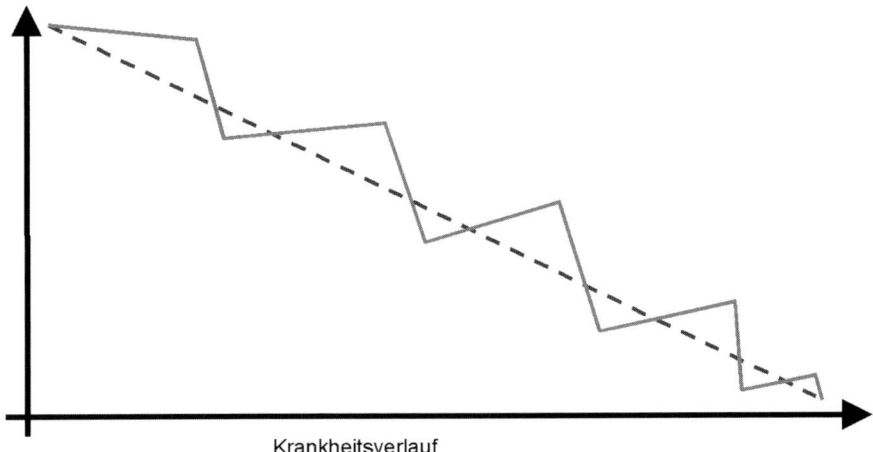

Krankheitsverlauf

Abbildung 3-1: Abbau bei Alzheimer Demenz und vaskulärer Demenz

Für Pflege, Betreuung und vor allem Pflegeplanung ist es von großer Bedeutung, die Pflegeinterventionen mit dem jeweiligen Stand der noch vorhandenen Fähigkeiten in einem ergänzenden Verhältnis in Einklang zu bringen.

Vorrangiges Ziel hierbei ist vor allem die Vermeidung des Erlebens der Überforderung, aber auch der Unterforderung bei den alltäglichen Verrichtungen.

Praxistipp

Das Grundprinzip bei der Pflege und damit auch bei der Pflegeplanung Demenzkranker heißt, den Demenzkranken immer «dort abzuholen, wo er sich gerade befindet». Oder anders ausgedrückt bedeutet dies die Akzeptanz des Verlustes an geistigem und körperlichem Leistungsvermögen.

Demenzpflege unterscheidet sich darin deutlich von der *aktivierenden Pflege* nach dem Motto «Fördern durch Fordern», die besonders im Bereich der Rehabilitation (z. B. nach Schlaganfällen) zur Anwendung kommt. Aktivierende Pflege zielt auf ständige

Verbesserung des Leistungsvermögens, um ganz oder doch zumindest in Teilen den Zustand vor der Erkrankung erreichen zu können. Ständig werden somit Forderungen bis an die Grenze der jeweiligen Leistungsfähigkeit gestellt, um beeinträchtigte Funktionsweisen durch ständiges Üben zu reaktivieren.

Demenzpflege ist somit in gewisser Hinsicht eine passive Pflege, da sie eine Ergänzung zu dem noch vorhandenen Leistungsvermögen darstellt. Begründen lässt sich diese Pflege mit der Erkenntnis, dass sich der Abbauprozess relativ unabhängig von den äußeren Faktoren wie Pflege und Milieu vollzieht.

Um Missverständnissen vorzubeugen: natürlich können durch negative Interventionen (z. B. unangemessene Pflege, Fixierungen, Entzug an Zuwendungen und Schutz) psychophysiologische Zustände der Dekompensation mit lebensverkürzenden Auswirkungen erzielt werden, dies gilt für Demenzkranke ebenso wie für Nicht-Demenzkranke.

Auf der anderen Seite hingegen kann durch ein Mehr an Leistungen und Zuwendungen über das Erforderliche hinaus kein positiver Effekt im Sinne einer Verlangsamung oder Verzögerung des Krankheitsprozesses erreicht werden (Annerstedt, 1995).

Praxistipp

Für Pflegekräfte ist es für ihre psychische Stabilisierung von eminenter Wichtigkeit zu wissen, dass eine noch intensivere Zuwendung keinen Einfluss auf den hirnphysiologisch bedingten Abbauprozess gehabt hätte.

3.1.2 Die Veränderungen

Die Wahrnehmung dieses Abbauprozesses ist aus vielerlei Gründen schwierig.

Die wesentlichen Faktoren hierfür sind:

- Der Abbauprozess in der mittleren bis schweren Phase der Demenz vom Alzheimer Typ vollzieht sich relativ unmerklich oder schleichend, während hingegen bei den vaskulären Demenzen der Abbau recht abrupt in Abwärtsstufen erfolgt (siehe Abb. 3-1). Es wird daher eine gute Portion Aufmerksamkeit benötigt, diese kleinen Veränderungsschritte bei der Alzheimer-Demenz festzustellen.
- Veränderte Verhaltensweisen und Kompetenzeinbußen resultieren nicht nur aus den Abbauprozessen, sondern werden auch durch Tagesschwankungen beeinflusst (siehe hierzu auch Abschnitt 3.2).
- Auch psychophysische Veränderungen (Schmerz, Akuterkrankung u. a.) beeinträchtigen die Diagnose einer krankheitsbedingten Kompetenzeinbuße (siehe hierzu Abschnitt 3.3).

Aus der Pflegepraxis lassen sich zwei Faktoren hinsichtlich der Wahrnehmung der durch den Abbau bedingten Veränderungen herausarbeiten:

Kollektivität: Ob eine Verhaltensveränderung im Sinne einer Kompetenzeinbuße vorliegt, kann in der Regel nur gemeinschaftlich durch das Pflegeteam festgestellt werden. Das bedeutet, dass alle Pflegekräfte und hauswirtschaftlichen Mitarbeiter ihre Beobachtungen aus den verschiedenen Schichten (früh, spät und nachts) u. a. in den Übergabegesprächen zusammentragen und dann hieraus die Schlüsse ziehen.

Zeit: In der Regel dauert es oft mehrere Wochen, bis das Pflegeteam zu der Gewissheit gelangt ist, dass ein Abbauprozess die Ursache für die Minderleistungen zu sein scheint. Denn erst wenn eine gewisse Regelmäßigkeit und Kontinuität im Verhalten von allen Mitarbeitern registriert worden ist, kann in der Regel ausgeschlossen werden, dass Tagesschwankungen oder psychophysische Veränderungen dieses Verhalten bewirken könnten.

3.1.3 Die Konsequenzen für die Pflege

Die Veränderungen der Verhaltenskompetenz aufgrund des Abbauprozesses führen zu einer Anpassung der Pflegeplanung.

Dies soll anhand eines fiktiven Beispiels erläutert werden:

Frau Cäcilie Schmidt (fiktiver Name) verfügt bei Eintritt ins Altenpflegeheim noch über Alltagskompetenzen im Bereich des An- und Auskleidens. Die Kleidung muss ihr morgens z. B. nur in der richtigen Reihenfolge auf das Bett gelegt werden, dann ist sie in der Lage, sich selbstständig anzuziehen.

In der Pflegeplanung wird nach dem Pflegemodell von Orem «Selbstpflege» eingetragen (siehe **Abb. 3-2** auf S. 86).

Nach vielleicht einigen Monaten oder einem halben Jahr wird ständig über einen Zeitraum von mehreren Wochen beobachtet, dass Frau Schmidt die Aufgabe des selbstständigen Ankleidens nicht mehr bewältigt. Sie verwechselt beispielsweise Unterhemd und Unterhose, und auch die Reihenfolge (Unterwäsche wird über die Oberkleidung angezogen) bereitet Schwierigkeiten.

Die Pflegeplanung wird nun dahingehend geändert, dass nun «Pflege mit Unterstützung» als neue Pflegestrategie angegeben wird.

Doch auch hier zeigt sich vielleicht nach einem Jahr, dass dieses Pflegeziel nicht mehr aufrecht erhalten werden kann. Denn die Fehlleistungen häufen sich trotz Anleitung und Unterstützung. Auch nehmen vielleicht in dieser Pflegephase (Pflege mit Unterstützung) die Stress- und Überforderungssymptome zu, so dass ein Festhalten an diesem Pflegeziel nicht mehr verantwortet werden kann und nur noch als Quälerei aufgefasst wird.

Nun wird die Pflegeplanung modifiziert in Richtung «Fremdpflege». Ab nun werden Pflegeleistungen im Bereich des An- und Auskleidens von den Pflegekräften erbracht.

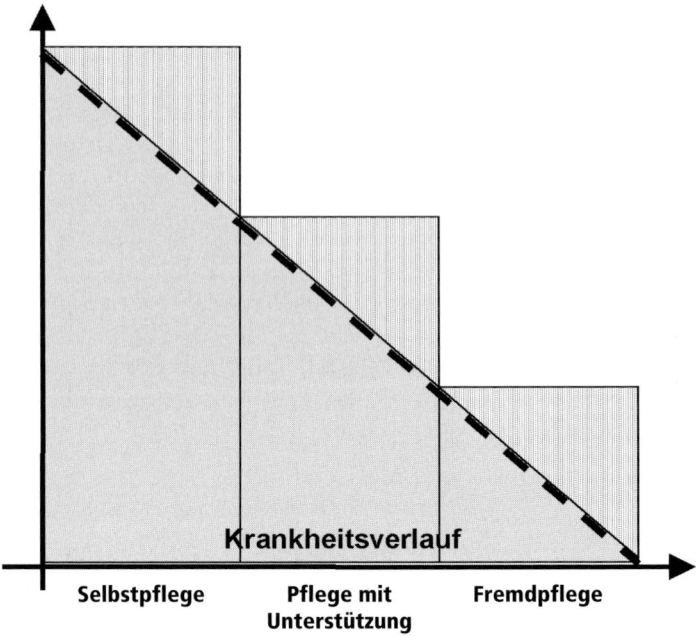

Krankheitsverlauf

Selbstpflege   **Pflege mit**   **Fremdpflege**
                     Unterstützung

Abbildung 3-2: Anpassung der Pflegeleistungen an den Abbauprozess

3.2 Tagesform bzw. Tagesschwankungen

Die Tagesform hinsichtlich der Fähigkeiten der Wahrnehmung und damit auch der Alltagsbewältigung schwankt bei Demenzkranken sehr stark. Eine biologisch-medizinische Erklärung für diese klassische Symptomatik der Demenzen vom Alzheimer Typ liegt m. W. gegenwärtig nicht vor.

Tageschwankungen im kognitiven und alltagspraktischen Bereich sind auch bei Nicht-Demenzkranken bekannt. Man spricht diesbezüglich auch von einer «guten oder schlechten Verfassung». Die Abweichungen hierbei halten sich jedoch in Grenzen. So wird man auch an einem Tag mit schlechter Tagesform wohl noch Auto fahren können.

In einer schwedischen Studie hingegen wurde bei Demenzkranken im Altenpflegeheim Tagesschwankungen im Bereich der Selbstpflege am Morgen mit einer Bandbreite von 30 bis 100 % ermittelt (Sandman et al., 1986) (siehe **Abb. 3-3**).

In Weiterbildungsveranstaltungen in Baden-Württemberg und in Nordrhein-Westfalen berichteten Pflegekräfte, dass Tagesformen auch unterschiedlich bei den Bewohnern beobachtet werden konnten. Folgende Verläufe wurden hierbei registriert: Tagesformen, die konstant den ganzen Tag über anhalten und Tagesformen, die im Laufe des Tages wechseln, wobei hierbei auch Unterschiede in der Häufigkeit des Wechsels der Tagesformen wahrgenommen wurden.

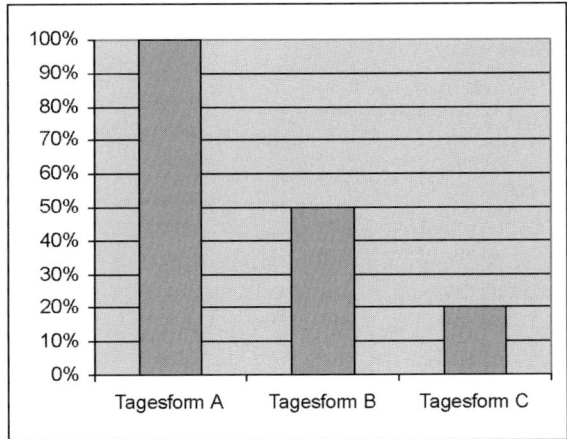

Abbildung 3-3: Schwankungen der Tagesform (Sandman et al., 1986)

Bezogen auf die Eigenleistungen der Bewohner und die Pflegeleistungen der Pflegekräfte können bei ein und demselben Bewohner im Laufe verschiedener Tage unterschiedliche Tagesformen festgestellt werden:

- anleitend-unterstützendes Pflegeverhalten (bei einer relativ guten Tagesform – Tagesform A, gemäß Abb. 3-3)
- teilweise kompensatorisches Pflegeverhalten (bei einer mittelgradig beeinträchtigten Tagesform – Tageform B, gemäß Abb. 3-3)
- vollständig kompensatorisches Pflegeverhalten (bei einer schlechten Tagesform – Tagesform C, gemäß Abb. 3-3).

Diese große Schwankungsbreite kann man sich praktisch anhand des morgendlichen Ankleidens vergegenwärtigen. Bei guter Tagesform («100 % Tag») vermag ein Demenzkranker beispielsweise sich die Unterwäsche nach Aufforderung allein anzuziehen. Bei einer mittleren Tagesform (vielleicht «50–60 %-Tagesform») ließe sich dies nur mit konkreter Hilfestellung realisieren. Bei einer ausgesprochen schlechten Tagesform (20–30 %) müsste die Pflegekraft dem Betroffenen die Unterwäsche vollständig anziehen, da dieser hiermit völlig überfordert wäre.

Die Feststellung der jeweiligen Tagesform erfordert einige Voraussetzungen:

- Die genaue Kenntnis des Verhaltensspektrums des Bewohners in seiner Gesamtheit. Diese lässt sich nur im Rahmen der Beziehungs- oder Gruppenpflege erwerben.
- Das Wissen um den Stand der Leistungsfähigkeit bedingt durch den krankheitsbedingten Abbauprozess.
- Das Wissen um die Eigenarten hinsichtlich der Schwankungsbreite und die Veränderungen der Tagesform im Verlaufe des Tages.

- Das Wissen um die konkreten Symptome, die den Ausprägungsgrad der jeweiligen Tagesform anzeigen.

Voraussetzung für die Einschätzung der jeweiligen Tagesform ist die Vertrautheit mit dem Bewohner aufgrund mindestens mehrwöchiger Erfahrung im Umgang mit ihm. Die Pflegekraft muss für ihre Diagnose der Tagesform nicht nur das optimale Leistungsvermögen der Demenzkranken, sondern auch die verschiedenen Abstufungen und die jeweiligen Verhaltenssymptome kennen.

Pflegekräfte in verschiedenen Einrichtungen der Altenhilfe in Baden-Württemberg und Nordrhein-Westfalen gaben folgende Verhaltensweisen und Reaktionen der Bewohner an, die für sie Indikatoren der jeweiligen Tagesform morgens bei der Pflege bildeten:

- Die Reaktion des demenzkranken Bewohners auf den Morgengruß der Pflegekraft: Das Reagieren des Demenzkranken auf diesen Gruß ist für viele Pflegekräfte der eindeutigste Hinweis auf die Tagesverfassung.
- Die Körperhaltung: in welcher Position (liegend, aufrecht sitzend) und in welcher Verfassung (schlaff, gespannt, gelöst).
- Atmung des Bewohners: ruhig, unregelmäßig, ventilierend
- Gesichtsausdruck: erkennend, verwirrt, geistesabwesend.

Praxistipp

Die Pflegekräfte berichteten auch, dass die Feststellung der Tagesform in der Regel innerhalb kürzester Zeit bei der Begrüßung und Vorbereitung der Morgenpflege geschieht.

Einen bedeutsamen Aufschluss bezüglich der Tagesform eines Bewohners enthalten auch die Berichte der Pflegemitarbeiter aus der vorhergehenden Schicht, die u. a. in den Übergabegesprächen vorgetragen werden.

3.3 Abweichungen vom Normalverhalten

Demenzkranke zeigen in der Regel ein recht beschränktes Spektrum an Verhaltensweisen und Reaktionen. Die Vorhersehbarkeit einer Reihe von Verhaltenselementen erleichtert die Pflege und den Umgang mit dieser Bewohnergruppe, denn Mitarbeiter können sich somit recht leicht auf die zu erwartenden Handlungen und Reaktionen einstellen.

Dieses Wissen um das durchschnittliche Verhaltensrepertoire eines Bewohners wiederum ist wichtig, um Abweichungen des Verhaltens, deren Ursachen meist in psychophysischen Belastungen (Akuterkrankung, Schmerz u. a.) liegen, überhaupt bemerken zu können (siehe hierzu auch Abschnitt 2.2.2.6).

Wie bereits weiter oben an verschiedenen Stellen beschrieben, leiden Demenzkranke auch an der Unfähigkeit zur Verbalisierung ihrer Empfindungen, Eindrücke und Zustände.

So können Demenzkranke sich nicht verbal ausdrücken über Schmerzen, Unwohlsein, Mattigkeit, Fieber, Angst und Hunger.

Ihre körperliche und seelische Befindlichkeit drücken sie nun zunehmend nonverbal durch ihr Verhaltens aus: Unruhe, Aggressivität, Flucht, Wandern, Schreien, Klagen.

Auch Willensäußerungen und Abneigungen können oft nicht mehr eindeutig verbalisiert werden. Sie werden dementsprechend nonverbal ausgedrückt.

Die Verhaltensabweichungen vom durchschnittlichen Normalverhalten Demenzkranker lassen sich wie folgt unterteilen:

- *Plus-Verhalten:* Vertraute Verhaltensweisen wie z. B. Wandern oder Klagen treten unvermittelt und unerklärlich verstärkt auf. Der Grad der Agitiertheit bzw. Unruhe hat stark zugenommen.
- *Minus-Verhalten:* Vertraute Verhaltensweisen treten unvermittelt und auch unerklärlich vermindert oder gar nicht mehr auf.
- *Neu-Verhalten:* Bisher nicht beobachtete Verhaltensweisen oder Äußerungen werden bei den Demenzkranken beobachtet (Ventilieren, Stöhnen u. a.).

Anhand konkreter Beispiele aus den Heimen wird dieser Sachverhalt beschrieben:

Verweigerung der Nahrungsaufnahme (Minus-Verhalten)
Es wurde von Bewohnern berichtet, die ohne erklärlichen Grund nicht mehr essen wollten.

Als Gründe hierfür wurden u. a. Zahnschmerzen, Schwierigkeiten mit der Zahnprothese und Übelkeit ermittelt.

Sehr starke Agitiertheit (Plus-Verhalten)
In einem Beitrag in einer Fachzeitschrift wurde von erhöhter Agitiertheit u. a. in Gestalt eines verstärkten Bewegungsdranges und zunehmender Lautäußerungen berichtet. Die Untersuchungen bei den Demenzkranken ergaben, dass Harnwegsinfekte der Grund für die Schmerzen waren, die in der gesteigerten Unruhe ausgedrückt wurden.

Abwehr von Berührungen (Neu-Verhalten)
Demenzkranke Bewohner wehrten bisher vertraute Berührungen bei der Pflege ab.

Es wurde ermittelt, dass Schmerzen in bestimmten Körperpartien die Ursache für dieses Abwehrverhalten darstellten.

Apathie (Minus-Verhalten)
Es wurde von plötzlichem Rückzugsverhalten und Apathie bei Bewohnern berichtet, die sonst relativ umtriebig auf den Stationen erlebt wurden. Bei diesen Bewohnern wurden fiebrige Infekte als Ursache für diese Verhaltensminderung festgestellt.

All diese Beispiele zeigen, dass Verhaltensabweichungen auch durch organisch-physiologische Ursachen bedingt sein können.

So wie bei der Diagnose hinsichtlich einer primären Demenz (siehe Abschnitt 2.1.2) erst das Vorliegen einer sekundären Demenz ausgeschlossen werden muss, gilt es bei unerklärlich abweichendem Verhalten abzuklären, ob nicht eine organisch-physiologische Beeinträchtigung (Schmerzen, Infekt, Akuterkrankung u. a.) die Ursache dieses Verhaltens darstellen könnte.

> **Praxistipp**
>
> Bei veränderten Verhaltensweisen ist darauf zu achten, dass die Ursachen neben umweltbedingten Faktoren (z. B. laute Radiomusik) auch physiologischer Art (Infekt, Schmerzzustand) sein können. Diese Gründe gilt es vor einer eventuellen medikamentösen Beruhigung abzuklären (z. B. Blut- oder Harnuntersuchung).

3.4 Veränderungen der Pflegekräfte

In den vorhergehenden Abschnitten dieses Kapitels wurde ausschließlich die Wahrnehmung des Demenzkranken aus der Sicht der Pflegekräfte thematisiert.

In diesem Abschnitt werden die Erfahrungen von Pflegekräften wiedergegeben, die beobachtet haben, wie feinfühlig und genau Demenzkranke ihre Pflegekräfte wahrnehmen.

Es muss darauf hingewiesen werden, dass bei Demenzkranken vom Alzheimer Typ der Abbau der geistigen Leistungsfähigkeit ständig fortschreitet. Die emotionalen und sozialen Kompetenzen hingegen bleiben relativ stabil. Die so genannten «Antennen» für die zwischenmenschlichen Beziehungen sind im mittelschweren und schweren Stadium der Erkrankung noch recht gut erhalten geblieben und ermöglichen es den Demenzkranken, die Beziehungsaspekte der Kommunikation deutlich wahrzunehmen.

So kann die auf den ersten Blick paradoxe Situation erklärt werden, dass Demenzkranke häufig nicht mehr den Inhalt einer Aussage verstehen, aber immer noch in der Lage sind, die gefühlsmäßigen Elemente einer Botschaft (z. B. freundlich, gleichgültig oder eventuell auch abweisend) zu erkennen und entsprechend zu reagieren.

Erklärt werden kann diese Ungleichmäßigkeit im Abbau der Kompetenzen mit der These, dass unterschiedliche Areale des Gehirns für das Fühlen und Denken zuständig sind. Bereiche für das Gedächtnis und Denken sind eher von dem Abbau betroffen als die Hirnbereiche, in denen die Gefühlsdimensionen lokalisiert sind (siehe **Abb. 3-4**).

Im Folgenden werden Erfahrungen und Beobachtungen aus den Heimen angeführt, die das vielschichtige Spektrum an Wahrnehmungsfähigkeit und das Gespür für gestörte und negative Beziehungen verdeutlichen.

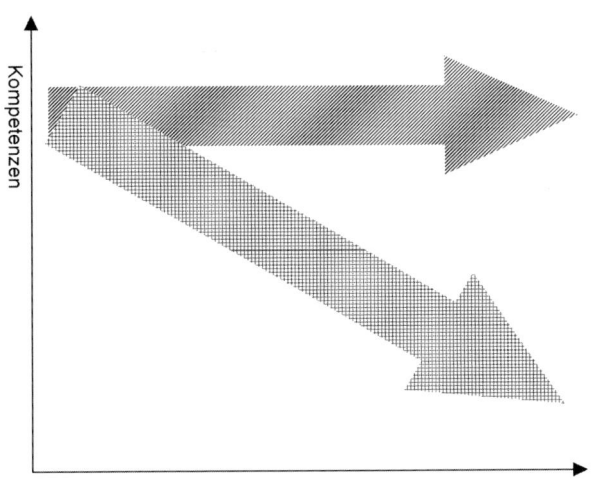

Krankheitsverlauf

Abbildung 3-4: Stabilität emotionaler Kompetenzen gegenüber dem kognitiven Abbau

Das Erkennen
Demenzkranke lernen ihre Pflegekräfte und besonders ihre Bezugspflegekräfte trotz der krankheitsbedingten geistigen Einbußen genau kennen. So sind sie in der Lage, ihre Pflegekraft nach deren mehrwöchigem Urlaub wieder zu erkennen und freudig zu begrüßen. Sie können somit ihre Bezugspflegekraft von den anderen Pflegekräften unterscheiden bzw. haben sie in der Zwischenzeit nicht vergessen.

Das Gespür für die emotionalen Befindlichkeiten der Pflegekräfte
Demenzkranke spüren Veränderungen und Schwankungen im Gemüt der Pflegekräfte und sprechen sie diesbezüglich auch an. Beispiel: «Haben Sie heute Kopfschmerzen?»

Stress, Hektik und Unfreundlichkeiten
Demenzkranke nehmen Stress, Hektik und auch Unfreundlichkeiten wahr und beziehen das Verhalten auf sich. Beispiel: «Was habe ich falsch gemacht, dass Sie heute so unfreundlich sind?» Sie werden sehr schnell unsicher, verängstigt und geraten aus der Fassung (Weinen u. a.) in dieser Situation, da sie sich oft für die Unfreundlichkeit der Pflegekraft selbst verantwortlich machen (siehe hierzu auch Abschnitt 3.3).

Es ist wiederholt beobachtet worden, dass Demenzkranke mit verbalen und tätlichen Aggressionen auf Stress, Hektik und Unfreundlichkeiten reagieren. Dieser Sachverhalt konnte bereits durch eine Erhebung in einem Altenpflegeheim zusätzlich belegt werden. Es zeigte sich, dass ein unpersönlicher Kommunikations- und Pflegestil bei den Bewohnern zu erhöhter Aggression führte (Cohen Mansfield et al., 1992 a).

Beobachtungsgabe
Demenzkranke nehmen Veränderungen im Äußeren ihrer Pflegekräfte wahr und weisen sie darauf hin. Beispiel: Eine Pflegekraft hatte ihre Bluse falsch geknöpft. Dies wurde von der Bewohnerin bemerkt und entsprechend kommentiert.

Die Aufnahme- und Verarbeitungsfähigkeit Demenzkranker im mittleren und schweren Stadium der Erkrankung ist durch den Abbau des geistigen Vermögens und durch relative Stabilität im emotional-sensitiven Bereich gekennzeichnet.

Praxistipp

Für den Umgang mit den Demenzkranken hat dies zur Konsequenz, dass in der Kommunikation besondere Aufmerksamkeit auf die emotional-sensitiven Aspekte oder auch Beziehungsaspekte gelegt werden muss.
Es kann gefordert werden, dass ein gleichgültiger und abweisender Umgangston vermieden werden sollte.

Erkenntnis

Auch Demenzkranke sind noch zu Lern- und damit auch Gedächtnisleistungen fähig. Eingeschränkt werden muss diese Aussage dahingehend, dass ihre Aufnahmefähigkeit bezüglich neuer Eindrücke u. a. auf Personen, Räumlichkeiten und Tagesstrukturierungselementen begrenzt ist, also auf ganz konkrete und alltagspraktische Gegebenheiten ihrer Lebenswelt.

3.5 Demenzkranke und ihre Mitbewohner

Demenzkranke verbringen nach einer Erhebung aus den Niederlanden die meiste Tageszeit allein. Einen nicht unbeträchtlichen Teil des Tages haben sie jedoch Kontakt zu ihren Mitbewohnern, wobei diese wiederum überwiegend selbst Demenzkranke sind (Moore et al., 1999).
Verschiedene Untersuchungen und Beobachtungen in den Heimen haben ergeben, dass Demenzkranke untereinander die besten Kontakte pflegen und relativ wenig Schwierigkeiten im Umgang miteinander haben.
Im Folgenden werden Beispiele für die sozialen und emotionalen Fähigkeiten Demenzkranker im Umgang miteinander angeführt.

Gespräche Demenzkranker
Oft wird in den Einrichtungen beobachtet, wie eingehend und einfühlsam Demenzkranke sich miteinander unterhalten. Hört man genau zu, so lässt sich oft feststellen,

dass es im herkömmlichen Sinne keine eigentlichen Gespräche sind. Es fehlt nämlich der logische Aufbau im Sinne eines sprachlichen Aufeinandereingehens (Rede – Gegenrede usw.). Diese Gespräche lassen sich eher als wechselseitige Monologe ohne Bezug auf die Vorrede bezeichnen.

Demenzkranke versuchen trotz eines geringen Sprach- und Verständnisvermögens die Formen des vertrauten Konversationsstiles beizubehalten. So werden die Umgangsformen der Gesprächsführung (Mimik, Gestik) aufrecht erhalten, obwohl die tiefere Ebene des geistigen Verstehens bereits verloren gegangen ist.

Es hat den Eindruck, dass sich die Gesprächsteilnehmer eher auf der sozialen und emotionalen Ebene gegenseitig stärken. Sie verstehen den Inhalt des Gegenübers nicht, nehmen aber den freundlichen Tonfall wahr und reagieren entsprechend.

Es wurde mehrfach beobachtet, dass die Betroffenen Zufriedenheit und psychische Bestätigung aus diesen «Gesprächen» schöpfen können.

Gemeinsames Wandern
Das gemeinsame Wandern im Wohnbereich ist ein häufig anzutreffendes Verhalten. Zwar wandern Demenzkranke meist allein, doch es werden auch oft Zweiergruppen, teils im Gespräch vertieft und manchmal auch Hände haltend bemerkt.

Das gemeinsame Wandern wird meist als recht entspannend und gelöst wahrgenommen.

Hilfe bei den Mahlzeiten
Auch von gegenseitiger Hilfestellung z. B. bei den Mahlzeiten wird berichtet. Hierbei hilft zumeist eine Bewohnerin mit noch vorhandenen Kompetenzen für die selbständige Nahrungsaufnahme einer in diesem Bereich auf Hilfestellung angewiesenen Bewohnerin, indem sie ihr die Nahrung zuführt.

Beruhigung der Mitbewohner
Es wird aus den Heimen auch wiederholt berichtet, dass Demenzkranke beruhigend auf ihre verängstigten oder aufgeregten Mitbewohner einwirken. Dies geschieht teils verbal oder durch Berührungen (Streicheln, in den Arm nehmen u. a.).

Dieses Beruhigen geschieht zumeist sehr einfühlsam und taktvoll und erzielt oft auch eine entsprechende Reaktion bei dem Gegenüber.

Diese Beispiele zeigen positive Effekte im Umgang Demenzkranker miteinander. Es bedarf in diesem Zusammenhang jedoch des Hinweises, dass Demenzkranke im täglichen Zusammenleben Schwierigkeiten und Probleme miteinander haben, die sie oft allein nicht bewältigen können.

An zwei Verhaltensweisen wird dieser Sachverhalt dargestellt.

Revierkonflikte
Auseinandersetzungen, die bis zu Handgreiflichkeiten führen können, treten bei Demenzkranken im Umgang miteinander häufig bei so genannten Revierkonflikten auf.

Ein klassisches Beispiel hierfür: zwei Bewohner steuern einen begehrten Sitzplatz im Gemeinschaftsbereich an (bequemer Sessel am Fenster) und können sich nicht einigen, wer diesen Platz nun einnehmen darf.

Oder: Jemand sitzt bereits in dem begehrten Sessel und wird von dem hinzu gekommenen Bewohner eindringlich und unter Drohungen zum Aufstehen und Platzmachen aufgefordert.

Es wird auch berichtet, dass sich Demenzkranke in ein fremdes Bett legen oder sich manchmal zu einem Mitbewohner ins Bett legen wollen.

Dominieren

Die weiter oben angeführten Beispiele *gemeinsam Wandern* und *Hilfe bei den Mahlzeiten* werden manchmal bei fehlendem gegenseitigen Einvernehmen als äußerst schwierig erlebt. Beispiel: Ein Demenzkranker mit dominantem Auftreten zwingt Mitbewohner teils mit Handgreiflichkeiten regelrecht zum Mitmachen.

Beobachtet wurde diesbezüglich, dass eine Bewohnerin aus ihrem Stuhl gezogen wird und beim Wandern an der Hand festgehalten mitgenommen wird. Oder dass einer Bewohnerin, die keinen Appetit mehr hat, das Essen geradezu aufgedrängt wird.

Diese Verhaltensweisen Demenzkranker im Sozialverhalten deuten auf persönliche Eigenschaften hin, die sich im Verlauf der Erkrankung zuspitzen können. Dominantes Auftreten, Extrovertiertheit und Formen übertriebener Fürsorglichkeit können das Miteinander stark belasten, wenn den Bewohnern mit diesen Verhaltenseigenschaften die Fähigkeit zur Selbstwahrnehmung und damit auch Selbstkontrolle verloren geht. Die beeinträchtigten Mitbewohner wiederum besitzen nicht mehr die erforderlichen Kompetenzen zur Konfliktvermeidung und können sich meist nicht mehr gegen dieses Verhalten zur Wehr setzen.

Praxistipp

Zu einem demenzspezifischen Milieu gehört immer die Präsenz von Mitarbeitern, die im Falle eines Konfliktes angemessen eingreifen können. Besser wäre noch, im Sinne einer Prävention den Konflikt bereits im Vorfeld seines Entstehens zu verhindern.

3.6 Zusammenfassung und Empfehlungen

Das aufmerksame Beobachten und Registrieren der Demenzkranken ist ein außerordentlich wichtiger Aspekt der Pflege und Betreuung, denn es gilt zu berücksichtigen:

1. Demenzkranke im fortgeschrittenen Stadium sind aufgrund der hirnphysiologischen Abbauprozesse bereits auf einem Niveau der Hilflosigkeit und Abhängigkeit, das ein verstärktes Mitgehen und Begleiten erforderlich macht. Dieses Begleiten

drückt sich in einem erweiterten Konzept von aktivem und eingreifendem Wahrnehmen aus: dem Dreierschritt «*Beobachten* → *Analysieren* → *Intervenieren*». Wenn sich z. B. ein Bewohner in einer Zeitverschränkung verhakt hat und verzweifelt die Mutter sucht, dann ist immer sofort eine den Konflikt lösende Intervention erforderlich.

2. Eine nicht zu unterschätzende Anforderung stellt auch die zunehmende Sprachlosigkeit der Demenzkranken dar. Wenn sie nicht mehr aussprechen können, was sie belastet oder schmerzt, dann ist pflegerische Kompetenz und Erfahrung gefordert, um die Signale der Körpersprache richtig zu deuten und entsprechende Schritte einzuleiten. Die wachsende Nonverbalität der Betroffenen stellt eine zunehmende Erschwernis beim Erfassen und Erkennen der konkreten Bedürfnisse, Probleme und Konfliktlagen dar.

3. Demenzkranke sind beträchtlichen Schwankungen ihrer Tagesform hinsichtlich der Bewältigung alltagsbezogener Tätigkeiten ausgesetzt. Für die tägliche Pflege bedeutet dies, die Pflegehandlungen immer an das augenblickliche Leistungsvermögen der Bewohner anzupassen (Konzeption der Ergänzungspflege). Die richtige Einschätzung der Tagesform vor der Pflege besitzt somit einen bedeutsamen Stellenwert. Sie entscheidet darüber, ob der zu Pflegende angemessen oder fehlerhaft im Sinne der Über- oder Unterforderung betreut wird.

4. Verhaltensveränderungen bei Demenzkranken im Bereich des noch vorhandenen Leistungsvermögens können bis zu drei verschiedene Ursachen besitzen: «Abbauprozess – Tagesform – körperliche oder seelische Beeinträchtigung (Akuterkrankung u. a.)». Somit gilt es bei der Beobachtung der Bewohner stets auf die Komponenten «stetiger Abbau» als konstanten Faktor, «Tagesform» als flexiblen Faktor und «körperliche und/oder seelische Beeinträchtigung» als externen Faktor zu achten.

5. Demenzkranke sind trotz ihrer geistigen Einschränkungen zu differenzierten Wahrnehmungen der sie versorgenden Pflegekräfte fähig. Sie spüren die Einstellungen und Befindlichkeiten ihrer Kommunikationspartner. Diese Wahrnehmungen gilt es zu berücksichtigen.

Praxistipp

Empfehlungen
Der Abbauprozess und die Tagesschwankungen sind als demenzspezifische Gegebenheiten hinzunehmen, auf die auch Pflegekräfte keinen Einfluss haben. Diesen Sachverhalt zu akzeptieren, ist eine Grundvoraussetzung für einen ruhigen und gelassenen Umgang mit den Demenzkranken.

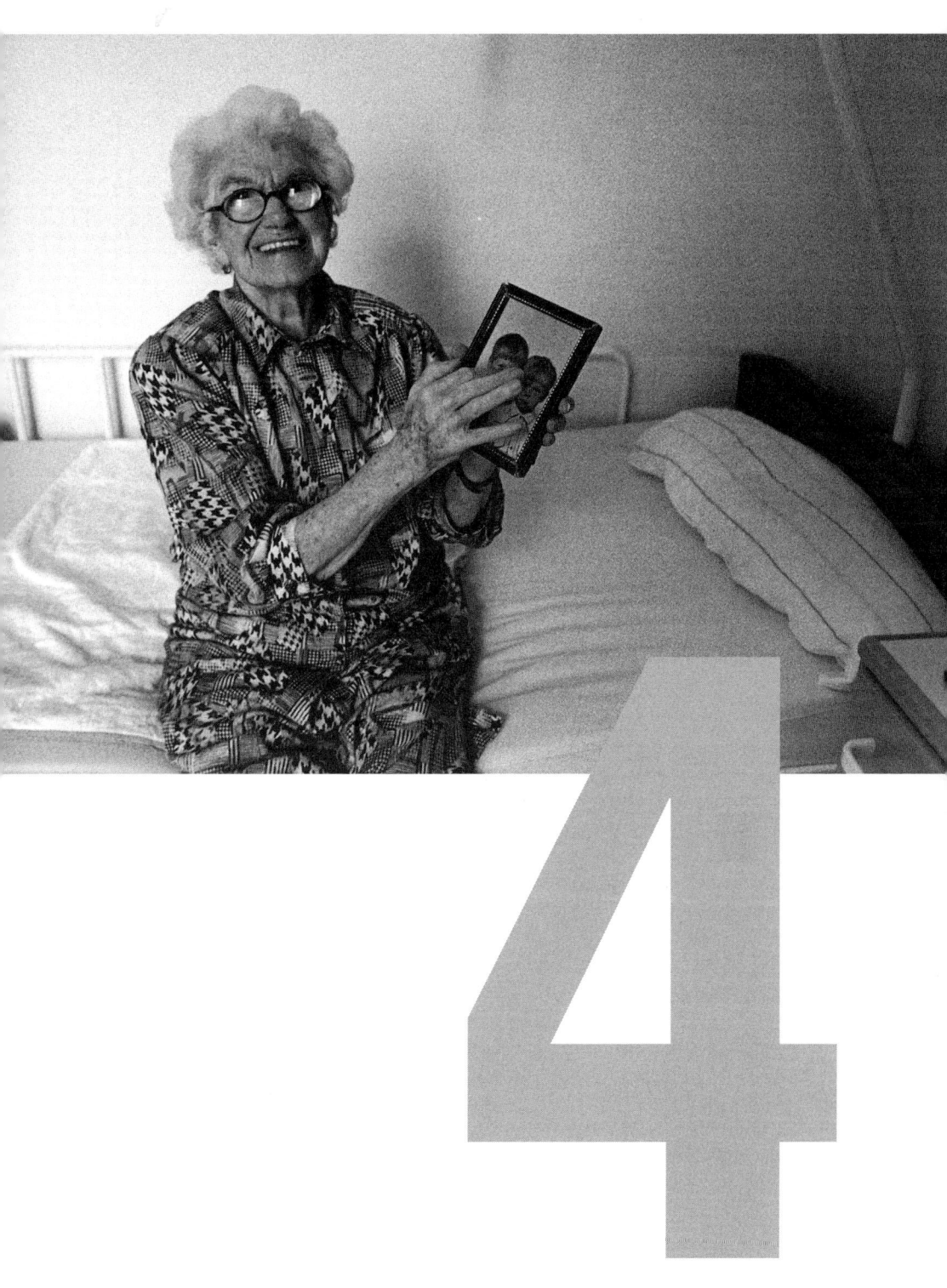

4

4. Selbstwahrnehmung

Es wurde bereits darauf hingewiesen, dass Demenzkranke noch über die Fähigkeit zur Wahrnehmung der Pflegekräfte in ihrer jeweiligen Befindlichkeit verfügen (siehe Abschnitt 3.4). Sie spüren den Stress und die Hektik bei ihren Interaktionspartnern und reagieren entsprechend mit Abwehr, Flucht oder Pflegeverweigerung. Sie spüren andererseits auch genau die Wärme, Freundlichkeit und das Einfühlungsvermögen der sie pflegenden Mitarbeiter.

Für Pflegekräfte und andere Betreuungspersonen stellt sich in diesem Kontext somit eine neue Aufgabe. Es gilt nicht nur die *Bewohner*, sondern nun auch *sich selbst* zu beobachten und auf die Wirkung der eigenen Person auf die Demenzkranken genau zu achten.

Im folgenden Kapitel geht es vorrangig um die Aspekte, die die Kommunikation mit den Demenzkranken beeinträchtigen bzw. erschweren. Diese Faktoren sind den Betroffenen oft gar nicht im Alltag des Pflegens und Betreuens bewusst, sie besitzen jedoch einen großen Einfluss auf die Betroffenen und bedürfen daher der eingehenden Darstellung und Erläuterung.

Für Pflegekräfte ist es von großer Bedeutung, sich zu vergewissern, dass der Wohnbereich für sie Arbeitsplatz und berufliches Tätigkeitsfeld, jedoch nur einen Teilbereich ihres Lebens darstellt.

Für Demenzkranke hingegen ist der Wohnbereich die eigene Lebenswelt, der Raum für alle ihre Lebensäußerungen, Lebensmittelpunkt und Heimat in einem.

Diese Feststellung mag banal und trivial sein, sie deutet jedoch auch auf einige wesentliche Strukturelemente hin:

- *Zwei Sinnzusammenhänge:* Pflegekräfte arbeiten und Demenzkranke leben auf Station, wobei die Arbeit der Pflegekräfte erst das Leben und die Lebensqualität der Bewohner ermöglicht.
- *Zwei Geschwindigkeiten:* «Zeitkorridore» und der damit verbundene Arbeitsdruck laufen mit der eigenweltlichen Lebensgestaltung der Bewohner parallel.
- *Zwei Gestaltungsweisen:* Pflegekräfte strukturieren, organisieren und gestalten die Lebenswelt, während die Bewohner die Empfänger dieser Leistungen sind.
- *Zwei Perspektiven:* Arbeitsplatz, vielleicht nur begrenzt und mittelfristig für die einen und letzte Lebenswelt und Heimat für die anderen.

Die Vergegenwärtigung, dass sich im Heim Arbeitswelt und Lebenswelt überschneiden, kann wiederum der erste Schritt für ein bewusstes Einfühlen in die Lebenssituation des Bewohners bedeuten.

Im Folgenden werden einzelne Faktoren der Selbstwahrnehmung und Regulationsmechanismen in den Heimen dargestellt.

4.1 Das eigene Stressniveau

Die Pflege in den stationären Einrichtungen ist in manchen Situationen wie bei unterdurchschnittlicher Personalbesetzung (aufgrund von Krankmeldungen etc.) oder unvorhergesehenen Mehrarbeiten (z. B. von Akuterkrankungen mehrerer Bewohner) von Hektik und Überstress geprägt. Pflegekräfte spüren diese Überforderungssymptome sowohl physiologisch als auch psychisch. Sie spüren auch, dass sie in diesen Situationen zu ruhigen und gelassenen Interaktionen mit Bewohnern nicht mehr in der Lage sind. Denn aufgrund ihrer Anspannung und Hektik ist ihr Wahrnehmungs- und Reaktionsvermögen bezogen auf die zwischenmenschliche Sensibilität stark beeinträchtigt.

Im übertragenen Sinne hat man in diesem Zustand das Empfinden, im 5. Gang auf der Überholspur zu rasen.

In diesem Zustand sind Pflegekräfte in der Regel für Demenzkranke nicht mehr kommunikationsfähig. Denn Hektik und Stress werden von den Bewohnern aufgrund der noch gut erhaltenen psychosozialen Sensibilität sofort wahrgenommen und als Bedrohung und Belastung empfunden. Sie reagieren darauf mit Abwehrverhalten, Flucht und Aggressivität. Dass Hektik und Stress zum Alltag der Pflegekräfte in den Heimen gehört, haben eine Reihe von Untersuchungen und Erhebungen in den letzten Jahren ergeben (Zimber et al., 1999).

Abbildung 4-1 veranschaulicht diese Überforderungssymptomatik in der Form, dass die Pflegekraft in dieser Situation als überwältigende und nicht kontrollierbare Kraft und Instanz erlebt wird, die bei den Betroffenen Angst und Furcht auslöst.

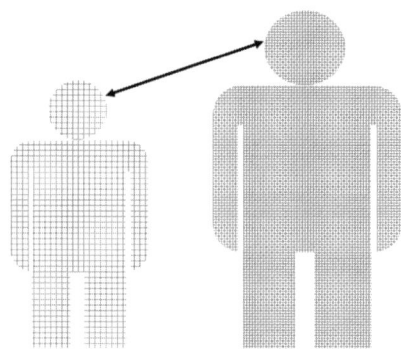

Abbildung 4-1: Auswirkung der Hektik der Pflegekraft auf den Demenzkranken

Pflegekräfte sollten in diesem Zustand spüren, dass die Hektik und der Über-Stress in dreifacher Hinsicht negative Folgen verursachen:

* Stress beeinträchtigt als Dauerzustand die eigene Gesundheit.
* Hektik verursacht bei den Bewohnern Abwehrverhalten, Angst und Furcht.
* Die hierdurch gestörten Interaktionen in der Pflege und Betreuung (Pflegeverweigerung u. a.) erhöht wiederum bei der Pflegekraft die Frustration, da sie diese Reaktionen als Misserfolgserlebnisse wahrnimmt und verarbeitet.

Erkenntnis

Die Wahrnehmung der eigenen physiologischen und psychischen Befindlichkeit stellt ein wesentliches Kernelement des kommunikativen Prozesses dar.

Die für die Demenzkranken eingeforderte Sensibilität und das dazu erforderliche Beobachtungsvermögen gilt somit auch für den eigenen Zustand, die eigene Tagesform und das eigene Bewältigungsvermögen der Pflegekraft.

Selbstwahrnehmung in der Pflege und Betreuung ist der entscheidende Schritt zur reflektierten Pflege. Der Pflege, die ihre eigenen Interventionsschritte ständig hinsichtlich ihrer Auswirkungen auf den zu Pflegenden überprüft und gegebenenfalls verändert (Rückkoppelung).

Selbstwahrnehmung im Umgang mit Demenzkranken bedeutet sich ganz konkret zu fragen:

* Bin ich ruhig genug, um einen bestimmten Bewohner pflegen und betreuen zu können?
* Bin ich mit eigenen Schwierigkeiten und Problemen derart belastet, dass ich zu einer freundlichen und Vertrauen einflössenden Kommunikation mit dem Bewohner nicht fähig bin?
* Habe ich Vorbehalte dem Bewohner gegenüber, die mir die Pflege und Betreuung erschwert oder gar unmöglich macht?

Falls die ersten beiden Fragen verneint und die dritte Frage bejaht werden sollten, ist es angezeigt, nach Lösungen in diesem Bereich zu suchen. Denn die hier angeführten Konfliktpotenziale machen in der Regel eine angemessene Pflege und Betreuung unmöglich.

Praxistipp

Für die Demenzpflege ist es immer erforderlich, sich über die eigene Befindlichkeit (Hektik u. a.) und die Einstellung zum Bewohner (Antipathie u. a.) bewusst zu werden.

Im Folgenden werden konkrete Vorgehensweisen aus dem Alltag der Heime angeführt mit dem Ziel, Hinweise und Anregungen für den Umgang mit den Interaktionsproblemen für die Pflegekräfte vermitteln zu können.

4.2 Regulieren des Stressniveaus

Pflegekräften wird besonders in Schichten mit reduzierter Personalbesetzung bewusst, dass sie angesichts des hohen Arbeitsaufkommens in Phasen der Hektik und des Über-Stresses geraten.

In diesen Phasen wiederum sind sie mit dem Problem konfrontiert, sich einigermaßen in den Griff zu bekommen, um das erforderliche Ausmaß an Ruhe für die Pflege Demenzkranker zu erlangen.

In **Abbildung 4-2** ist die anzustrebende Befindlichkeit dargestellt: Pflegekraft und Bewohner besitzen ungefähr das gleiche Ausmaß an Ruhe und Gelassenheit. Dies drückt einen Idealzustand aus, der selten erreicht wird, denn meist ist die Pflegekraft angesichts des hohen Arbeitsaufwandes um einiges unruhiger als der Bewohner.

In der Regel reicht es jedoch meist völlig aus, wenn die Pflegekraft ihre eigene «Geschwindigkeit um einige Stufen abbremst», so dass sie von den Demenzkranken bewältigt werden kann.

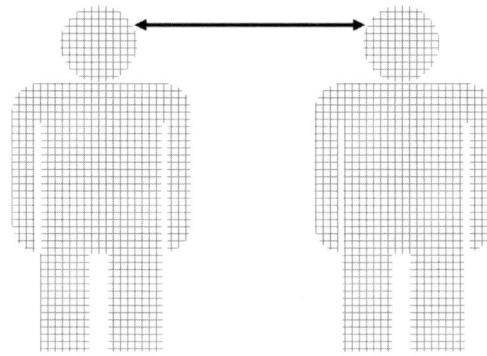

Abbildung 4-2: Stressniveau und eigene Hektik an das Belastungsniveau des Bewohners anpassen

Folgende Strategien zur Verminderung der Hektik sind in den Heimen von den Pflegekräften entwickelt und nach eigenen Aussagen erfolgreich gewendet worden:

4.2.1 Aus dem Pflegekontext heraustreten

Pflegekräfte haben die Erfahrung gemacht, dass Hektik durch relativ kurzfristiges Heraustreten aus der Pflegewelt eine oft beruhigende Wirkung erzielt.

Als konkrete Beispiele wurden hierbei genannt:

- auf den Balkon oder die Veranda treten und kurz die Umgebung beobachten
- kurz vor die Haustür treten
- das Fenster öffnen und herausschauen.

Die Wirkungen dieser Regulationsversuche wurden wie folgt geschildert: Das kurzfristige Heraustreten aus der Pflege wird als Abstand nehmen und sich sammeln empfunden. Das Gefühl, im Freien an der frischen Luft zu sein, erhöht diesen Effekt. Erfahrungsgemäß vermindert sich die Anspannung deutlich. Dieser Effekt würde in geschlossenen Räumen in diesem Ausmaß nicht eintreten.

4.2.2 Selbstregulation

Es wird berichtet, dass in Hektik geratene Pflegekräfte sich selbst beruhigen, bevor sie zu Demenzkranken ins Zimmer gehen. Es ist ihnen bewusst, dass sie in dem Zustand der Hektik nicht den Bewohnern gegenüber treten können. Sie versuchen daher, durch folgende Vorgehensweisen den Stress etwas zu mindern:

- Augen schließen und durchatmen
- tief Luft holen und Augen schließen
- stehen bleiben und bis 10 zählen
- Selbstgespräche führen.

Diese Beruhigungsstrategien enthalten Elemente der Autosuggestion: Die Selbstbeeinflussung führt zur Minderung des erlebten Stress-Niveaus. Pflegekräfte machen dabei die Erfahrung, dass das Ausmaß an Hektik spürbar reduziert werden kann.

4.2.3 Beruhigung durch Essen und Rauchen

Eine Reihe von Pflegekräften berichteten, dass sie sich durch Essen oder Rauchen ausreichend beruhigen konnten. Dabei genügte es oft schon, Süßigkeiten (Schokolade u. a.) zu sich zu nehmen. Beim Rauchen reichten bereits einige Züge aus, um wieder etwas ruhiger zu werden.

Beide Vorgehensweisen sind von den Pflegekräften als wirksame Methoden zur Herbeiführung des psychophysischen Gleichgewichtes erlebt worden.

4.2.4 Tätigkeitswechsel

Eine weitere Strategie zur eigenen Beruhigung besteht in einem kurzfristigen Tätigkeitswechsel während der Arbeit. Folgende Vorgehensweisen sind hierbei genannt worden:

- in der Stationsküche Brote für die Bewohner schmieren und belegen
- Ordnen und Einräumen von Pflegeutensilien und Wäsche
- Gänge zur Verwaltung oder zur Pforte (Unterlagen oder Post abholen u. a.).

Der Wechsel von der Pflege hin zu vorwiegend hauswirtschaftlichen und organisatorischen Tätigkeiten wird als äußerst beruhigend beschrieben. Geschildert wurde u. a., dass beim Brote schmieren der ganze Stress von einem abfällt und man geradezu in einen meditativen Zustand gerät, der die ganze Hektik vergessen lässt. Auch die Wege zur Verwaltung oder zur Pforte werden manchmal als Heraustreten aus dem Pflegestress mit beruhigender Wirkung beschrieben.

4.2.5 Gespräche mit den Kollegen

Eine entlastende und damit auch beruhigende Wirkung erzielen auch kurze Gespräche unter Kollegen während der Arbeit. Wenn man sich z. B. auf dem Flur, im Pflegestützpunkt oder im Gemeinschaftsraum trifft, besteht oft Gelegenheit, im Gespräch regelrecht «Dampf abzulassen». Indem einem zugehört wird und man Bestärkung erhält in seiner Einschätzung (z. B. «ein stressiger Tag heute»), erlebt die Pflegekraft Unterstützung und Zuspruch und empfindet entsprechend dem Motto «geteiltes Leid ist halbes Leid» ihre gegenwärtige Lage als nicht mehr allzu dramatisch.

4.3 Rahmenbedingungen

Die hier aus der Praxis angeführten Beruhigungsstrategien sollten in das Leitbild und Pflegekonzept der Einrichtung aufgenommen werden.

Untersuchungen und Erhebungen in den Heimen haben ergeben, dass Spannungen und Konflikte in den Pflegeteams u. a. aufgrund unterschiedlicher Vorstellungen über eine angemessene Pflege und Betreuung existieren. Hinzu kommt der Sachverhalt, dass sich in vielen Pflegegruppen die durch die Pflegeversicherung betonte Unterscheidung zwischen Pflegefachkraft und Pflegehilfskraft negativ auf das Gemeinschafts- und Solidarempfinden auswirkt. Sozial stabilisierende Faktoren sollten in den Heimen insgesamt stärker Berücksichtigung finden.

4.3.1 Kollektivierung: Billigung durch Kollegen

Um Missverständnissen, möglichen Unterstellungen und Verdächtigungen seitens der Kollegen vorzubeugen, scheint es im Regelfall angebracht zu sein, mit den Kollegen über die verwendeten Beruhigungsstrategien und ihre Auswirkungen zu reden.

Hierdurch kann mehr Verständnis für die jeweilige Strategie seitens der Kollegen erzielt werden. Es gilt klar zu stellen, dass hier beispielsweise keine Pausen auf Kosten der Kollegen gemacht , sondern gezielte Beruhigungsstrategien zur Wiederherstellung des körperlichen und seelischen Gleichgewichtes angewendet werden.

Diese Rückversicherung auf der informellen Ebene des Pflegeteams setzt wiederum ein bestimmtes Maß an Offenheit, gegenseitigem Verständnis und Kollegialität voraus.

4.3.2 Akzeptanz: formale Anerkennung

Neben den unmittelbaren Kollegen sollten möglichst auch die Vorgesetzten und Mitarbeiter der anderen Bereiche (Hauswirtschaft, Verwaltung) über den Einsatz und die Bedeutung der Beruhigungsstrategien in Kenntnis gesetzt werden, um möglichen Missverständnissen und Verdächtigungen vorbeugen zu können.

Andernfalls könnten leicht Probleme auftreten, wenn man zum Beispiel bei diesen Versuchen der Beruhigung von Vorgesetzten überrascht wird, die dieses Verhalten als befremdlich oder für die Arbeit als nicht förderlich empfinden könnten.

4.3.3 Rückkoppelung: gegenseitige Unterstützung

Grundvoraussetzungen für die Akzeptanz individueller Beruhigungsstrategien ist ein sensibler und taktvoller Umgang miteinander bei der Arbeit.

Nicht schablonenhafte Rollendarstellung (die «perfekte Pflegekraft» oder die «dynamische Persönlichkeit ohne jedwede Schwäche») sollten die Interaktionen bestimmen, sondern ein kollegiales Miteinander, das auf gegenseitigem Vertrauen und Wertschätzung beruht.

Es muss in diesem Zusammenhang ausdrücklich darauf hingewiesen werden, dass es sich bei der Pflegetätigkeit in der stationären Altenhilfe um eine physisch und auch psychisch stark belastende Tätigkeit handelt, die die Mitarbeiter oft an die Grenzen ihres Leistungs- und Verarbeitungsvermögens führt.

4.3.4 Gruppenempfinden: Angleichung und Gemeinsamkeiten

Aus der Sozialpsychologie und Gruppenforschung liegen bereits eine Reihe von Erkenntnissen und Erfahrungen vor, welche die Bedeutung und den Einfluss von Gemeinschaftselementen für die Wahrnehmung und Bewältigung von Arbeitsbelastungen belegen.

Je stärker der Zusammenhalt, umso engagierter ist der Einsatz der Mitarbeiter, denn das Gemeinschaftsbewusstsein bildet eine zusätzliche Motivation und ist gleichzeitig ein Bestärkungs- und Stabilisierungselement.

Je größer das Maß an gemeinsamen Einstellungen, Perspektiven und Zielen in einer Arbeitsgruppe ist, desto stärker ist der Grad der gegenseitigen Identifizierung mit den Anliegen der anderen.

Ein vorrangiges Ziel dieser Anpassungsprozesse in der Gruppe der Pflegenden besteht auch in der Steigerung der Verhaltenssicherheit.

Diese Gewissheit im Handeln und Umgang miteinander ist meist erst die Grundvoraussetzung für eine Souveränität im Auftreten. Dies äußert sich u. a. in erhöhter Sensibilität im Umgang mit den Bewohnern und zeigt sich auch in einer selbstkritischen Einstellung der Tätigkeit gegenüber.

In diesem Zusammenhang sollten dann auch die Beruhigungsstrategien betrachtet werden, mit dem Ziel, sie möglichst in ein Gemeinschaftskonzept zu integrieren.

4.4 Eigene Belastungen und Schwierigkeiten

Ein bedeutsames Element der Selbstwahrnehmung im Umgang mit den Demenzkranken besteht in der Einschätzung seiner eigenen Kommunikationsfähigkeit bzw. Kommunikationsunfähigkeit aufgrund persönlicher Belastungen.

Wenn z. B. jemand durch persönliche Schwierigkeiten (Partnerschaftskonflikte, Schulden) derart in Mitleidenschaft gezogen wurde, dass man ihm oder ihr den Kummer sofort ansieht bzw. anhört, dann kann es zu Störungen der Interaktionen kommen. Wie bereits oben weiter ausgeführt (siehe Abschnitt 2.4), spüren Demenzkranke deutlich die psychische Befindlichkeit der Pflegekräfte und reagieren hierauf mit Selbstvorwürfen.

Praxistipp

Selbstwahrnehmung bedeutet hier also, deutlich zu spüren, wann man sich für die Pflege bestimmter Bewohner nicht geeignet fühlt.

Diese Selbsteinschätzung sollte zu praktischen Konsequenzen im Tätigkeitsspektrum führen. Dies könnte z. B. bedeuten, dass man sich in dieser Verfassung aus der Pflege bestimmter Bewohner zurückzieht und schwerpunktartig bewohnerferne Tätigkeiten ausführt.

Die Wahrnehmung bei der Pflege im Heim sollte folgende Aspekte umfassen:

- Bewohner in ihrem Allgemeinzustand
- Beobachtung der eigenen Leistungsfähigkeit (Selbstwahrnehmung)
- Beobachtung der Kollegen in ihrer seelischen Befindlichkeit

4.5 Einstellung zum Bewohner

Ein bedeutender Aspekt der Selbstwahrnehmung als Pflegekraft besteht in der persönlichen Einstellung zu einem Bewohner (Sympathie oder Antipathie).

Bei fehlender Sympathie vermindert sich meist die Geduldigkeit und Ruhe gegenüber dem Bewohner, auch die Toleranz bezüglich bestimmter Verhaltensweisen wird nicht das Ausmaß erreichen, das sonst den Bewohnern gegenüber gezeigt wird.

Auch Freundlichkeit, Humor und Einfühlungsvermögen werden hiervon betroffen sein.

Doch auch die Bewohner spüren diese Distanz und leiden darunter, denn sie werden sich die Verantwortung für diese ablehnende Haltung geben und sich entsprechend verunsichert in den Interaktionen verhalten.

Es kann somit das Fazit gezogen werden, dass im Falle einer versteckten Antipathie einem Bewohner gegenüber ein beidseitiger Leidensprozess die Folge sein wird. Denn sowohl die Pflegekraft als auch der Bewohner empfinden diese Atmosphäre als bedrückend und belastend.

Praxistipp

In diesem Falle kann es angeraten sein, einen Tausch der Bewohner hinsichtlich der Bezugs- oder Gruppenpflege durchzuführen, wie es in vielen Heimen in dieser Situation praktiziert wird.

4.6 Zusammenfassung und Empfehlungen

Altenpflege ist eine Tätigkeit, die oft mit Hektik und Stress verbunden ist. Das Problem ist, dass Demenzkranke im Umgang mit den agitierten Pflegekräften oft überfordert sind und durch die Konfrontation selbst in erhöhte Hektik und Unruhe geraten. Somit sind eine Reihe von Wahrnehmungsleistungen und Regelungen zur Harmonisierung der Kontakte erforderlich.

Die Selbstwahrnehmung der eigenen Stressbefindlichkeit ist eine entscheidende Komponente zur Herbeiführung harmonischer Kontakte mit den Bewohnern. Dieses Unterfangen ist oft nicht einfach, denn angesichts der Hektik verliert man leicht den Überblick über die Reaktionen der Bewohner. Hierbei wird leicht ein so genannter «Tunnelblick» entwickelt, d. h., man nimmt nichts mehr außer der Arbeit angemessen wahr. Doch gerade in dieser Situation sollte ein Abstand zu sich selbst gefunden werden, damit man sich selbst beobachten und einschätzen kann.

Sich beruhigen bedeutet meist ein kurzfristiges Heraustreten aus dem Pflegekontext, sei es durch Verlassen des Arbeitsplatzes, durch Wechsel der Tätigkeit (Hauswirtschaft anstelle Pflege) oder durch eine kleine Pause mit oder ohne Genussmittel. Auch kurzfristige Selbstberuhigungsstrategien wie Innehalten, Durchatmen und ähnliches gehören dazu. Wichtig ist, dass man wieder zu sich selbst findet, denn nur relativ ruhige Pflegekräfte können Demenzkranke angemessen pflegen und betreuen.

Diese Beruhigungsstrategien lassen sich optimal nur in Altenhilfeeinrichtungen durchführen, die dieses Bemühen um ein Gleichgewicht als ein legitimes Handeln bei der Arbeit auffassen und unterstützen. Je versteckter vor Kollegen und Vorgesetzten diese Beruhigungsmaßnahmen durchgeführt werden müssen, umso belastender werden diese Situationen empfunden. Offenheit, gegenseitiges Vertrauen und Verständnis sind die Grundvoraussetzungen für die stressfreie Realisierung dieser Beruhigungsschritte.

Zur Selbstwahrnehmung gehört neben der Wahrnehmung des eigenen Stressniveaus auch das Erkennen der inneren Einstellung Bewohnern gegenüber. Bezogen auf die Pflege und Betreuung Demenzkranker bedeutet dies, mangelnde Sympathie gegenüber bestimmten Bewohnern nicht nur wahrzunehmen, sondern sich dies auch einzugestehen. Diese Selbsterkenntnis kann zur Folge haben, dass bestimmte Bewohner von einem nicht mehr versorgt werden sollten.

In jeder Einrichtung sollte das Bemühen, sich in Situationen der Hektik und teilweisen Überforderung selbst in den Griff zu bekommen, als ein individuelles Bewältigungsverhalten betrachtet werden.

Praxistipp

Empfehlungen

- Eine Sensibilisierung den Bewohnern gegenüber erfordert oft auch eine Sensibilisierung sich selbst gegenüber, denn nur wer mit sich eins ist, ist in der Lage, seinen Interaktionspartner angemessen wahrzunehmen und auch zu behandeln.

- Eigenverantwortliches individuelles Handeln, wie das Bemühen um Ausgeglichenheit, kann nur in Heimen vollzogen werden, die bereit sind, diese Bemühungen zu akzeptieren.

- Es gilt in der Altenpflege immer noch die Einschätzung, dass nur selbstsichere Pflegekräfte Bewohnern das Gefühl von Wohlbefinden bei allen Begegnungen zu vermitteln vermögen.

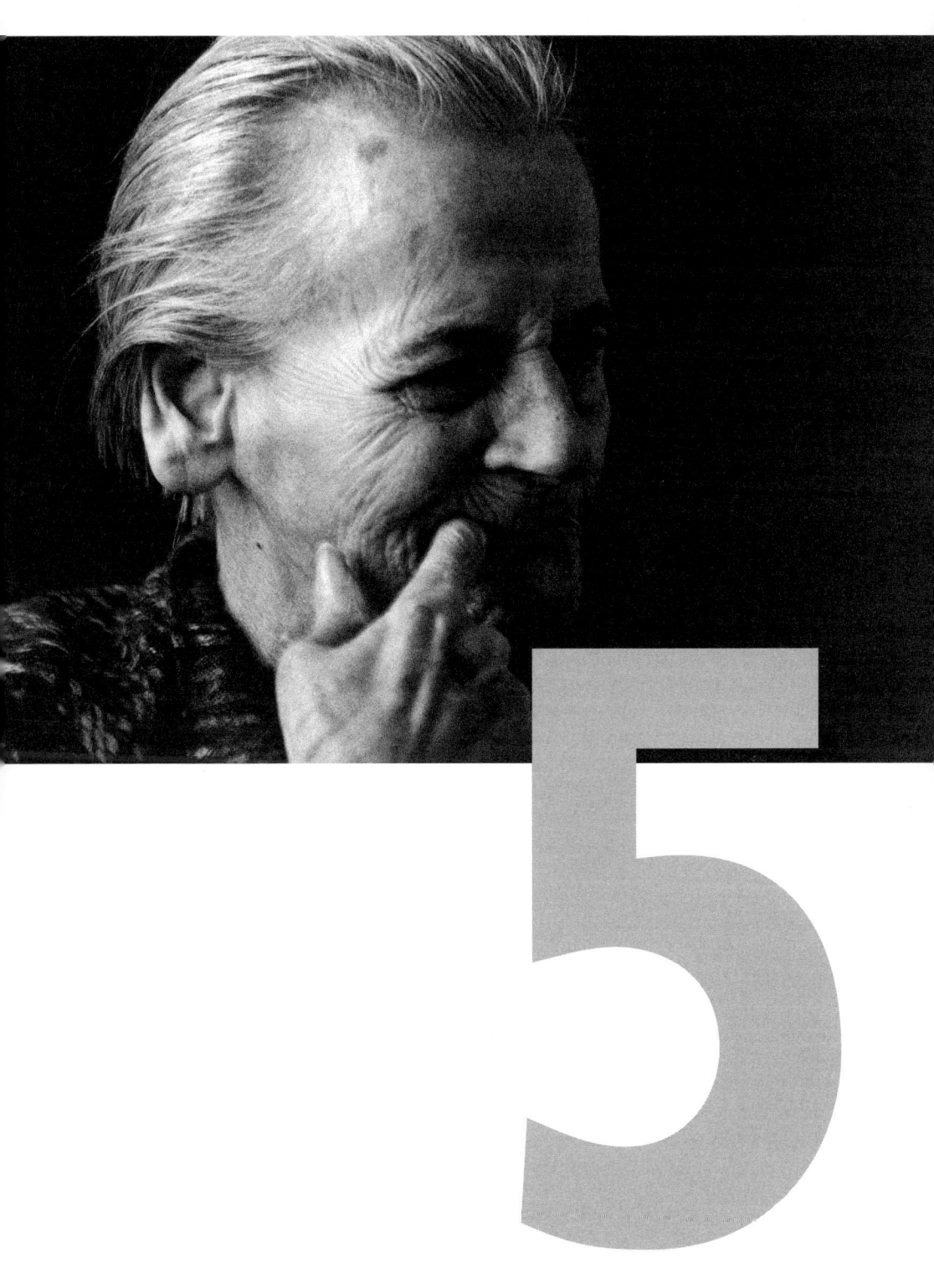

5

5. Agieren

Das Kapitel Agieren beinhaltet zwei recht wesentliche Problemfelder der Demenzpflege:

* die Schwierigkeiten, die Demenzkranke mit der Pflege haben
* die Strategien, Konzepte und Lösungsschritte der Pflegekräfte zur Überwindung
  dieser Schwierigkeiten.

Im Mittelpunkt steht somit die unmittelbare Pflegeaktion, das Beieinandersein von
Demenzkranken und Pflegekraft bei der Pflegehandlung. Das bedeutet Körper-
kontakt, das Erleben des Anderen und die Auseinandersetzung mit dem Verhalten des
Gegenübers.

In diesem Kapitel werden die krankheitsbedingten Probleme und Belastungen
beschrieben, die für Demenzkranke mit der Pflege verbunden sind.

Der Pflegeprozess besitzt sowohl für den Demenzkranken als auch für die Pflegekraft eine außerordentlich wichtige Bedeutung:

Pflege und Betreuung sind die entscheidenden Interaktionsformen zwischen Pflegekraft und Demenzkranken. Inhalt und Form, und damit die Qualität dieser Kontakte, sind für die Bewohner von größter Bedeutung, denn von ihnen hängt teils
ihr Wohlbefinden und die Gestaltung der Lebenswelt und des Milieus ab. Für die Pflegekräfte sind es entscheidende Faktoren hinsichtlich der Arbeitsbelastung und auch
der Arbeitszufriedenheit.

Verschiedene Untersuchungen haben ergeben, dass die Ursache verschiedener stö-
render Verhaltensweisen Demenzkranker im Heimbereich ihren Ursprung in unan-
gemessenen Pflege- und Betreuungshandlungen haben. Diese führten zu Überforderungsreaktionen bei den Bewohnern in Gestalt von tätlichen Aggressionen, Schreien,
Weglaufen u. a. (siehe hierzu auch die Abschnitte 2.2.2.3 und 2.2.2.6).

Aus diesen Erfahrungen kann der Schluss gezogen werden, dass Pflege und Betreuung als Formen der Kommunikation für die Demenzkranken geradezu existentiell
hinsichtlich ihrer Auswirkungen auf das Erleben der äußeren sozialen und räumlichen
Umwelt sind. Denn mit zunehmender Gebrechlichkeit und damit auch Abhängigkeit
wird der Lebensbereich der Demenzkranken immer stärker von anderen Personen,
die pflegen und betreuen, bestimmt. Von deren Wissen, Erfahrung und Motivation
etc. hängt es ab, ob einfachste Handlungen des Alltags wie Aufstehen, Ankleiden u. a.
für die Betroffenen positive oder negative Erlebnisse darstellen.

Entscheidende Aspekte der Erfahrung der Umwelt werden von Pflegepersonen
durch ihre tagtäglichen Handlungen und Interaktionen bestimmt. Sie sind quasi das

Medium zur Aneignung der Welt in all ihren für Demenzkranke bedeutsamen Faktoren.

Es kann nicht oft genug wiederholt werden, dass die Kommunikation in Gestalt der Pflege und Betreuung eine überaus bedeutende Funktion für die Lebensqualität der Demenzkranken besitzt. Es gilt das Bewusstsein dahingehend zu schärfen, dass diese Aspekte für die Betroffenen die Kernelemente ihrer Lebenswelt sind. Während diese Kommunikationsformen für die Pflegekräfte Arbeitsauftrag und damit vorrangig Erwerbsquelle darstellen, sind Pflege und Betreuung für die Demenzkranken äußerst wichtige Bestandteile ihrer überschaubaren Lebenswelt.

Im folgenden Abschnitt werden die verschiedenen Dimensionen der Pflege und Kommunikation im Umgang mit Demenzkranken dargestellt, wobei sowohl die Ebene der *theoretischen Erklärung* als auch die Ebene der *konkreten Handlungsanweisung* vorgestellt werden.

5.1 Pflege und Kommunikation

Es soll vermittelt werden, dass Pflege und Kommunikation zwar einerseits verschiedene Begriffe mit den damit zusammenhängenden Realbezügen sind, andererseits auch etwas nicht zu Trennendes darstellen. Wenn eine Person pflegt, egal ob sie dabei spricht oder nicht, kommuniziert sie gleichzeitig mit der zu pflegenden Person durch ihre Pflegehandlungen. Kommunikation ist somit der Oberbegriff, der Pflege als eine Form der Kommunikation mit einschließt. Denn Pflege ist eine Interaktion zwischen zwei oder eventuell mehreren Personen. Eine Person vollzieht eine Handlung (z. B. Waschen), während eine andere Person diese Handlung an sich vollziehen lässt oder sich dieser Handlung entzieht (durch Verweigerung, Weglaufen, Abwehren, Schlagen etc.).

Damit verbunden sind sowohl pflegetechnische Aspekte, die durch Ausbildung und berufliche Praxis geformt wurden, als auch zwischenmenschliche Beziehungen.

Konkret bedeutet dies, dass die Pflegekraft in dem Demenzkranken z. B. eine ihr vertraute Person mit Schwächen und Gebrechen wahrnimmt. Umgekehrt kann der Betroffene als ein fremdes Pflegeobjekt erlebt werden, das es möglichst schnell und reibungslos zu pflegen gilt.

Auf der anderen Seite wird der Demenzkranke in der Pflegekraft eine Vertraute sehen, der er sich anvertrauen kann, die ihn also pflegen darf. Er kann sie aber auch als eine Fremde auffassen, die ihm möglicherweise Schaden zufügen könnte und vor der er sich dementsprechend zu schützen hat.

Je nach Einstellung dem Bewohner gegenüber wird das Verhalten ausgerichtet sein: Einfühlsam und bewohnerzentriert einerseits oder routinehaft und teils mechanisch andererseits.

Die Art und Weise, wie die Pflegehandlungen ausgeführt werden, drücken somit gleichzeitig auch einen zwischenmenschlichen Bezug aus. Die Bandbreite der Beziehungsdichte liegt zwischen völliger Vertrautheit und völliger Fremdheit, die u. a. auch durch die Pflegehandlungen dokumentiert wird.

Im folgenden Abschnitt wird auf die Bedeutung der Kommunikation für die Pflegeinteraktion und die zwischenmenschliche Beziehung eingegangen werden.

5.2 Kommunikationsstörungen

Für die Pflegekräfte ist es von großer Bedeutung, dass die Demenzkranken auf ihre Pflegeinteraktionen und Kommunikationsversuche in irgendeiner Form reagieren. Erfahren sie keine Antworten (weder verbal noch gestisch und weder positiv noch negativ) auf ihre pflegerischen und verbalen Zuwendungen, dann sind sie meist hinsichtlich ihrer Handlungen und ihrer fachlichen Selbsteinschätzung verunsichert.

Interaktionen basieren meist auf dem Prinzip «Aktion – Reaktion» und deren weiteren Entwicklung. Wenn nun auf einen Impuls keine Erwiderung zu verspüren ist (so genannte «Einbahn-Kommunikation»), dann führt dies zu Konflikten.

Als Beleg hierfür kann eine Untersuchung aus Schweden angeführt werden, die die Pflege Demenzkranker mit schweren Verständigungsschwierigkeiten zum Gegenstand hatte. Ermittelt wurde, dass Pflegekräfte, die keinen Kontakt zu den Demenzkranken herstellen konnten, sich in der Pflege unzulänglich und untauglich vorkamen. Die Pflegekräfte fühlten sich unzufrieden und ohne jede rechte Hoffnung und entwickelten Erschöpfungssymptome (Burn-out). Die Pflege erschien ihnen irgendwie sinnlos, denn sie hatten keine Bindung zu den demenzkranken Personen aufbauen können (Athlin et al., 1987).

Die Störungen der zwischenmenschlichen Kontakte, die für die Pflegekräfte als sehr belastend empfunden wurden, hatten u. a. zur Folge, dass sich die Pflegekräfte aus der Pflege so weit wie möglich zurückzogen. Obwohl die Pflege Demenzkranker in der Regel zeitaufwendiger ist als die Pflege Nicht-Demenzkranker, zeigte die Erhebung, dass bei der Pflege Nicht-Demenzkranker bei weitem mehr Zeit aufgewendet wurde. Dieses Ergebnis kann dahingehend interpretiert werden, dass bei der Pflege Demenzkranker ein Rückzugs- oder Vermeidungsverhalten festzustellen war und die Pflege sich somit auf das Nötigste beschränkte.

In diesem Kontext kann regelrecht ein Teufelskreis entstehen, wenn eine wahrnehmbare Kommunikation, egal ob verbal oder nonverbal, nicht zustande kommt. Wird der demenzkranke Bewohner von den Pflegekräften als kommunikationsunfähig erlebt, entsteht bei den Pflegekräften kein Bedürfnis, eine Beziehung oder Bindung zu dem Bewohner herzustellen. Die Pflege wird durch diesen Umstand der fehlenden interaktiven Beziehung in der Qualität stark beeinträchtigt (Routine-Pflege, mechanisches Pflegen etc.) und wird von dem Bewohner wiederum als Beeinträchtigung seiner Lebensqualität empfunden und entsprechend verweigert. Die Pflegekräfte fühlen sich angesichts der Pflegeverweigerung wiederum in ihrer Einschätzung bestätigt, dass eine intensive Pflege und Betreuung im Grunde sinnlos ist. Die Arbeit mit diesen Bewohnern wird eher als Belastung empfunden und die Betroffenen als «Problem-Pflegefall» oder «schwieriger Bewohner» betrachtet.

> **Erkenntnis**
>
> Die fehlende Kommunikation und die daraus resultierende Bindungslosigkeit beeinflusst die Wahrnehmung der demenzkranken Bewohner. Sie spüren regelrecht, dass sie von den Pflegekräften eher als bloße Pflegeobjekte und nicht als Subjekte wahrgenommen werden.
>
> Eine Pflege ohne ein ausreichendes Maß an Beziehung ist qualitativ gesehen immer eine Mangelpflege. Diese Situation belastet sowohl die Pflegekräfte als auch die betroffenen Bewohner. Dies führt in jeder Hinsicht zu einer Beeinträchtigung der Lebens- und Arbeitsqualität.

5.3 Problembereiche

Wie bereits beschrieben wurde (Abschnitt 2.2), haben Demenzkranke bedingt durch ihre Hirnleistungsstörungen eine Vielzahl von Schwierigkeiten und Problemen, ihre räumliche und soziale Umwelt angemessen zu deuten und zu verstehen.

Ein wesentlicher Aspekt ihrer Lebenswelt besteht aus den alltäglichen Pflegeverrichtungen, die mit ihnen vollzogen werden und an denen sie sich teilweise auch beteiligen. Diese Handlungen werden an ihrem Körper verrichtet, sie finden somit in ihrer Intimsphäre statt und müssen verarbeitet werden.

Im Folgendem werden die Gesichtspunkte beschrieben, die Demenzkranken Schwierigkeiten und Probleme bereiten, die unmittelbare Pflege zu verstehen und auch angemessen zu verarbeiten.

Die einzelnen Aspekte sind:

- fehlende Krankheitseinsicht
- Scham
- Furcht und Unsicherheit
- Frustration und Verzweifelung
- Überforderung
- Persönlichkeitsaspekte
- lebensgeschichtlich bedingte Verhaltensweisen.

Diese Einstellungen, Verhaltensweisen und Formen der Verarbeitung verdeutlichen das ganze Spektrum an Schwierigkeiten für die Demenzkranken bei diesen ständig wiederkehrenden Pflegehandlungen.

5.3.1 Fehlende Krankheitseinsicht

Bereits weiter oben (Abschnitt 2.2.2.1) wurde an Beispielen belegt, mit welchen Gefahren eine fehlende Krankheitseinsicht für die Demenzkranken hinsichtlich der Erfassung und Bewältigung der unmittelbaren Umwelt verbunden ist.

Auch bei der alltäglichen Pflege bedeutet die fehlende Krankheitseinsicht für den Bewohner eine psychische Beeinträchtigung (Verletzung des Selbstbildes), wenn zum Beispiel eine Person ins Zimmer tritt und eine Pflegehandlung ankündigt.

Die fehlende Krankheitseinsicht äußert sich bei den Demenzkranken oft in der Überzeugung, noch selbstständig und fit zu sein und somit auch keine Hilfestellung bei der Körperpflege und dem Ankleiden zu benötigen. Das entsprechende Ansinnen kann geradezu als eine persönliche Verletzung aufgefasst werden. Unmut und Unverständnis sind dann häufig zu beobachtende Reaktionen der Betroffenen.

Die mit dieser Einstellung verbundene Pflegeverweigerung stellt eine stark belastende Situation für die Pflegekräfte dar.

Der fehlenden Krankheitseinsicht lassen sich zusätzlich selbstgefährdende Verhaltensweisen wie die Verweigerung der Nahrungs- und Getränkeeinnahme zuordnen, die recht häufig auftreten (Draper et al., 2002).

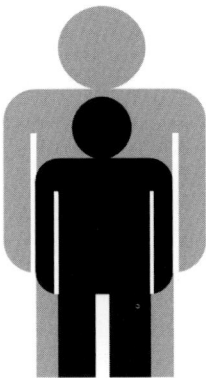

Abbildung 5-1: Das Selbstbild aufgrund fehlender Krankheitseinsicht

Die graue Figur stellt das Selbstbild des Demenzkranken dar, während die schwarze Figur die eingeschränkte Umweltkompetenz und das begrenzte Leistungsvermögen darstellt.

5.3.2 Scham

Demenzkranke besitzen ebenso wie Nicht-Demenzkranke je nach Persönlichkeitsstruktur ein unterschiedlich großes Schamempfinden, das ihnen den Pflegeprozess zu einer peinlichen Situation werden lassen kann.

Demenzkranke schämen sich zum Beispiel, nicht mehr selbstständig alltägliche Verrichtungen wie Waschen und Ankleiden vollziehen zu können. Hierbei auf die Hilfe einer Pflegeperson angewiesen zu sein, ist ihnen äußerst peinlich. Diese offensichtliche Hilflosigkeit, das Empfinden ihrer Abhängigkeit von anderen verletzt ihr Selbstwertgefühl. Daher möchten sie sich diesen Begegnungen möglichst entziehen.

Doch auch die Situation selbst, bei der Pflege einer anderen Person völlig oder auch teilweise entblößt gegenüber zu stehen, ist für viele schwer zu verkraften. Denn für die älteren Generationen geziemte es sich, möglichst viele Körperpartien durch die Kleidung bedeckt zu halten.

Ein starkes Schamempfinden führt bei Demenzkranken regelrecht zu einer Sperre, indem sich ihr Körper geradezu versteift und verkrampft.

Es sollte hier kurz darauf verwiesen werden, dass der Wunsch der demenzkranken und nicht-demenzkranken Bewohnerinnen, nicht von einer männlichen Pflegekraft gepflegt zu werden, immer Berücksichtigung finden sollte. Die Ablehnung männlicher Pflegemitarbeiter kann ihren Grund teilweise in generationsspezifischer und damit kulturell geprägter Distanz zwischen den Geschlechtern haben. Es können aber im schlimmsten Fall auch negative Erfahrungen aus der Vergangenheit (Vergewaltigungen u. ä.) die Ursache für diese Ablehnung sein.

Es soll in diesem Zusammenhang ausdrücklich darauf hingewiesen werden, dass auch Männer ein Schamgefühl besitzen. Auch manchen von ihnen wird es schwer fallen, sich nackt und entblößt einer fremden Person zeigen zu müssen.

5.3.3 Furcht und Unsicherheit

Pflegehandlungen können für viele Demenzkranke als eine Abfolge von Tätigkeiten in ihrem Intimbereich (an ihrem Körper und auch in ihrem Körper) aufgefasst werden, die sie nicht mehr nachvollziehen können.

Das Bewusstsein, etwas Fremdes am Körper zu spüren, erweckt Furcht und Unsicherheit. Demenzkranke können sich in dieser Lage überwältigt und benutzt fühlen. Denn sie empfinden, anderen Personen völlig ausgeliefert zu sein.

5.3.4 Frustration und Verzweifelung

Ein Faktor, der auch die Kommunikation und die Pflege Demenzkranker beeinträchtigt, ist das Erleben der Defizite im Eigenverhalten der Betroffenen.

Es wird ihnen gelegentlich bei der Alltagsbewältigung bewusst, dass Wollen und Können nicht mehr übereinstimmen. Begonnene Tätigkeiten können nicht mehr weitergeführt werden, weil ihnen der Handlungsfaden verloren gegangen ist. Der Grund liegt in der Störung des Kurzzeitgedächtnisses, das als Verbindungsglied zwischen Gedanken und Handlungen bei Minder- und Fehlleistungen diese voneinander trennt.

Diese Erfahrungen geistiger und motorischer Ausfälle sind für die Betroffenen schwer zu verarbeiten. Sie erleben hierbei Gefühle der Enttäuschung, der Frustration und der Verzweifelung, die die Kommunikation mit den Pflegekräften beeinträchtigt.

5.3.5 Überforderung

Ebenso wie Furcht und Unsicherheit kann auch das Gefühl der Überforderung Demenzkranke vor Pflegehandlungen zurückschrecken lassen. Sie verspüren oft bei der Pflege, dass sie diesen Interaktionen, dieser Kommunikation mit einem anderen Menschen physisch und psychisch nicht mehr gewachsen sind. Entsprechend reagieren sie mit Überforderungsreaktionen, die vor oder während des Pflegeprozesses gezeigt werden können.

Beispiele hierfür sind, wenn eine Bewohnerin während des Waschens oder Ankleidens anfängt zu zittern, oder wenn eine Bewohnerin während der Pflege fortläuft oder zu schreien beginnt. Andere Reaktionen sind z. B. das Schließen der Augen, das Wegdrehen des Kopfes (besonders bei ständig bettlägerigen Bewohnern beobachtet) oder den Mund geschlossen zu halten, um die Nahrungseinnahme zu verhindern. Auch tätliche Reaktionen wie Schlagen, Kneifen oder an den Haaren ziehen sind in dieser Situation der Überforderung beobachtet worden.

5.3.6 Persönlichkeit

Es wird immer wieder von Pflegekräften berichtet, dass die Persönlichkeit der demenzkranken Bewohner einen bedeutsamen Einfluss auf das Erleben, Mitwirken und Verarbeiten des Pflegeprozesses besitzt. Das ganze Spektrum an Einstellungen, Verhaltens- und Reaktionsweisen der Betroffenen wird beschrieben. Distanziertes Verhalten, vertrauliche Zuwendung, freundliche Kooperationsbereitschaft, aber auch Distanz und ständiges Abwehrverhalten wird bei der Pflege von den Mitarbeitern beobachtet.

Die Persönlichkeit besitzt somit für die Einschätzung und Beurteilung des Bewohnerverhaltens in der Pflege einen äußerst wichtigen Stellenwert. Sie ist oft der Schlüssel für das Verstehen und Nachvollziehen bestimmter Reaktionsweisen (siehe hierzu auch Abschnitt 2.3.1).

5.3.7 Lebensgeschichtlich bedingte Verhaltensweisen

Einen weiteren Aspekt zur Einschätzung des Erlebens und Verarbeitens der Pflege durch die Demenzkranken stellt das Element Lebensgeschichte dar. Denn oft lassen sich Schwierigkeiten bei den Pflegehandlungen durch lebensgeschichtlich bedingte Einstellungen und Verhaltensmuster erklären (siehe hierzu auch Abschnitt 2.3.4).

Anhand von zwei Beispielen aus der Praxis soll dieser Sachverhalt erläutert werden:

Praxisbeispiele

- Ein demenzkranker Bewohner verweigerte ständig das Rasieren nach der Morgenpflege. Eine Pflegekraft probierte daraufhin mit Erfolg aus, den Bewohner vor der Morgenpflege zu rasieren. Von Angehörigen erfuhr man später, dass der Bewohner früher stets seine Morgenpflege mit dem Rasieren begann.

- Ein Bewohner verweigerte ständig das morgendliche Waschen, abends hingegen traten hierbei keinerlei Probleme auf. Es stellte sich heraus, dass der alte Mann zeit seines Lebens sich immer nur abends wusch. Von den betroffenen Pflegekräften wurde dies bei der Pflegeplanung berücksichtigt.

5.3.8 Milieubezogene Faktoren

Schwierigkeiten im Umgang mit Demenzkranken können auch durch Faktoren entstehen, die ihre Ursachen im räumlichen und sozialen Milieu des Wohnbereiches haben. Demenzkranke reagieren äußerst sensibel auf Störungen und plötzliche Veränderungen in ihrer Umgebung. Abrupte Veränderungen des Milieus können angesichts der als sehr belastend erlebbaren Pflegesituation zu Abwehr- und Verweigerungsverhalten führen.

Folgende Situationen und Begebenheiten können als Beispiele angeführt werden:

- Streit mit Mitbewohner: Es wurde berichtet, dass Streit zwischen Bewohnern für die Beteiligten sich derart belastend auswirkte, dass sie für die Pflege zu aufgeregt waren.
- Eintritt einer anderen Person ins Zimmer: Der Eintritt einer Person (Pflegekraft oder Mitbewohner) kann einen Bewohner, der gerade in einer Pflegehandlung eingebunden ist, dermaßen aufregen oder manchmal auch nur ablenken, dass der Pflegeprozess häufig nur mit Mühen und Erschwernissen fortgesetzt werden kann.
- Ein akustisches Signal wie das laute Klingeln des Telefons (Handy der Pflegekraft) bei der Pflege kann eine gravierende Beeinträchtigung und Störung darstellen.

Erkenntnis

Es gibt eine Reihe von Ursachen, die als Gründe für die Schwierigkeiten Demenzkranker mit der Pflege herangezogen werden können.

Die unmittelbare Pflege Demenzkranker stellt bei allen beobachtbaren positiven Effekten wie Stimulierung, Zuwendung und Anregung immer gleichzeitig auch ein nicht zu unterschätzendes Belastungspotenzial dar, das für die Betroffenen mit gewaltigem Stress und Anspannung verbunden ist.

5.4 Kommunikations- und Interaktionsformen

Über die Kommunikation und Interaktion mit Demenzkranken liegen mittlerweile eine Vielzahl von Konzepten, Modellen und Ansätzen vor. Diese haben durch Publikationen und Weiterbildungsveranstaltungen Einzug in die Altenpflegeheime gefunden.

Die ständig wachsende Anzahl von Modellen zur Pflege und Betreuung von Demenzkranken wird von vielen als eine positive Entwicklung in der Altenhilfe aufgefasst. Denn nun stünden eine Reihe von angemessenen Methoden und Vorgehensweisen zur Verfügung, so dass man sich nur noch für das eine oder andere Modell je nach Problembereich oder Sachlage entscheiden müsse. Gemeinsam ist diesen Ansätzen, dass sie überwiegend aus verschiedenen theoretischen Konstrukten wie Psychoanalyse, Behaviorismus und humanistische Psychologie abgeleitet und entwickelt wurden.

Das Hauptproblem liegt in diesem Kontext u. a. darin begründet, dass die meisten theoretischen Konzepte den Kriterien der Wissenschaft nicht gerecht werden. Denn ihre zentralen Aussagen sind überwiegend spekulativ oder grob vereinfacht gestaltet und konnten bisher einen empirisch fundierten Nachweis nicht erbringen.

Wenn bereits die Grundannahmen kein überprüfbares Konzept über die zwischenmenschlichen Beziehungen leisten können, dann können die von ihnen abgeleiteten Konstrukte für die Pflege Demenzkranker erst recht keine Wertigkeit besitzen.

In diesem und im nächsten Kapitel wird ein anderes methodisches Vorgehen eingeschlagen. Dabei werden die praktischen Erfahrungen der Pflegekräfte mit ihren selbst entwickelten Umgangs- und Kommunikationsstilen verallgemeinert und mit den bisher vorliegenden Erkenntnissen der Verhaltens- und Sozialwissenschaften erklärt.

5.4.1 Charakteristika der Umgangsformen

Im Abschnitt 5.3 sind eine Reihe von Schwierigkeiten in der Pflege und Betreuung Demenzkranker aufgeführt worden, mit denen die Pflegekräfte tagtäglich konfrontiert sind und die ihnen die Arbeit erschweren oder sogar unmöglich machen.

In diesem Abschnitt werden Lösungsstrategien und Konzepte zur Überwindung dieser Pflegeprobleme dargestellt.

Die hier angeführten Konzepte sind dem Autor von Pflegekräften aus stationären Einrichtungen der Altenhilfe in Deutschland (überwiegend Nordrhein-Westfalen) im Rahmen von Weiterbildungsveranstaltungen über den Umgang mit Demenzkranken mitgeteilt worden. Die hier angeführten Konzepte zeichnen sich durch folgende Eigenschaften aus:

5.4.1.1 Eigenentwicklungen

Die im Folgenden aufgeführten Umgangsstile und Kommunikationsformen mit Demenzkranken sind von den Pflegekräften selbst entwickelt worden. Diese Vorgehensweisen sind ihnen weder in der Ausbildung, noch bei Weiterbildungsveranstaltungen oder durch die Lektüre der Fachliteratur vermittelt worden.

Die Pflegekräfte waren in der täglichen Pflege und Betreuung mit den im Abschnitt 5.1 angeführten Problemen und Schwierigkeiten konfrontiert und mussten selbstständig Lösungen finden, um ihre Arbeit angemessen leisten zu können.

Gemäß dem Sprichwort «Not macht erfinderisch» verblieb den Pflegekräften in der Regel nur die eigene Initiative zur Behebung dieser Probleme. Entstanden sind die Umgangsstile laut Aussagen der Pflegekräfte teils durch vorsichtiges Suchverhalten gemäß dem Prinzip «Versuch und Irrtum» und teils durch gefühlsmäßiges oder intuitives Vorgehen («aus dem Bauch heraus»).

Folgende Aspekte sind neben beruflichem Engagement und dem Interesse an der Verbesserung der Pflege von großer Bedeutung für das Entstehen dieser Kommunikationsformen gewesen:

- berufliche, meist mehrjährige Erfahrung in der Pflege
- Kenntnis der demenzkranken Bewohner in ihren Verhaltensweisen und Reaktionsformen
- Einfühlungsvermögen und Sensibilität
- Intuition.

Formale berufliche Qualifizierung (Ausbildung zur Fachpflegekraft) oder Weiterbildungen waren nach Aussagen der Pflegekräfte hinsichtlich der Entwicklung spezieller Umgangsformen ohne Bedeutung. Denn diese innovativen Umgangsstile wurden sowohl von unausgebildeten Mitarbeitern als auch von Fachpflegekräften entwickelt.

5.4.1.2 Effektivität, Effizienz und Praktikabilität

Berichtet wurde, dass die entwickelten Umgangsstile sowohl universelle als auch bewohnerspezifische Elemente enthielten. Universell in der Form, dass auf bestimmte Kernelemente wie Ablenkung oder Bestätigung bei der Entwicklung des Kontaktverhaltens zurückgegriffen wurde. Bewohnerspezifisch in der Form, dass persönliche Eigenheiten und krankheitsbedingte Besonderheiten des jeweiligen Bewohners hierbei berücksichtigt wurden. Die Entwicklung bewohnerspezifischer Vorgehensweisen erklärt auch die oft geschilderten Resultate:

- Effektivität: die Vorgehensweisen erweisen sich als wirksam.
- Effizienz: es bedarf in der Regel keiner weiteren zeitlichen und personalen Aufwendungen.
- Praktikabilität: die Umgangsstile können in de alltäglichen Pflege in den Wohnbereichen angewendet werden.

Mit diesen entwickelten Umgangsformen schufen sich die Pflegekräfte Vorgehensweisen, die ihnen erst die Möglichkeit zur Pflege und Betreuung eröffneten. Darüber hinaus schufen sie sich dadurch auch Wege zum mitmenschlichen Kontakt u. a. in Gestalt von Gesprächen.

5.4.1.3 Verbreitung

Es ist überraschend, dass in allen Einrichtungen unabhängig voneinander mehr oder weniger die gleichen Verhaltensstrategien entwickelt und angewendet wurden. Durchgehend diente die Kombination «Ablenkung – personale Bestätigung» als Grundlage der Kommunikationsstrategie. Diese Verbreitung kann als Beleg für Anlagen des menschlichen Verhaltens gedeutet werden.

5.4.2 Wesensmerkmale der Umgangsformen

Die von den Pflegemitarbeitern entwickelten Kommunikationsformen und Umgangsstile enthalten einige Wesensmerkmale, die in den konkreten Ansätzen enthalten sind. Diese Gemeinsamkeiten werden im Einzelnen erläutert, damit die Struktur und Funktionsweise dieser Strategien nachvollzogen werden kann.

Folgende Merkmale kommen hierbei zur Wirkung:

* Doppelstrategie
* universelle Vorgehensweisen
* demenzspezifische Umgangsformen
* Ablenkung
* Intuition.

Diese Konzepte und Vorgehensweisen sind bisher in der Fachliteratur nicht eingehend dargestellt worden. Im Folgenden wird dieser Gegenstandsbereich sowohl theoretisch als auch anhand von Praxisbeispielen ausführlich erläutert werden.

5.4.2.1 Doppelstrategie

Allen selbst entwickelten Umgangs- und Interaktionsformen ist das Prinzip der Kommunikation auf zwei sozialen Ebenen gemeinsam. Die eine Ebene ist die soziale Identität des Demenzkranken, die andere das Leistungsvermögen bei den alltäglichen Verrichtungen.

Das Problem ist, dass mit Fortschreiten der Erkrankung das Selbstbild des Demenzkranken immer stärker vom realen Leistungsvermögen abweicht. Die Ursache liegt wie bereits an verschiedenen Stellen erörtert u. a. an der fehlenden Krankheitseinsicht (siehe die Abschnitte 2.2.2.1 und 5.1.1). Die Pflegekräfte müssen im Umgang mit den Bewohnern sowohl deren Selbstbild als auch deren Leistungsvermögen berücksichtigen.

Einerseits müssen sie auf das Selbstbild, die Identität des Bewohners eingehen, indem sie es bestätigen und bekräftigen mittels Ansprache und Gesten u. a.

Andererseits gilt es auch, dem Bewohner Hilfestellung und Anleitung bei den verschiedenen Verrichtungen der Alltagsbewältigung zukommen zu lassen. Dabei sollte jedoch nicht seine Identität und damit auch seine Würde verletzt oder beeinträchtigt werden.

Dieses Vorgehen kann als Doppelstrategie im Umgang mit den Demenzkranken bezeichnet werden. **Abbildung 5-2** verdeutlicht diese Parallelität der Interaktionsweisen. Der schwarze durchgehende Pfeil bedeutet die Bestätigung des Demenzkranken als gleichgestellten Kooperationspartner, während der gestrichelte Pfeil die Strategie zur Gestaltung der Pflege- und Betreuungsleistungen ausdrücken soll.

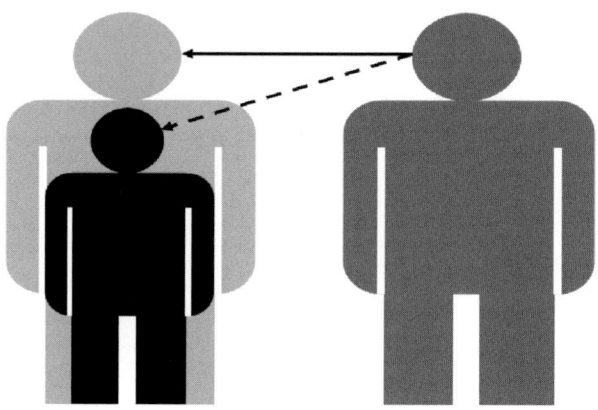

Abbildung 5-2: Doppelstrategie im Umgang mit Demenzkranken

Diese Doppelstrategie wird in verschiedenen Ausformungen und inhaltlichen Schwerpunktsetzungen im alltäglichen Umgang mit den Demenzkranken umgesetzt.

5.4.2.2 Universelle Vorgehensweisen

Die von den Pflegekräften entwickelten Umgangsformen greifen auf Kommunikationsweisen des alltäglichen Lebens zurück, die in allen Kulturen und Gesellschaftsformen anzutreffen sind. Sie können daher als universelle und damit anlagebedingte Verhaltensweisen bezeichnet werden.

Folgende Verhaltensmuster gelangen u. a. bei den von den Pflegekräften entwickelten Umgangsformen zur Anwendung:

- Beruhigen
- Ablenken
- Bestärken und Bestätigen
- Perspektiven geben
- Komplimente machen

Erkenntnis

Diese Interaktionsweisen verdeutlichen, dass die natürlichen und spontanen Verhaltens- und Reaktionsweisen des alltäglichen Lebens völlig ausreichen, um die gewünschten Effekte bei den Demenzkranken erzielen zu können.

Hieraus kann gefolgert werden, dass es keiner gekünstelten oder «therapeutischen» Interaktionsweise bedarf, um mit den Demenzkranken in Kontakt zu kommen.

5.4.2.3 Demenzspezifische Umgangsformen

Pflegekräfte haben im Umgang mit den Demenzkranken auch Kommunikationsformen entwickelt, die in Struktur und Funktion spezifisch auf das Verarbeitungs- und Beeinflussungsvermögen dieser Personengruppe ausgerichtet sind. Sie sind somit nicht alltäglich oder universell, sondern eindeutig demenzorientiert gestaltet.

Mehrere Interaktionsstrategien sind von den Pflegekräften angeführt worden, die in der Regel nicht im mitmenschlichen Kontakt des Alltags außerhalb der Heime zur Anwendung gelangen:

- Ablenkung mittels Aktivierung biographischen Geschehens
- Ritualisierungsformen
- «Mitgehen» und «Mitspielen» bei Halluzinationen und Wahnvorstellungen
- nonverbale Interaktionen anstelle von verbalen Interaktionen
- Interaktionen mit mehrfacher Verstärkung
- Prinzip der stetigen Freundlichkeit.

Erkenntnis

Die Strategien würden außerhalb der Heime Unverständnis und Verwirrung bei nicht-demenzkranken Interaktionspartnern hervorrufen und vielleicht zu Missverständnissen oder Ablehnungen führen. Bei Demenzkranken hingegen vermitteln diese Interaktionsformen Sicherheit und Vorhersehbarkeit. Sie sind die einzigen effektiven Kriseninterventionsmöglichkeiten u. a. bei psychotischen Zuständen.

5.4.2.4 Ablenkung

Die zentrale Strategie zur Beeinflussung Demenzkranker bei der Pflege und Betreuung ist die Ablenkung, die sowohl bei universellen als auch bei demenzspezifischen Interaktionsformen Anwendung findet. Ablenkung bei Demenzkranken bedeutet konkret, einen negativen Impuls, Sinneseindruck oder eine negative Befindlichkeit durch positive Anregungen verschiedenster Art zu ersetzen. Konkrete negative Befindlichkeiten sind Unsicherheit, Angst und Scham. Belastende Sinneseindrücke sind Halluzinationen, Fehlwahrnehmungen und Wahnvorstellungen. Negative Impulse bestehen aus der unbegründeten Ablehnung von Personen, Interaktionen und Milieufaktoren.

Diese Vielzahl an überfordernden Gegebenheiten drückt die unzureichende Verzahnung von Person und sozialer und räumlicher Umwelt aufgrund der hirnphysiologischen Abbauprozesse aus. Sie verdeutlicht, dass sich das Person-Umwelt-Gefüge bei Demenzkranken in einem ständig labilen Zustand befindet. Dies kann bei geringsten Abweichungen zu psychischen und auch physischen Störungen führen.

Ablenkungen besitzen in diesem äußerst zerbrechlichen Gleichgewicht eine regulierende Funktion. Verzerrte Person-Umwelt-Beziehungen können durch Ablenkungsstrategien wieder normalisiert werden.

Wie eben angeführt, führen verschiedene und mannigfaltige Eindrücke und Impulse zu Überforderungen. Ebenso mannigfaltig sind wiederum auch die Ablenkungsstrategien und Ablenkungskonzepte, die von Pflegekräften im Umgang mit Demenzkranken entwickelt wurden.

Folgende Gestaltungsformen einer Ablenkung sind im Einzelnen praktiziert worden:

- verbale Äußerungen
- Berührungen und Gesten
- Gegenstände und Utensilien
- neue Aktivitäten und Beschäftigungen
- Hinführung in andere Räumlichkeiten
- Hinführung in frühere lebensgeschichtliche Phasen.

Das grundlegende Wirkprinzip der Ablenkung bei Demenzkranken beruht auf der Kurzzeitgedächtnisstörung. Vergegenwärtigt man sich, dass das Bewusstsein Produkt von Kurzzeitgedächtnis und Aufmerksamkeit ist, dann wird einem klar, wie leicht Demenzkranke durch neue Impulse und Sinneseindrücke zu beeinflussen sind.

Erkenntnis

Ein Kernsymptom der Demenz vom AlzheimerTyp ist die offensichtliche Kurzzeitgedächtnisstörung. Diese Störung wird bei der Demenzpflege zu einer Interventionsstrategie, einem nicht-medikamentösen Therapeutikum.

Durch das Defizit an Gedächtnisleistungen besteht die Gelegenheit, einen negativen durch einen positiven Impuls zu ersetzen. Die Möglichkeiten der Veränderung des Bewusstseins Demenzkranker sind somit äußerst umfangreich. Die Ablenkungsmaßnahmen wiederum lassen sich leicht durchführen.

5.4.2.5 Intuition

Ein Kernelement der von Pflegekräften entwickelten Umgangs- und Kommunikationsformen besteht aus der Intuition. Laut Definition des Dudens wird Intuition als unmittelbares, nicht auf Überlegung beruhendes Erkennen und Erfassen eines Sachverhaltes verstanden. Intuition bedeutet auch Eingebung oder plötzlich ahnendes Erfassen («aus dem Bauch heraus») einer bestimmten Gegebenheit.

Neuere Erkenntnisse der Neurologie belegen, dass die an der Verarbeitung der zwischenmenschlichen Beziehungen beteiligten Hirnregionen Bereiche des Kleinhirns und des Mandelkerns sind. Dies sind entwicklungsgeschichtlich ältere Regionen des Gehirns im Vergleich zu dem recht «jungen» Großhirn.

In diesem Zusammenhang kann von einem «sozialen Gehirn» gesprochen werden. Daraus lässt sich ableiten, dass viele Aspekte des menschlichen Sozialverhaltens auf Veranlagungen beruhen. Es werden noch weitergehende Forschungen erforderlich sein, um die spezifischen Zusammenhänge zwischen hirnphysiologischen Prozessen, Bewusstsein und Verhalten genau herauszuarbeiten. Erste Erkenntnisse aus verschiedenen Forschungsbereichen weisen jedoch in diese Richtung.

Für die Praxis der Demenzpflege kann bereits festgestellt werden, dass intuitives Verhalten letztlich ein Gütekriterium darstellt (Beach et al., 1999; Büssing et al., 2000; Hellner et al., 1994).

Wenn also intuitives Verhalten im Umgang mit Demenzkranken eine angemessene Umgangsform darstellt, dann muss auch folgerichtig der Umkehrschluss gezogen werden können, dass sich jedes neue Verhaltensmodell für Demenzkranke daran messen lassen muss.

5.5 Beispiele aus der Praxis

In den folgenden Abschnitten werden eine Reihe von Interaktions- und Umgangsweisen vorgestellt, die Pflegekräfte in der täglichen Pflege und Betreuung Demenzkranker entwickelt haben. Der Anlass für die Gestaltung dieser spezifischen Kommunikationsformen war überwiegend das Widerstreben der Bewohner bei Pflegehandlungen.

Bildlich gesprochen waren die Pflegekräfte mit Gräben konfrontiert, die sich zwischen ihnen und den Bewohnern aus den bereits weiter oben angegebenen Gründen gebildet hatten. Es galt somit, diese Gräben aus Unsicherheit, Angst oder auch Scham zu überbrücken. Die Umgangsformen oder «Brücken» hatten für die Kommunikation folgende Funktionen zu erfüllen:

- Kontaktherstellung
- Beruhigung
- Vertrautheit
- emotionale Stärkung
- Wohlbefinden
- Ablenkung.

5.5.1 Stress abbauen

Wie bereits in den Abschnitten 5.3.3 und 5.3.5 beschrieben wurde, sind die Pflegehandlungen für Demenzkranke häufig die Ursache für Angst, Unsicherheit und das Erleben der Überforderung. Die Folge hiervon sind Pflegeverweigerung oder Abwehr bestimmter Pflegeprozesse.

Demenzkranke geraten oft im Vorfeld der Pflegehandlungen in negative Erwartungshaltungen, denn sie verbinden mit der Pflege unangenehme Situationen und Erlebnisse. Aufgrund ihres geringen Belastungsniveaus reagieren bzw. überreagieren die Betroffenen in Gestalt von Überforderungssymptomen, die auch als Über-Stress bezeichnet werden können.

Das Hauptanliegen hierbei lautet Stressreduktion, um den Demenzkranken die Angst und Furcht vor den Pflegehandlungen zu nehmen. Denn diese negativen Gefühlszustände verursachen in der Regel bei den Betroffenen Verkrampfung oder gar Erstarrung ihres Körpers. Dies kann als eine instinktive Reaktion verstanden werden, mit der sich der Betroffene vor den Pflegehandlungen schützt. Dieses Verhalten kann als Rückzug und Verweigerung gedeutet werden. Die Demenzkranken möchten sich einer drohenden Gefahr – der Pflege – entziehen.

Folgende Interaktions- und Umgangsformen haben Pflegekräfte konkret zum Abbau des Stresserlebens entwickelt und erfolgreich praktiziert:

5.5.1.1 Gemeinsam Singen

Ein probates Mittel zur Reduzierung des Stresserlebens in der Pflege ist der gemeinsame Gesang.

Praxisbeispiele

Es wird berichtet, dass die Pflegekraft ein dem Bewohner vertrautes Lied vor Beginn der Pflege anstimmt, worauf der Demenzkranke in den Gesang einstimmt. Während des Gesanges wird mit der Pflege begonnen, gegen die sich der mitsingende Bewohner nicht mehr sperrt.

Die Analyse dieses Verhaltens enthält folgende Handlungselemente:

- Durch den Gesang wird ein Zugang zum Bewohner hergestellt, der bei dem Angesprochenen Wahrnehmungen und Empfindungen der Sicherheit und Vertrautheit hervorruft. Denn es ist der vertraute Klang einer bekannten Person.
- Das Mitsingen lässt bei dem Demenzkranken das Gefühl der Gemeinsamkeit, des vertrauten Miteinanders entstehen.
- Der Gesang enthält emotional positive Impulse, die das Gefühl der Angst und Furcht verdrängen. Die Freude am Singen weckt Gefühle des Wohlbefindens und stärkt auch das Selbstvertrauen.
- Durch den Gesang wird die Pflege geradezu «vergessen», es findet somit auch eine Ablenkung von den anfangs gefürchteten Pflegeprozeduren statt.

Geschildert wurde dieses Singen sowohl bei der morgendlichen Pflege als auch bei besonderen Pflegeeinsätzen wie das wöchentliche Baden, wo durch den Gesang dem Demenzkranken die Furcht vor dem Wannenlifter genommen wurde.

Es bedarf hier jedoch des Hinweises, dass für das Gelingen der Interaktion mittels Singen oder sogar gemeinsamen Singens einige Voraussetzungen erfüllt sein müssen:

- die Freude und Bereitschaft zum Singen bei der Pflegekraft
- die Empfänglichkeit für den Gesang bei dem demenzkranken Bewohner
- die auf gegenseitiger Akzeptanz beruhende Beziehung zwischen Pflegekraft und Bewohner.

Diese personenspezifischen Eigenheiten sind Voraussetzungen dafür, dass durch diese Anregungen ein tragfähiger Sozialkontakt entstehen kann.

5.5.1.2 Gemeinsam Lachen

Ebenfalls wird oft von Pflegekräften auf die stressmindernde Wirkung des Humors bei den täglichen Pflegeprozessen hingewiesen. Wenn eine Pflegekraft im Vorfeld der Pflege scherzt und lacht, dann überträgt sich diese entspannte und gelöste Stimmung auf den Bewohner.

Wie bei dem Singen wird durch Humor die zwischenmenschliche Kontaktaufnahme erleichtert, ebenso erhöht sich das Wohlbefinden bei dem Bewohner und mindert somit gleichzeitig die Angst und Unsicherheit vor der Pflege. Zusätzlich besitzt der Humor bei dem Bewohner eine ablenkende Funktion, so dass der Beginn der Pflegehandlungen erleichtert werden kann. Auch hier bedarf es wieder des Hinweises, dass nicht jede Pflegekraft jeden Tag zum Scherzen und Lachen in der Lage sein kann.

Andererseits sollten sich nicht nur Pflegekräfte mit einem sonnigen Gemüt oder rheinische Frohnaturen zu lustigen Aufmunterungen und Scherzen in der Lage fühlen. Manchmal reicht auch schon ein lustiger Gesichtsausdruck, ein scherzhaftes Zwinkern oder eine einladende Hand- oder Armbewegung, um Stimmung und Befindlichkeit des Angesprochenen entschieden zu steigern.

5.5.1.3 Berührungen zulassen

Die Pflegeinteraktionen bei Demenzkranken sind überwiegend durch eine bestimmte Funktionsaufteilung zwischen Pflegekraft und dem zu Pflegenden gekennzeichnet: die Pflegekraft ist der aktive Part, sie handelt überwiegend oder fordert den Bewohner zu bestimmten Handlungen auf. Der Bewohner ist somit entweder passiv, wenn Pflegehandlungen an ihm vollzogen werden, oder er reagiert auf Pflegeanweisungen.

In diesen Pflegehandlungen können sich, wie bereits an mehreren Stellen beschrieben, Spannungen und Belastungsempfindungen im Bewohner aufbauen, die der Demenzkranke auf unterschiedliche Art und Weise zu mindern beabsichtigt.

Pflegekräfte schildern, dass ein Vorgehen der Demenzkranken zur Minderung der Anspannung aus Eigenaktivitäten der Betroffenen besteht.

Konkret beschrieben werden gezielte Handlungen wie das Streicheln und Kraulen:

Praxisbeispiele

- Es wurde berichtet, dass eine bettlägerige Bewohnerin bei der Pflege den Arm der Pflegekraft streichelte und dabei sagte «Sie haben aber eine schöne Haut.»

- Einer Bewohnerin war das Waschen der Füße sehr unangenehm. Sie fand die Haare der Pflegekraft sehr schön. Es entstand das Arrangement, dass die Bewohnerin der Pflegekraft die Kopfhaare kraulte, während diese ihr die Füße wusch.

- Ein bärtiger Pfleger gab an, dass ihm oft bei der Pflege von den Bewohnerinnen der Bart gekrault wird.

- Ebenfalls wird oft berichtet, dass die Pflegekräfte beim Abschluss der Pflegehandlungen und bei der Verabschiedung einen Kuss auf die Wange oder Stirn von den Bewohnerinnen erhalten.

Diese Beispiele aktiver Beteiligung der Demenzkranken an den Interaktionen bei der Pflege zeigen, dass auch die Pflegekräfte in diesen Situationen bereit sind, Berührungen an ihrem Körper zu zulassen.

Die Pflegekräfte scheinen zu ahnen, dass diese Handlungen der Bewohner neben der Minderung der Anspannung, auch der Stärkung und Vergewisserung der Beziehung dienen mögen. Gemäß dem Prinzip des «Gebens und Nehmens» wird der Pflegeprozess als eine zwischenmenschliche Begegnung verstanden, die den Rahmen fester Rollenzuweisungen wie «Pflegekraft» und «Pflegling» übersteigt.

Pflegekräfte schildern, dass es ihnen manchmal nicht leicht fällt, Berührungen ihres Körpers zu dulden bzw. zu ertragen. Ursache hierfür sind nicht nur hygienische Aspekte, sondern auch persönlichkeitsspezifisches Distanzverhalten.

Erkenntnis

Es kann hieraus geschlossen werden, dass das Zulassen von Berührungen Ausdruck einer besonderen Qualität der Beziehung zwischen den Interagierenden darstellt. In der Regel geht dabei meist eine längere Phase des gegenseitigen Vertrautwerdens voraus.

5.5.1.4 Stressabbau durch Beruhigungsphasen

Im Abschnitt 2.2.2.3 wurde bereits darauf hingewiesen, dass Demenzkranke aufgrund ihrer krankheitsbedingten Kompetenzeinbußen in der Wahrnehmung und Bewältigung von Umwelteinflüssen über äußerst geringe Belastungsgrenzen verfügen. Pflegehandlungen sind Stressfaktoren für die Bewohner. Dabei können die Grenzen des Bewältigungsvermögens sehr schnell überschritten werden.

Für die Pflegekräfte bedeutet dies, bei der Pflege gezielt auf Verhaltensweisen zu achten, die auf eine Überforderungssymptomatik hinweisen könnten. Beim Erkennen dieser Symptome gilt es, die Pflegehandlungen zu unterbrechen bzw. die Intensität und den Rhythmus des Pflegeprozesses gravierend einzuschränken, um eventuelle psychophysische Dekompensationen vermeiden zu können.

Folgende Überforderungsreaktionen seitens der Demenzkranken wurden während der Pflege beobachtet:

- Schreien
- Zittern, unruhig werden
- Zwinkern und Flackern der Augenlider
- Färbung des Gesichtes, Flecken im Gesicht
- Augen schließen und Kopf wegdrehen (besonders bei bettlägerigen Bewohnern)
- Ventilieren und leichtes Stöhnen.

All diese Verhaltensweisen veranlassten die Pflegekräfte, die Pflegehandlungen zu unterbrechen, damit sich der Bewohner beruhigen konnte.

Es ist oft beobachtet worden, dass die Ruhephasen durchschnittlich etwa 10 bis 15 Minuten dauern.

Darüber hinaus wurde auch wahrgenommen, dass das Belastungsvermögen, und davon abhängig das Bedürfnis nach Unterbrechung der Pflegehandlungen, stark von der jeweiligen Tagesform abhängig ist.

Stressminderung durch Beruhigungsphasen basiert auf 2 Wirkmechanismen:

- *Das Intervallkonzept:* Belastungszunahmen in der Pflege müssen zwecks Vermeidung des Überschreitens der Belastungsobergrenze durch Belastungsminderungen abgelöst werden (siehe **Abb. 5-3**).
- *Beziehungs- oder Gruppenpflege:* Je vertrauter die Pflegekräfte mit den Demenzkranken sind, umso eher sind sie in der Lage, die bewohnerspezifischen Überlastungsphänomene wahrzunehmen und entsprechend darauf zu reagieren.

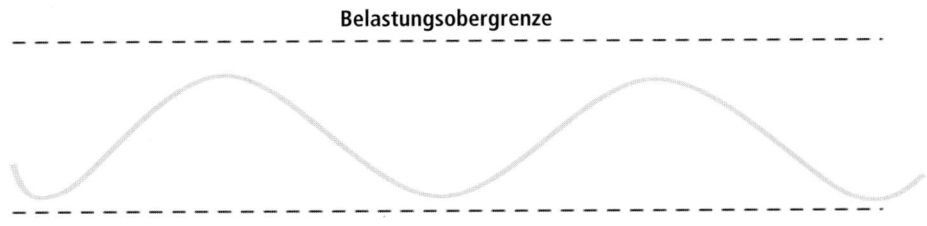

Belastungsobergrenze

Belastungsuntergrenze

Abbildung 5-3: Belastungsverhalten ohne Symptome der Überforderung

Folgende Beispiele aus Einrichtungen der stationären Altenhilfe verdeutlichen diese Stressbewältigungsstrategie mittels Ruhephasen:

Praxisbeispiele

- Eine Bewohnerin verweigerte die Nahrungsaufnahme nach der Körperpflege (Kopf abwenden, Mund geschlossen halten). Daraufhin unterbrach der Pfleger die Pflegehandlung, erledigte andere, vielleicht hauswirtschaftliche Tätigkeiten, und setzte dann nach einigen Minuten die Pflege in Gestalt der Nahrungseingabe fort. Die Bewohnerin ließ dies dann geschehen.

- Ein Bewohner ließ sich nach dem morgendlichen Waschen und Ankleiden nicht rasieren. Er wandte sich ab. Erst nach einer Weile, die mit Aufräumarbeiten ausgefüllt wurde, beruhigte sich der Bewohner und ließ sich daraufhin rasieren.

- Nach dem Waschen sollte der Bewohnerin eine Insulinspritze gegeben werden. Dies war zuviel für sie. Sie wehrte ab, so dass eine Beruhigungsphase erforderlich war.

- Bei einer bettlägerigen Bewohnerin sollte nach dem Waschen gleich die Lagerung durchgeführt werden, doch dies konnte sie nicht mehr verarbeiten. Erst nach einer Unterbrechung von mehreren Minuten konnte die Pflege wieder aufgenommen werden.

Anhand dieser Beispiele lässt sich die beschriebene dreiteilige Vorgehensweise (Wahrnehmen, Interpretieren und Reagieren) belegen:

- Die Verhaltensveränderung (z. B. Kopf wegdrehen) wurde wahrgenommen.
- Dieses Verhalten wurde als ein Stresssymptom interpretiert.
- Die folgerichtige Reaktion bestand aus Unterbrechung der Pflegehandlung, damit sich die Bewohnerin beruhigen konnte.

Praxistipp

Den Beispielen kann außerdem entnommen werden, dass die Pflege intervallartig aus Pflegehandlungen und Pflegeunterbrechungen besteht. Diesen Rhythmus gilt es bei Planung der Pflegehandlungen zu berücksichtigen, um Leerlauf oder Perioden des Wartens zu vermeiden.

In den angeführten Beispielen konnte dies in den Phasen der Beruhigung der Bewohner durch einen Wechsel von bewohnernahen Tätigkeiten (Pflegehandlungen) hin zu bewohnerfernen Handlungen (hauswirtschaftliche, organisatorische und andere Tätigkeiten) vollzogen werden.

Die Grundregel in der Pflegeorganisation lautet demnach hierbei, dass die Auszeiten der Bewohner zur Stressregulation für die Pflegekräfte lediglich einen Tätigkeitswechsel bedeuten.

5.5.2 Gespräche führen

Menschen sind soziale Wesen. Sie sind auf das Miteinander nicht nur zum Überleben, sondern auch zur Bestätigung und Vergewisserung der personalen Identität angewiesen. Der zwischenmenschliche Umgang vollzieht sich in verbalen und nonverbalen Gestaltungsformen. Das Reden und Gespräche führen besitzt hierbei eine vielschichtige Bedeutung: es drückt Nähe oder Distanz, Gleichheit oder auch Über- und Unterordnung aus. Es kann verletzen, ausgrenzen, aber auch bestätigen und einbinden.

Bei der Pflege Demenzkranker besitzen Gespräche aufgrund der ständigen Unsicherheit und Furcht der Betroffenen in mehrfacher Hinsicht kompensatorischen Charakter. Durch Gespräche wird der Kontakt hergestellt. Es entsteht Vertrautheit zwischen Pflegekraft und Bewohner, welche die Voraussetzung für die Pflegeinteraktionen darstellt.

Zusätzlich haben die Gespräche eine beruhigende Wirkung. Sie stärken die Persönlichkeit des Angesprochenen, erhöhen somit das Wohlbefinden und bieten auch noch Gelegenheit zur Ablenkung von unangenehm empfundenen Situationen während der Pflege.

Praxistipp

Ein entscheidender Faktor hierbei besteht in der Funktion des Gespräches, Widerstände, Abwehr, Abneigungen und auch Unsicherheiten bezüglich der Pflege abzubauen bzw. stark zu vermindern.

Gespräche können somit als Brücken, Verknüpfungselemente und auch Zugangsweisen verstanden werden, die den Bewohner mit der Pflegekraft und damit auch mit den Pflegehandlungen verbindet.

Pflegekräfte haben intuitiv diese Wirkkräfte des Gesprächs im Umgang mit Demenzkranken erkannt und in ihre Interaktionsformen vor und während der Pflegehandlungen integriert. Inhaltlich sind vor allem Themen ausgewählt worden, die für beide Seiten von Interesse und Bedeutung sind.

Folgende Gesprächsinhalte und Themen sind als Beispiele aus der Praxis der Pflege im Heim angeführt worden:

Praxisbeispiele

- Eine Pflegekraft hat zu Hause einen Hund und weiß von der Bewohnerin, dass sie früher auch einen Hund als Haustier besessen hatte. So erzählt sie vor und während der Pflege von ihrem Hund und gibt der Bewohnerin gleichzeitig Gelegenheit, über ihren Hund mit all seinen Freuden und auch Probleme für die Hundehalterin in längst vergangenen Tagen zu berichten.

- Auch Gespräche über alltägliche Verrichtungen im Haushalt aus der Vergangenheit (Kohlen aus dem Keller holen, Ofen heizen u. a.) und der Gegenwart bieten Inhalte mit interessanten Themen.

- Neben Haustieren und Haushaltsführung bieten Gespräche über die Erziehung der Kinder ein weites Spektrum an Themen, die von der Pflegekraft und den Bewohnern aufgrund der Lebenserfahrung in diesem Bereich von gemeinsamer Bedeutung sind.

- In eher ländlichen Gebieten wurde von Gesprächsthemen über Haus und Hof wie Stall- und Gartenarbeiten, aber auch Handarbeiten und der Haushaltsführung auf dem Hof berichtet.

- Berichtet hingegen wurde auch, dass manchmal mit Bewohnern nur geredet wird, egal über was. Und zwar ausschließlich mit dem Ziel, den Angesprochenen abzulenken, sodass die pflegerischen Handlungen durchgeführt werden können, denen er sich sonst strikt widersetzen würde.

Diese Beispiele zeigen recht deutlich, dass hier spontan Gesprächsinhalte aus dem Alltag, dem Fundus der gemeinsamen Lebenserfahrung und auch der gemeinsamen Interessen gewählt wurden.

Von den Gesprächen profitieren nicht nur die Demenzkranken, indem sie Aufmerksamkeit, Zuwendung und Anregung von dem Gesprächspartner erfahren, sondern auch die Pflegekräfte, die hierbei ihre Erfahrungen, Eindrücke und Interessen in das Gespräch einbringen können. Es sind somit größtenteils typische Alltagsgespräche, quasi von Mensch zu Mensch, die auch außerhalb des Heimes praktiziert werden.

Erkenntnis

Dieser Sachverhalt soll hier ausdrücklich betont werden, denn je spontaner und damit auch intuitiver Pflegekräfte im Umgang mit Demenzkranken agieren können, umso verhaltenssicherer und souveräner gestaltet sich ihr Auftreten.

5.5.3 Komplimente machen

Eine weitere Strategie im Umgang mit der Pflegeverweigerung besteht in dem Vorgehen «Komplimente machen».

«Komplimente machen» kann als eine alltagstypische und gleichzeitig universelle Interaktionsweise in den zwischenmenschlichen Beziehungen aufgefasst werden, die zu allen Zeiten in allen Kulturen praktiziert wurde und wird.

Wer Komplimente macht, möchte in der Regel das Wohlwollen, die Gunst und manchmal auch nur die Aufmerksamkeit seines Interaktionspartners erzielen. Denn

Komplimente steigern meist die Stimmung und das Selbstwertgefühl des Adressaten. Hierdurch erhält der Kontakt positive Gefühlsaspekte und erleichtert dadurch auch die weitere Fortführung der Interaktion.

Es kann nachvollzogen werden, dass diese Wirkkräfte der Komplimente im zwischenmenschlichen Bereich besonders bei Demenzkranken voll zur Geltung gelangen, denn diese Personengruppe ist besonders aus verschiedenen krankheitsbedingten Faktoren für die emotionale Zuwendung geradezu prädestiniert:

• Demenzkranke sind aufgrund ihrer geistigen Einbußen in ihrem Selbstbild meist stark verunsichert, so dass sie sehr für jede Bestärkung und Anerkennung empfänglich sind. Das Kompliment stärkt somit ihre Identität.

• Durch das Kompliment wird der Kontakt und damit auch die Beziehung zwischen Pflegekraft und Bewohner gefestigt und gleichzeitig auch positiv gestimmt. Hierdurch erhält die Pflegekraft Zugang zum Bewohner, das Kompliment dient somit auch als soziale oder kommunikative Brücke zwischen den beiden.

• Und letztlich besitzen Komplimente auch den Charakter einer Ablenkung von den ungeliebten Pflegehandlungen.

Folgende Beispiele aus der Pflegepraxis in den Heimen sind genannt worden:

Praxisbeispiele

• Eine Bewohnerin zeigt Abwehr bezüglich der Pflege. Die Pflegekraft macht ihr Komplimente: «Sie sehen aber heute gut aus» oder «Ihre Frisur ist prima». Die Angesprochene reagiert erfreut auf diese Ansprache und gibt ihren Widerstand gegen die Pflegehandlungen auf.

• Eine Bewohnerin wird mit «Prinzessin» angeredet und zusätzlich wird ihr Nachthemd, das ihr Hochzeitsnachthemd ist und auf das sie daher sehr stolz ist, gelobt (schöne Rüschen etc.). Dadurch verliert die Angesprochene ihre persönlichkeitsbedingte Verzagtheit und Unsicherheit und fasst Vertrauen zur Pflegekraft.

Es bedarf bezüglich der Verwendung von Komplimenten jedoch an dieser Stelle noch einiger Hinweise:

Obwohl «Komplimente machen» eine universelle und damit quasi angeborene Verhaltensstrategie im zwischenmenschlichen Bereich darstellt, ist nicht jeder zu diesem Verhalten geeignet. Nüchterne, eher sachlich ausgerichtete Mitarbeiter würden sich hierbei bestimmt schwer tun.Positiv gewendet bedeutet dies, dass die Pflegekraft das erforderliche Gespür für die Aufgeschlossenheit und Empfänglichkeit des angesprochenen Bewohners bezüglich der verbalen Aufwertungen besitzen sollte.

Darüber hinaus sollte die Pflegekraft geradezu Spaß an «Komplimente machen» besitzen, denn dieses Bemühen, anderen durch Komplimente eine Freude zu machen, wird sich auch in Tonfall, Gestik, Mimik und Körperhaltung ausdrücken.

Die Echtheit des Gefühls ist hierbei die Grundlage, denn Demenzkranke besitzen vor allem die Sensibilität zur Unterscheidung, ob eine positive Einstellung des Gegenübers seiner Person betreffend gegeben ist, oder ob bloßes konventionelles Verhalten vorliegt.

Auch der Angesprochene, hier der demenzkranke Bewohner, sollte für Komplimente und Schmeicheleien empfänglich sein. Es wird also bestimmt auch Demenzkranke geben, die mit Komplimente nicht viel anzufangen wissen und sie eher als unnötiges Gerede oder Getue ablehnen werden.

5.5.4 Perspektiven geben

Ebenso wie «Komplimente machen» stellt die Verhaltensstrategie «Perspektiven geben» ein universelles Vorgehen dar, das überall auf der Welt im alltäglichen Leben praktiziert wird. Ebenso wie bei Menschen durch Komplimente eine Statuserhöhung oder Statusbestärkung erzielt werden kann, so entstehen durch Perspektiven Aussichten, die das Leben verschönern. Negative Perspektiven wie drohende Arbeitslosigkeit, Partnerverlust oder Krankheiten belasten die Betroffenen. Sie führen u. a. zu Angst, Unsicherheit und Depressivität.

Positive Perspektiven hingegen wie das Zusammentreffen mit geliebten Personen, Beförderung oder der lang ersehnte Urlaub können die Betroffenen beflügeln und in einen Zustand freudiger Erwartung versetzen.

All diese Verhaltens- und Reaktionsweisen treffen auch für Demenzkranke zu. Auch sie haben das Bedürfnis nach positiven Eindrücken und Erlebnissen, auch sie kennen noch das Gefühl der Vorfreude und Erwartung.

Bei Demenzkranken kommt oft noch ein wichtiger Sachverhalt hinzu, der das Mittel «Perspektiven geben» geradezu erforderlich macht: eine Begründung, warum man eigentlich morgens früh schon aufstehen sollte.

Versucht man sich morgens früh in einen demenzkranken Bewohner hinein zu versetzen, so kann man nachvollziehen, dass eigentlich hierfür keine zwingenden Gründe vorzuliegen scheinen. Warum soll man recht früh das noch warme und kuschelige Bett verlassen müssen? Es wartet weder eine Arbeit, noch eine andere Pflicht im Haushalt oder anderswo auf einen, die ein frühes Aufstehen erforderlich machen könnte.

Auch Demenzkranke mögen zur Bequemlichkeit neigen. Der bloße Hinweis auf die Stabilisierung des Kreislaufes als Grund für das Aufstehen wird von Demenzkranken bestimmt weder verstanden werden können, noch wird er höchstwahrscheinlich als überzeugendes Argument aufgefasst werden.

Pflegekräfte haben diese Problematik eines fehlenden Grundes für das frühe Aufstehen meist intuitiv erkannt und durch die Entwicklung unterschiedlicher Perspektiven zu lösen verstanden.

Die folgenden Beispiele wurden von Pflegekräften selbstständig in der alltäglichen Pflege entwickelt:

Praxisbeispiele

- Pflegekräfte bieten häufig das bevorstehende Frühstück als eine Perspektive an, die ein Aufstehen mitsamt Morgenpflege lohnen würde. Meist wird dabei auf bestimmte Details verwiesen wie der noch heiße Kaffee, der kalt zu werden droht, wenn man noch zu lange im Bett bliebe. Oder die knusprigen Brötchen, frisch vom Bäcker, die möglichst bald gegessen werden sollten. Diese Perspektiven überzeugen die Angesprochenen.

- Rauchern wird morgens in Aussicht gestellt, nach der Morgenpflege eine Zigarette rauchen zu dürfen. Dass dies natürlich aus Aspekten des Brandschutzes im Bett nicht möglich sei, wird erläutert und auch von den Betroffenen verstanden und akzeptiert.

- Anderen Bewohnern, von denen man weiß, dass sie gerne Süßigkeiten essen, wird das Angebot unterbreitet, nach dem Aufstehen ein Stück Schokolade zu bekommen. Auch hier wird erklärt, dass dies im Bett aus hygienischen Gründen höchst ungeschickt wäre.

- Eine weitere Art der Perspektive besteht aus dem Verweis auf das bereits herausgehängte Lieblingskleid der Bewohnerin, das sie doch möglichst bald anziehen möchte. Auch dieser Hinweis motiviert die Angesprochenen zur Mitwirkung beim Aufstehen und der Morgenpflege.

- Auch Suggestivfragen wie «Sie möchten doch heute recht schick angezogen sein?» oder «Sie wollen sich doch gepflegt zu den anderen Bewohnern setzen?» zeigen Perspektiven auf, die für die Demenzkranken nachvollziehbar sind. Durch den Verweis auf das ansprechende Äußere können auch Männer zu der manchmal ungeliebten Rasur überredet werden.

- Schwierigkeiten bereitet oft auch das Einsetzen des Zahnersatzes. Hier wurde mit Erfolg darauf verwiesen, dass bald ein Foto von der Bewohnerin gemacht werden würde. Pflegekräfte berichteten, dass sie in diesem Falle der Bewohnerin einen Fotoapparat zeigten, mit dem sie bald fotografieren würden. Dies überzeugte die Bewohnerin und sie ließ sich daraufhin ohne Widerstand den Zahnersatz einsetzen.

- Eine Bewohnerin wollte sich nicht waschen lassen. Daraufhin teilte ihr die Pflegekraft mit, dass bald das Wasser aus technischen Gründen abgestellt werden würde und es dann keine Möglichkeit zur morgendlichen Pflege mehr gäbe. Dieses Argument überzeugte die Angesprochene.

Diese Beispiele zeigen, dass es den Pflegekräften aufgrund ihres Einfühlungsvermögens und auch ihrer Erfahrung im Umgang mit den Demenzkranken gelingt, die spezifischen Bedürfnisse, Vorlieben und auch Schwächen der Bewohner herauszufinden.

Auch hier bedarf es wieder des Hinweises, dass für das «Perspektiven geben» einige persönliche und kommunikative Fähigkeiten vorausgesetzt werden sollten. Denn es ist oft gar nicht so einfach, andere Personen und speziell Demenzkranke zu teils als unangenehm empfundenen Handlungen und Aktivitäten zu motivieren.

Perspektiven für Demenzkranke müssen konkret und praxisnah sein: ein gepflegtes Äußeres, zu erwartende Aufmerksamkeit und Anerkennung des sozialen Umfeldes oder Formen des leiblichen Wohlbefindens wie Genussmittel werden von den Angesprochenen verstanden und auch akzeptiert.

Damit die Perspektive in das Bewusstsein der Demenzkranken Eingang finden kann, bedarf es auch ein bestimmtes Maß an kommunikativem Vermögen. Auch Eindringlichkeit und manchmal den Eindruck der Begeisterung muss die Pflegekraft zeigen, damit die Perspektive beim Bewohner regelrecht «lebendig» wird und ihn zum Mitwirken anregt. Nur wenn die Pflegekraft zu überzeugen versteht, kann der Funke, hier die Perspektive, zum Demenzkranken überspringen.

Dies fällt Pflegekräften im Allgemeinen nicht allzu schwer. Denn Einfühlungsvermögen, Sensibilität und auch Intuition sind neben der Kenntnis des Bewohners mit seinen spezifischen Persönlichkeitsstrukturen völlig ausreichend für dieses Vorgehen.

5.5.5 Entscheidungsfreiheit einräumen

Selbstbestimmung in bestimmten Bereichen des täglichen Lebens ist ein essentieller Bestandteil des humanen Wertekatalogs in modernen Gesellschaften der westlichen Welt. Sie ist im Bereich der individuellen Lebensgestaltung derart zur Selbstverständlichkeit geworden, dass man sich ihrer erst bei einer Einschränkung oder Verletzung bewusst wird.

Wird das Selbstbestimmungsrecht jedoch ohne sachliche Notwendigkeit oder Erfordernis beschnitten oder gar verwehrt, so entstehen Empfindungen der Irritation und des Unbehagens. Das Selbstwertgefühl gerät durch die Erfahrung, in der Gestaltung der Lebensführung eingeschränkt zu werden, ins Wanken.

Demenzkranke haben sich in bestimmten Situationen noch das Bewusstsein erhalten, über bestimmte Aspekte ihrer Lebensgestaltung selbst entscheiden zu wollen. Denn diese Autonomie im privaten Bereich war Bestandteil ihrer jahrzehntelangen Lebensführung.

Auch bei ihnen würde eine Verletzung dieser Freiheitsrechte zu Unterlegenheits- und Minderwertigkeitsempfindungen führen.

Beispiele aus der Praxis in den Heimen:

Praxisbeispiele

- Eine Bewohnerin teilt der Pflegekraft mit, dass sie noch nicht aufstehen möchte. Die Pflegekraft antwortet daraufhin, dass sie in 15 Minuten wiederkäme und dann mit der Pflege beginnen möchte. Nach der Wiederkehr der Pflegekraft war dann die Bewohnerin bereit aufzustehen.

- Eine Bewohnerin wollte noch nicht aufstehen. Die Pflegekraft akzeptierte die Entscheidung und beschäftigte sich mit anderen Tätigkeiten im Zimmer oder pflegte die Mitbewohnerin. Nach einigen Minuten fragte sie wieder, worauf die Bewohnerin sich bereit erklärte, sich pflegen zu lassen.

Diese Beispiele beschränken sich auf den Gegenstandsbereich «Bereitschaft und Akzeptanz für die Pflege» bei den Demenzkranken zu wecken. Doch gibt es im Bereich der Pflege und Betreuung eine Reihe von Möglichkeiten, Demenzkranke Entscheidungen über Aspekte der Lebensgestaltung treffen zu lassen.

Beispiele für Entscheidungen bestehen bei der Tagesgestaltung (Aufstehen, Zubettgehen, Eigenbeschäftigung u. a.), der Auswahl der Kleidung, dem Essen und des Aufenthaltsortes innerhalb der Einrichtung.

Einschränkungen des Entscheidungsspielraumes für Demenzkranke werden durch die Aufsichts- und Fürsorgepflicht und den Gefahren durch selbstgefährdendes Verhalten vorgegeben.

5.5.6 Nachahmung anregen

Es wird immer wieder beobachtet, dass Demenzkranke häufig zu bestimmten Tätigkeiten, zu denen sie aufgefordert werden, gar nicht mehr fähig sind, weil sie die Aufforderung hierzu nicht mehr verstehen. Der hirnphysiologische Abbauprozess schmälert mit dem Fortschreiten der Erkrankung die Fähigkeit zum Verstehen verbaler Äußerungen und auch zum Verstehen der situativen Gegebenheiten.

Pflegekräfte haben in diesem Zusammenhang teils zufällig, teils gezielt Umgangsstile entwickelt, die auf Aktivierung des angeborenen Nachahmungsverhaltens ausgerichtet sind.

Es liegt seit einiger Zeit die Erkenntnis vor, dass ein Säugling wenige Wochen nach seiner Geburt bereits zur Nachahmung fähig ist. Dieses angeborene Vermögen bleibt beim Menschen zeitlebens erhalten.

Die Pflegestrategie besteht somit aus dem Vormachen der Pflegekraft und dem Nachahmen des Demenzkranken.

Die angeführten Beispiele belegen die Wirksamkeit des Nachahmungseffektes auch bei Demenzkranken im fortgeschrittenen Stadium:

Praxisbeispiele

- Eine Bewohnerin ist nicht zum Essen bereit, sie verweigert die Hilfe beim Essen. Die Pflegekraft isst hierauf in Gegenwart der Bewohnerin. Dies regt die Bewohnerin an, sie scheint Appetit zu bekommen und lässt sich beim Essen helfen.

- Eine Bewohnerin hat Schwierigkeiten, die Aufforderung der Pflegekraft, den Mund zu öffnen, zu verstehen. Die Pflegekraft macht daraufhin ihren Mund weit auf, worauf die Bewohnerin es ihr nachmacht und auch ihren Mund öffnet. Die Pflegekraft kann daraufhin mit der Hilfe beim Essen beginnen.

- Eine Bewohnerin trinkt sehr wenig und vergisst dies auch immer wieder, selbst wenn ein gefülltes Glas vor ihr steht. Spricht man sie darauf an, gibt sie sich immer sehr bescheiden und sagt, sie hätte bereits getrunken. Stößt man jedoch mit ihr an bzw. prostet ihr zu «Zum Wohl, Frau Soundso!», dann geht sie auf diese gesellschaftliche Geste ein und trinkt mit.

Diese Beispiele zeigen, wie Pflegekräfte intuitiv die Kommunikationsweisen wechseln, indem sie die verbale durch die nonverbale Ebene der Mitteilung ersetzen.

Dieser interaktive Anpassungsprozess an das Leistungsvermögen der Demenzkranken geschieht durch das Ausweichen auf Nonverbalität in Form der Nachahmung. Hierdurch werden die Verständnisbarrieren überwunden.

Bei dem Beispiel «Mahlzeiteneinnahme» kann ein Demenzkranker in bestimmten Fällen trotz Wahrnehmung der Nahrung, des Geschirrs und des Besteckes nicht mehr zu der Erkenntnis kommen, dass es nun um das Essen geht. Er vermag somit nicht mehr, die einzelnen Mosaiksteine zum Verhaltenssegment «Mahlzeiteneinnahme» zusammenzusetzen. Das Vormachen bietet hierbei den Schlüssel.

Praxistipp

Da Demenzkranke zunehmend die Fähigkeit zu geistigen Leistungen wie Erkennen und Schlussfolgern verlieren, sollte der Umgang gezielt auf einfachere, eher schon reflexartige Formen der Interaktion und Kommunikation wie z. B. nonverbale Verhaltensweisen ausgerichtet werden.

5.5.7 Stetigkeit und Ritualisierung

Aufgrund der hirnorganischen Abbauprozesse ist die Orientierung hinsichtlich Zeit, Ort, Person und Situation bei Demenzkranken äußerst vermindert. Auch vertraute

Personen und Gegebenheiten wieder zu erkennen, bereitet ihnen oft Schwierigkeiten, da hierfür die Verknüpfung verschiedener sensorischer Eindrücke zu einem Ganzen – zum Beispiel die Morgenpflege – erforderlich ist.

Diese für Demenzkranke oft überfordernde geistige Leistung der Erfassung der situativen Gegebenheiten (wie eine Pflegeinteraktion) kann durch Prozesse der Verstetigung vereinfacht werden. Wenn immer dieselbe Person (Gruppen- bzw. Bezugspflege) zur Pflege erscheint, bedeutet dies schon eine wahrnehmbare Stetigkeit für die Bewohner, die ihnen das Wahrnehmen und Erkennen der Pflegekraft erleichtert.

Ein weiteres Element der Stetigkeit besteht in der täglich wiederkehrenden Verwendung bestimmter Kontakt- und Begrüßungsformen, zum Beispiel bei der morgendlichen Pflege. Diese ständigen Wiederholungen spezifischer Ansprache und Interaktionen können in diesem Zusammenhang als Rituale aufgefasst werden.

Bekannte Personen mit bekannten Formen der Kontaktaufnahme erhöhen den Grad der Vertrautheit und des Erkennens. Es werden Beziehungen im Sinne von einfachen Lernprozessen hergestellt, die eine Brücke zwischen dem Bewohner, der Pflegeperson und dem Pflegeprozess bilden.

Ständig wiederkehrende Handlungsabläufe gestatten es dem Demenzkranken, sich im Sinne der Vorhersehbarkeit und Vertrautheit eingebunden zu fühlen.

Diese Rituale besitzen somit einen gewissen Signalcharakter für die Bewohner, indem sie das durch ständige Wiederholungen Erlernte mit den gegenwartsbezogenen Interaktionen verknüpfen.

Die folgenden Interaktionsmuster zwischen Pflegekraft und Demenzkranken können als Verhaltensweisen im Sinne von Ritualen aufgefasst werden, die eine Verbindung und einen Zugang zwischen den Betroffenen hergestellt haben.

Praxisbeispiele

- Eine Bewohnerin hatte einen Lieblingsspruch: «Das ist ja wunderbar, die Kuh mit dem Pferdehaar.» Wenn die Pflegekraft diesen Spruch aufsagte, lachte die Angesprochene und war sofort mit der Pflegekraft und der Situation vertraut, so dass es keine Schwierigkeiten bei der Pflege gab.

- Ein Bewohner war vertraut mit dem Ritual, dass jeden Morgen die Pflegekraft vor den Pflegehandlungen an ihn herantrat und ihn durch kräftiges Händeschütteln begrüßte.

- Einer Bewohnerin wurde vor und auch während der Pflege durch Streicheln über den Kopf gefahren. Diese Berührungen erleichterten den Zugang und hatten gleichzeitig auch eine beruhigende Wirkung.

- Eine Bewohnerin bestand darauf, geduzt und mit ihrem Vornamen «Anne» angesprochen zu werden. Sie war früher als Hausmädchen tätig gewesen und daher keine andere Anrede gewohnt.

> • Eine Bewohnerin äußerte bei einer Pflegeverweigerung morgens den Wunsch nach einer Tasse Kaffee. Daraufhin reichte ihr die Pflegekraft immer vor der Morgenpflege den Kaffee, ließ ihr Zeit, ihn in Ruhe zu trinken und begann erst dann mit der Morgenpflege.

Die Beispiele zeigen, dass es verschiedene Formen des Rituals zwischen den Interaktionspartnern gibt:

• spezifische Anreden oder vertraute Sprüche (Verbalisierungen)
• bestimmte Formen der Berührungen (Hände schütteln, übers Haar streichen)
• bestimmte Verhaltensrituale (Tasse Kaffee anbieten).

Es kann vermutet werden, dass das Spektrum an individualisierten Ritualen im Umgang mit Demenzkranken noch bei weitem umfangreicher und vielschichtiger ist als hier angeführt. Entscheidend hierbei ist jedoch, dass es Pflegekräften aufgrund ihres Einfühlungsvermögens und ihrer Erfahrung gelungen ist, Zugänge zu den Betroffenen herzustellen.

5.5.8 Ablenken durch Aktualisieren

Die bisher angeführten Formen der Kontaktaufnahme und Interaktion bilden mehr oder weniger alltägliche zwischenmenschliche Kommunikationsformen.

Gespräche führen, Komplimente machen oder Perspektiven entwickeln werden in allen Bereichen des täglichen Lebens meist spontan als Kommunikationsstile und Kommunikationsinhalte angewendet.

Die in diesem Abschnitt vorgestellten Strategien der Ablenkung hingegen werden aller Wahrscheinlichkeit nach außerhalb der Pflegeheime seltener praktiziert. Denn es handelt sich um ein Konzept, das auf die Weckung bedeutsamer und positiver Erinnerungen ausgerichtet ist.

Erinnerungen haben mit zunehmendem Alter eine immer größere Bedeutung, denn sie sind Lebensbilanz, Orientierungsrahmen und psychische Stütze in einem. Sie geben Halt und sind der Inhalt, über den alte Menschen nachdenken und nachsinnen.

Auch Demenzkranke sind für Erinnerungen und das Nachsinnen vergangener Lebensabschnitte empfänglich und aufgrund ihres teils noch intakten Langzeitgedächtnisses hierzu auch fähig. Dieses Vermögen alter Menschen kann nun bei Demenzkranken zusätzlich zur Ablenkung von den als unangenehm empfundenen Pflegeinteraktionen herangezogen werden.

Durch das Gespräch über vergangene Phasen seines Lebens richtet sich nämlich die äußerst begrenzte Aufmerksamkeit des Demenzkranken auf diese lebensgeschichtlichen Ereignisse, über die er zu erzählen und zu berichten weiß. Hierüber vergisst er die unmittelbare Gegenwart der Pflegeinteraktion (siehe **Abb. 5-4**).

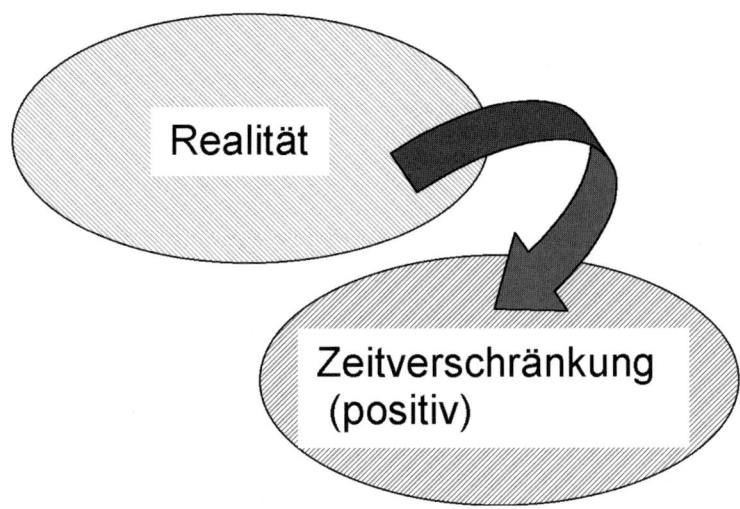

Abbildung 5-4: Ablenkungsstrategie mittels Zeitverschränkung

An verschiedenen Beispielen aus den Heimen wird dieses Vorgehen dargestellt:

Praxisbeispiele

- Eine Pflegekraft weiß um den früheren beruflichen Kontext einer demenz-kranken Bewohnerin (Hutmacherin mit eigenem Geschäft), die sich meist aus einem Schamgefühl nicht pflegen lassen möchte. Bevor die Pflegekraft mit der Pflege beginnt, wird die Bewohnerin mit ihrer Vergangenheit konfrontiert, indem die Mitarbeiterin ihr fast schon ritualisiert immer dieselben Fragen über ihre Tätigkeit und ihr Geschäft (Hutmoden, Kunden, Umsatz etc.) stellt. Während die Bewohnerin enthusiastisch über ihr Leben berichtet, wird sie gleichzeitig gewaschen und an- oder ausgezogen, ohne dass sie sich dagegen sträubt.

- Frühere berufliche Positionen sind oft als Ablenkungskonzept angewendet wor-den, um jemand in die Vergangenheit «entführen» zu können, damit die Gegen-wart für die Zeit der Pflege vergessen wird. Genannt wurden u. a. «die Kinobe-sitzerin», «die Hebamme», «die Krankenschwester», «die Garten- und Stallarbeit einer Bäuerin», «der Schreiner».

- Angeführt wurden von den Pflegekräften des Weiteren auch Inhalte wie Frei-zeitbeschäftigungen, die für die Bewohner eine relativ große Bedeutung hatten: u. a. «der Sportler», «der Boxer», «der Taubenzüchter» und die Handarbeiten wie Stricken und Häkeln.

Aus diesen Beispielen lassen sich folgende Schlüsse ziehen:

- Es wurden nur emotional positiv gefärbte Lebensereignisse angeführt, die auf einen gesellschaftlich anerkannten Sozialstatus (Beruf) oder auf besondere körperliche und geistige Aktivitäten (z. B. Sport mit Auszeichnungen verbunden) verwiesen. Hierüber berichteten die Bewohner mit Eindringlichkeit und Freude, denn durch diese Erinnerungen wurden sie sich der schönen Seiten ihres Lebens bewusst.
- Es wurden nie negative oder schmerzhafte Erlebnisse der Bewohner angesprochen. Dies sollte auch tunlichst vermieden werden! Denn Erinnerungen z. B. an Krieg, Vertreibung oder Partnerverlust wachzurufen, versetzt die Angesprochenen meist in tiefste Verzweiflung und Kummer.
- Die Lebensgeschichte des Demenzkranken bietet Anhaltspunkte zu einer temporären Ablenkung. Darüber hinaus kann man durch das Ansprechen positiver Ereignisse aus der Vergangenheit bei den Betroffenen Gefühle der Freude, Zufriedenheit und auch des persönlichen Stolzes auf eigene Leistungen wecken.

Doch nicht immer ist den Pflegekräften die Lebensgeschichte bekannt.

In diesen Fällen wissen sie sich manchmal wie folgt zu helfen:

Praxisbeispiele

- Bewohner haben oft Familienbilder auf dem Nachttisch stehen oder an der Wand hängen. Pflegekräfte zeigen in diesem Falle auf die Bilder und fragen nach den abgebildeten Personen, meist nähere Angehörige wie Ehepartner, Kinder oder Eltern der Angesprochenen. Durch diese Gespräche werden die Betroffenen regelrecht in die familiäre Welt der Vergangenheit versetzt und vergessen somit die beabsichtigte Pflegeverweigerung oder Abwehr.

- Auch Urlaubsbilder auf dem Nachttisch oder an der Wand lassen sich als Anlass zu einem eingehenden und damit auch ablenkenden Gespräch verwenden, wie Pflegekräfte wiederholt berichteten. Auch über die schöne Urlaubszeit längst vergangener Tage erzählen die Bewohner gern und mit Engagement.

Erinnerungen sind für alte Menschen meist ein immaterieller Reichtum, der oft den Grundstock für die Identität und das Selbstwertgefühl bildet. Aus den Erinnerungen heraus lassen sich für alte Menschen die gegenwärtigen Lebensverhältnisse erklären und auch annehmen. Erinnerungen rufen somit auch Gefühle des Wohlbefindens und der Lebenszufriedenheit hervor.

Auch Demenzkranken sollte möglichst oft Gelegenheit zu diesen Empfindungen gegeben werden. Wenn dann noch zusätzlich die Möglichkeit besteht, die Betroffenen von ihren unangenehmen Lebenssituationen abzulenken, dann entsteht für sie ein doppelter Gewinn.

5.6 Demenzspezifische Pflegeaspekte

Wie bereits an verschiedenen anderen Stellen eingehend erläutert (siehe u. a. die Abschnitte 2.2.2.3 und 5.3.1.4), ist die Pflege Demenzkranker ein höchst sensibler und gleichzeitig zerbrechlicher Prozess, denn hier stoßen zwei Lebenswelten unmittelbar aufeinander, so nah wie nur körperliche Berührungen sein können: Die Lebenswelt der Demenzkranken und die Arbeitswelt der Pflegekräfte.

Beide Welten haben ihre eigenen Gesetzmäßigkeiten und Eigentümlichkeiten, doch es bestehen auch eine Reihe von Überschneidungen. Diese erlauben es, dass die Kontakte zwischen Pflegekraft und Demenzkranken harmonisch und meist konfliktfrei gestaltet werden können.

Eine Eigenheit der Demenzpflege besteht in der Ungleichgewichtigkeit der Anpassungsfähigkeit der Teilnehmer: Während der Demenzkranke aufgrund der krankheitsbedingten hirnphysiologischen Einbußen über eine äußerst geringe Flexibilität und Umweltkompetenz verfügt, verfügt die Pflegekraft über ein recht umfangreiches Spektrum an Kommunikations- und Umgangsstilen. Diese bieten ihr vielerlei Möglichkeiten zur Anpassung an das reduzierte Leistungs- und Reaktionsvermögen der Demenzkranken.

Erkenntnis

Demenzpflege ist ihrem Wesen nach auch eine «Anpassungspflege» im Sinne von Kompensationsleistungen. Denn Demenzpflege sollte sich immer an dem Leistungs- und Bewältigungsvermögen der Betroffenen ausrichten.

In den folgenden Abschnitten werden einige Aspekte dieser Anpassungsprozesse an das Verarbeitungs- und Leistungsvermögen der Demenzkranken dargestellt.

5.6.1 Mehrdimensionale Vorgehensweisen

Demenzkranke sind aufgrund der hirnphysiologischen Abbauprozesse in verschiedenen Bereichen des geistigen Leistungsvermögens wie dem Gedächtnis, der Wahrnehmung und der Konzentration stark beeinträchtigt. Diese Minderleistungen sind in der Pflege als krankheitsbedingte Faktoren zu berücksichtigen und durch eine Reihe von zusätzlichen Interaktions- und Umgangsformen auszugleichen. Des Weiteren gilt es zu berücksichtigen, dass Demenzkranke aufgrund dieser eingeschränkten Umweltkompetenz häufig u. a. verängstigt, verunsichert oder verzweifelt sind.

Zwei Dimensionen stehen somit bei der Kommunikation mit Demenzkranken im Mittelpunkt:

• Verdichtung und Verstärkung zum Ausgleich der geistigen Einbußen
• Vertrauen und Sicherheit zum Ausgleich der Unsicherheit und Furcht.

5.6.1.1 Verdichtung und Verstärkung

Das Hauptsymptom der Demenzen vom Alzheimer Typ besteht in den Gedächtnis-einbußen, überwiegend im Bereich des Kurzzeitgedächtnisses. Diese Störungen be-einträchtigen gravierend die Konzentrationsfähigkeit und Aufmerksamkeit der Be-troffenen. Eine Kommunikation im herkömmlichen Sinne bedeutet für sie meist eine Überforderung, der sie sich oft nicht gewachsen fühlen.

Eine bloße verbale Äußerung seitens der Pflegekraft als Aufforderung, Bitte oder Hinweis kann von den Angesprochenen meist nur noch unvollständig oder manch-mal auch gar nicht mehr geistig erfasst und verarbeitet werden. Aus diesem Grunde muss eine Verdichtung, Verstärkung und damit auch Mehrdimensionalität der Inter-aktion herbeigeführt werden. Sprechen zwei geistig unbeeinträchtigte Personen mit-einander, so reichen die akustischen Signale völlig aus, um eine Botschaft oder Aus-sage weiterzugeben. Bei Demenzkranken hingegen würden die akustischen Signale allein die Botschaft nicht weiter tragen können. Daher gilt es hierbei, weitere Sinne in die Kommunikation einzubeziehen: Das Auge und den Tastsinn.

Folgende Erkenntnisse und Erfahrungen über die Kommunikation mit Demenz-kranken liegen bereits vor:

Im verbalen Bereich:

- langsam und deutlich sprechen, möglichst kurze Sätze mit eindeutiger Aussage verwenden
- Bewohner mehrfach mit vertrauten Namen ansprechen (es kann auch der Vorname sein), damit ihm immer wieder bewusst gemacht werden kann, dass er gemeint ist
- falls möglich, im gleichen Dialekt oder der gleichen Milieusprache sprechen. Ein Beispiel aus der Praxis: Ein Stahlarbeiter ist einen rauen und direkten Umgangston gewöhnt und würde sich bei beflissentlichen und höflichen Ansprachen einfach nicht angesprochen fühlen und somit auch gar nicht erst versuchen zuzuhören.
- Abstand: Näher bei der Ansprache an den Bewohner herangehen, da durch die Beeinträchtigung der Sinnesorgane (Augen und Ohren) sonst die Botschaft senso-risch den Empfänger nicht erreichen würde. Es wird allgemein ein ungefährer Abstand von etwa 50 cm empfohlen.

Im nonverbalen Bereich:

- den Bewohner möglichst immer von vorne ansprechen, nicht von der Seite oder von hinten
- Augenkontakt herstellen und möglichst auch aufrecht erhalten. Untersuchungen haben gezeigt, dass hierdurch die Aufmerksamkeit erhöht wird.
- Die Aussagen durch Gesten, Mimik und dem Zeigen vertrauter Gegenstände ver-stärken. Wenn eine Demenzkranke gebadet werden soll und man zeigt ihr ihren Bademantel, ihren vertrauten Schwamm und lässt sie an der Badeessenz riechen, dann wird sie die Botschaft verstehen. Eine Regel bei der Kommunikation lautet, möglichst Verbales durch Nonverbales (Gesten, Mimik, Gegenstände) zu ersetzen, da in diesem Bereich das Aufnahmevermögen noch nicht so stark beeinträchtigt ist.

- Berührungen während der Ansprache erhöhen auch, wie Studien gezeigt haben, die Aufmerksamkeit der Demenzkranken bei der Interaktion.

Das Zusammenwirken akustischer, optischer und taktiler Reize im Sinne einer Verdichtung oder Verstärkung kann ein entscheidendes Element zur Aufrechterhaltung zwischenmenschlicher Kontakte darstellen.

Davon profitieren sowohl die Pflegekraft als auch der Demenzkranke. Indem ihm die Aussagen und auch die damit verbundenen Handlungsschritte der Pflege bewusst werden, vermag er sich an die Gegebenheiten des Pflegeprozesses gemäß seinem Leistungsvermögen anzupassen. Somit kann er gegebenenfalls aus der Rolle eines passiven Empfängers von Pflegeleistungen in die Rolle eines Mitwirkenden und Mitdenkenden wechseln, der ungefähr versteht und nachzuvollziehen vermag, was um ihn und auch mit ihm in der Pflege geschieht.

5.6.1.2 Vertrauen und Sicherheit

In verschiedenen Abschnitten wurde bereits eingehend darauf hingewiesen, dass jede Pflege im Sinne von Körperpflege für Demenzkranke aufgrund ihres geringen Belastungsniveaus mit Stress verbunden ist. Ebenso wurde darauf verwiesen, dass die ständige Überforderung der Demenzkranken, ihre Lebenswelt zu verstehen, zu Gefühlen der Unsicherheit, Furcht und Depressivität führen.

Diese demenzspezifischen Verhaltens- und Reaktionsweisen sind somit bei der Pflege und Betreuung zu berücksichtigen. Es gilt, für die Betroffenen Sicherheit und Vertrauen bei diesen Interaktionen herzustellen.

Folgende Erkenntnisse und Erfahrungen liegen im Bereich der Pflege Demenzkranker bereits vor:

- Personale Stetigkeit: Pflegekraft und Bewohner müssen einander vertraut sein. Es sollte somit nach dem Prinzip der Gruppen- bzw. Beziehungspflege gearbeitet werden. Dieses Prinzip der personalen Stetigkeit ist unabdingbares Kernstück jeder Demenzpflege und -betreuung.
- Die Pflegekraft sollte in ihrem Gesichtsausdruck stets Zuwendung und Wohlwollen ausdrücken mit dem Ziel, den Adressaten hierdurch in Sicherheit zu wiegen. Es kann ein Lächeln oder Schmunzeln sein, ein Zwinkern oder freundliches Scherzen, entscheidend ist die positive Grundstimmung dem Bewohner gegenüber, die durch dieses Verhalten ausgedrückt wird.
- Pflegekräfte berichteten, dass Demenzkranke auf neutrale oder indifferente Gesichtsausdrücke der Pflegenden bereits mit Unsicherheit und leichter Furcht reagieren.
- Der Tonfall sollte auch Freundlichkeit und Zuwendung ausdrücken. Die Sprachforscherin Svenja Sachweh (2002) konnte bei Feldstudien in den Heimen belegen, dass besonders ein überaus mütterlich ausgerichteter Sprachstil und eine höhere Tonlage der Stimme bei tröstenden und beruhigenden Zuwendungen von den

Demenzkranken positiv angenommen wurde. Die Angesprochenen reagieren hierauf mit Lächeln und Lachen, ihre Gesichtszüge entspannen.

- Ein weiteres, Sicherheit und Vertrauen stiftendes Verhalten besteht aus sanften Berührungen bestimmter Körperpartien (Hand, Arm, Schulter oder Kopf). Sie signalisieren den Bewohnern Nähe und Zuwendung, Schutz und Sicherheit.

Erkenntnis

Es lässt sich das Fazit ziehen, dass eine demenzspezifische Kommunikation bei der Pflege und Betreuung ständig dem Prinzip der Verstärkung und Verdichtung der Kommunikationsinhalte und gleichzeitig der Vermittlung von Sicherheit und Vertrauen folgen muss. Die Pflege und Betreuung muss den Betroffenen als etwas Vertrautes und Alltägliches erscheinen. Dann sollten sie sich nicht fürchten oder ängstigen.

Je näher sich Pflegekraft und Demenzkranker körperlich kommen, umso stärker muss die Gewissheit bei den Bewohnern vorherrschen, dass es ausschließlich freundliche und ihnen zugewandte Personen sind, die ihren Körper an den verschiedensten Stellen während der Pflege anfassen und behandeln.

5.6.2 Vorbereitung, Anpassung und Bestärkung

Eine demenzspezifische Pflege und Betreuung erfordert auch ein an das Verarbeitungsvermögen der Betroffenen ausgerichtetes Vorgehen bei den konkreten Pflegehandlungen. Bildlich ausgedrückt lässt sich die zugrunde liegende Konzeption als ein Stufenmodell beschreiben: vorsichtig und Schritt für Schritt werden die Pflegehandlungen gemäß der jeweiligen Bewältigungskapazität des Bewohners vollzogen. Dabei sollten Geduld und Gelassenheit im zwischenmenschlichen Kontakt vorherrschen.

5.6.2.1 Vorbereitung

Wie bereits in den Kapiteln 2 und 3 ausführlich beschrieben, sind zwei Aspekte bei der Pflege und Betreuung Demenzkranker von großer Bedeutung: Die augenblickliche Tagesform des Bewohners und das Befinden der Pflegekraft bezüglich Hektik, Stress und Belastungskompetenz.

Besteht Klarheit über die beiden Aspekte, dann kann der nächste Schritt ins Auge gefasst werden: Die Kontaktaufnahme zwecks Vorbereitung des Demenzkranken auf die bevorstehende pflegerische Handlung.

Diese Vorbereitung besitzt für den Demenzkranken mehrere Inhalte, die seitens der Pflegekraft vermittelt werden sollten:

- Dem Bewohner muss verdeutlicht werden, dass die Pflegekraft ihm wohl gesonnen ist und dass sie keine Bedrohung und Gefahr darstellt. Dies kann durch Lächeln, freundlichen Tonfall und bestärkende Gestik erreicht werden (siehe Abschnitt 5.6.1). Die Pflegekraft sollte sich möglichst von vorne nähern, damit sie von dem Bewohner gesehen und möglichst auch wieder erkannt werden kann.

- Der Bewohner sollte nun auf die Pflegehandlung selbst vorbereitet werden. Es sollte dem Bewohner vergegenwärtigt werden, dass vertraute und gewohnte Handlungen mit und an ihm geschehen werden. Denn nur wenn der Demenzkranke die Angst oder Unsicherheit davor verliert, wird er auch bereit sein, etwas mit sich geschehen zu lassen bzw. bei der Pflege mitzuwirken. Wie bereits beschrieben wurde (Abschnitt 5.5.7), erleichtern Rituale und eine Verstetigung des Verhaltens bei der Pflege dem Demenzkranken das Bewusstwerden, dass hier nur etwas Alltägliches geschehen wird.

Die Vorbereitungsphase kann oft nicht von der Pflegephase klar unterschieden werden, da sich bestimmte Interaktionsweisen hierbei überschneiden. Wie in den Beispielen (siehe Abschnitt 5.5) in vielfältiger Form dargelegt wurde, wird besonders bei den Ablenkungsstrategien, die meist einen die Pflege einleitenden Charakter besitzen, bereits frühzeitig mit den Pflegehandlungen begonnen.

5.6.2.2 Anpassung und Bestätigung

Die Pflegephase ist der Zeitabschnitt, der durch körperpflegerische Handlungen zwischen Pflegekraft und Bewohner bestimmt wird. Die Pflegekraft bindet hierbei den Demenzkranken in einen Prozess von Handlungen und Verrichtungen ein. Diese sind teils verbunden mit verbalen Aufforderungen, die für ihn jedoch aufgrund seiner geistigen Einbußen oft nicht mehr vollständig nachvollziehbar sind. So erlebt er eine Person in seiner unmittelbaren Nähe, regelrecht in seiner Intimsphäre, die ihn zu bestimmten Handlungen auffordert bzw. bestimmte, ihm oft nicht erkennbare Tätigkeiten an seinem Körper verrichtet.

Unter diesen Umständen ist die Pflege für den Demenzkranken ein gravierendes Belastungserleben. Die Pflege bedeutet somit in den meisten Fällen für den Demenzkranken Überforderung und Stress (siehe u. a. Abschnitt 5.5.1.4).

Erkenntnis

Wie bereits ausgeführt, hat die Pflegekraft bei der Pflege Demenzkranker somit immer zwei Aufgabenbereiche gleichzeitig und parallel abzudecken: Pflegen und Beruhigen. In der Praxis bedeutet dies für die Interaktion: Der Bewohner wird im Pflegeprozess einerseits aktiviert (z. B. aufgefordert, etwas zu tun oder etwas an sich geschehen zu lassen) und zur gleichen Zeit beruhigt, damit ihn diese Aktivierung nicht überfordert (Siehe **Abb. 5-5** auf S. 148).

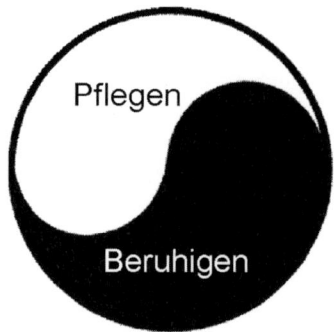

Abbildung 5-5: Einheit von Pflege und Beruhigung

Um bei Demenzkranken während der Pflege das Gefühl der Sicherheit und des Vertrauens herzustellen und aufrechtzuerhalten, haben sich folgende Strategien bewährt:

Beruhigen
Lächeln, ständiges Reden in einem freundlichen Tonfall und entsprechende Gesten bilden die Beruhigungselemente, die parallel zur Pflege geleistet werden müssen. Beruhigung ist somit im übertragenen Sinn regelrecht ein «Sicherheitsgurt» im Verlauf der Pflegehandlungen. Dies geschieht überwiegend durch ständiges freundliches Reden während der Pflege. Hierdurch wird auch der Beziehungsaspekt, die zwischenmenschliche Dimension der Pflegeinteraktion besonders betont.

Es wurde beobachtet, dass Pflegekräfte mit hoher Arbeitszufriedenheit ständig bei den Pflegehandlungen reden, ohne hierfür zusätzliche Zeit aufbringen zu müssen (Robertson et al., 1995).

Vermeidung der Überforderung
Wie bereits in Abschnitt 3.2 erläutert wurde, bildet die jeweilige Tagesform die Grundlage für das Ausmaß und die Intensität der pflegerischen Handlungen. Die Pflegekraft muss sich sicher sein, welche Anforderungen sie an den Bewohner aufgrund seines Leistungsvermögens stellen darf, ohne ihn hierbei zu überfordern.

Erkenntnis

> Hierbei gilt die Regel, dass eine Aufforderung (z. B. einen Handlungsschritt zu vollziehen) immer sofort in eine Überforderung umschlägt, wenn sie von dem Bewohner nicht bewältigt werden kann (Fenn et al., 1993; Rogers et al., 1999).

Aufteilung der Pflege
Eine Strategie zur Vermeidung einer Überforderung stellt die Aufteilung eines komplexen Handlungsmusters in kleinere überschaubare Handlungsschritte dar. Der Pflegeprozess «Ankleiden» z. B. wird in eine Reihe von einfachen Handlungssegmenten

aufgeteilt. Zu jedem einzelnen Schritt wird der Bewohner aufgefordert, so dass die Pflegekraft sofort wahrnimmt, wann die Leistungs- und gleichzeitig auch Belastungsgrenze bei dem Bewohner erreicht ist. Durch dieses schrittweise Vorgehen wird dem Bewohner auch die Konfrontation mit seinen eigenen Einbußen genommen, wenn er nur den Misserfolg eines kleinen Handlungsschrittes (z. B. Strumpf überziehen), nicht jedoch sein Versagen bei der Realisierung eines komplexen Handlungsablaufes (z. B. selbstständiges anziehen) erleben muss (Beck et al., 1993).

Praxistipp

Die Aufteilung einer konkreten Alltagshandlung in zu bewältigende Tätigkeitsabschnitte kann bei dem Demenzkranken nach Vollzug dieser Handlungen Erfolgserlebnisse auslösen.

Damit die Aufmerksamkeit und Konzentration der Demenzkranken auch für die kleinen Handlungsschritte nicht durch Reize des sozialen Umfeldes beeinträchtigt werden, gilt es solche Ablenkungspotenziale zu vermeiden.

Beruhigung an Pflegeintensität ausrichten
Ein weiterer Aspekt der Körperpflege besteht darin, dass bei intensiverem Pflegen (vollständig kompensatorische Pflege, d. h. alle Pflegeleistungen werden von der Pflegekraft verrichtet) auch intensivere Beruhigungs- und Ablenkungsbemühungen erforderlich sind. Der Grund hierfür liegt in dem erhöhten Stressniveau, dem die Bewohner ausgesetzt sind, wenn sie vollständig von Pflegekräften gepflegt werden.

Es gilt zu berücksichtigen, dass Demenzkranke ein äußerst begrenztes Aufnahme- und Verarbeitungsvermögen besitzen. Somit gelangen sie bei einem intensiven Pflegekontakt mit der Pflegekraft recht leicht an die Obergrenze ihrer Bewältigungskapazität (siehe Abschnitt 2.2.2.3).

5.6.3 Gefahren tätlicher Aggressionen

In den vorhergehenden Abschnitten sind ausführlich die verschiedenen Aspekte der Kommunikation und der Vorgehensweisen bei der Pflege Demenzkranker angeführt worden. Die folgenden Ausführungen befassen sich mit dem Gegenstandsbereich «tätliche Aggressionen» Demenzkranker den Pflegekräften gegenüber.

Die Ursachen für das Auftreten tätlicher Aggressionen bei Demenzkranken liegen überwiegend im hirnphysiologischen Abbauprozess dieser Erkrankung und deren Auswirkungen auf die zwischenmenschlichen Interaktionen.

Folgende Faktoren bezogen auf das Auftreten tätlicher Aggressionen Demenzkranker sind bisher ermittelt worden:

Hirnphysiologische Degenerationen
Die physiologischen Ursachen des tätlich aggressiven Verhaltens liegen in dem krankheitsbedingten Abbauprozess der Demenz begründet. Die Degeneration verschie-

dener Bereiche des Gehirns hat auch einen Mangel an Serotonin (Neurotransmitter) zur Folge, der Aggressivität fördert.

Wahn, Halluzination, Fehlwahrnehmung
Folgen dieser hirnphysiologischen Abbauprozesse bestehen aus den psychiatrischen Symptomen Wahn, Halluzinationen und Fehlwahrnehmungen (siehe hierzu die Abschnitte 2.2.2.3 und 2.2.2.4).

Psychopharmaka
Nebenwirkungen der Psychopharmaka vom Typus der Benzodiazepine äußern sich bei Demenzkranken in gesteigertem aggressiven Verhalten, wie medizinische Studien ergeben haben.

Schmerzzustände
Körperliche Schmerzzustände aufgrund chronischer aber auch akuter Erkrankungen bilden eine weitere Gruppe von Ursachen für das Entstehen und Auftreten aggressiver Handlungen Demenzkranker.

Untersuchungen haben ergeben, dass etwa 70 bis 80 % der Bewohner der Altenpflegeheime über Schmerzen klagen, wobei überwiegend Degenerationen im Gelenkbereich (Arthrosen u. a.) die Ursache sind (siehe hierzu auch Abschnitt 2.4).

Erkenntnis

> Tätliche Angriffe Demenzkranker gegenüber Pflegekräften sind überwiegend im Bereich der Körperpflege beobachtet worden. Es kann die These aufgestellt werden, dass das tätlich aggressive Verhalten überwiegend ein Abwehrverhalten der Demenzkranken auf nicht zu bewältigende Impulse bei den Interaktionen der Pflege darstellt. Aggressivität kann demnach als eine Reaktion auf äußere und bedrohlich wirkende Umweltfaktoren aufgefasst werden.

In den folgenden Abschnitten werden typische Situationen beim Auftreten tätlicher Aggressionen den Pflegekräften gegenüber aufgezeigt. Das Ziel besteht darin, diese Umstände bei der Pflege und Betreuung möglichst zu vermeiden.

5.6.3.1 Vermeidung von Unterbrechungen

Demenzkranke befinden sich bei den Pflegehandlungen im Zustand höchster Anspannung: Eine Person befindet sich in ihrem Nahbereich, in ihrer Intimsphäre und vollzieht unverständliche Handlungen. Wie im Abschnitt 5.6.2 beschrieben, bedarf es der ständigen Beruhigung und Vergewisserung der demenzkranken Bewohner durch gutes Zureden, Gesten, Streicheln u. a., damit sie diese für sie fast unerträglichen Zustände der Pflege ertragen können.

Demenzpflege besteht somit aus dem Doppelpack «Pflege und Beruhigung». Pflegen und Beruhigen geschieht somit gleichzeitig. Das heißt, ohne Beruhigung ist die Pflege meist gar nicht möglich, denn Demenzkranke sind mit den bloßen Pflegeinteraktionen in der Regel überfordert.

Wenn nun aus irgendeinem pflegetechnischen oder milieubezogenen Grund die Pflegehandlungen unterbrochen werden müssen, kann der betroffene Bewohner in eine äußerst krisenhafte Verfassung geraten. Durch die vorhergegangenen Pflegeinteraktionen noch in einem Zustand höchster Anspannung, wird der Demenzkranke nun völlig unvorbereitet mit dem Entzug jedweder Zuwendung in Form von Pflege und Beruhigung konfrontiert, die oft nicht zu bewältigen ist.

Die Folge dieses abrupten Kontaktabbruches durch Unterbrechung der Pflege äußert sich oft in Fehlwahrnehmungen mit wahnhaften Deutungsversuchen. Denn mit Abbruch der Pflege geht meist auch der Abbruch der Beruhigungs- und Vergewisserungsbemühungen einher. Der Demenzkranke reagiert in dieser Phase des Verlustes der Orientierung und Einbindung mit geradezu psychotischen Verhaltensweisen: Fehlwahrnehmung, wahnhafte Deutung als Gefahr und als Reaktion hierauf tätliche Aggression oder Flucht.

An zwei Beispielen aus dem Heimalltag soll dieses Reaktionsschema Demenzkranker in Überstresssituationen einer Pflegeunterbrechung gezeigt werden:

Praxisbeispiele

- Eine Pflegekraft unterbricht die Pflegehandlung, indem sie sich umdreht, um ein fehlendes Kleidungsstück aus dem Schrank zu holen. Sie wendet dabei der Bewohnerin den Rücken zu. Diese versetzt ihr einen Schlag auf den Rücken. Die Pflegekraft interpretierte diese Reaktion damit, dass die Bewohnerin vermutete, man würde ihre Sachen aus dem Schrank stehlen.

- Eine Pflegekraft musste die Pflegehandlung unterbrechen, da ein Kleidungsstück fehlte. Als sie zur Bewohnerin zurückkehrte, war diese so erregt und aggressiv, dass die Pflegehandlung nicht mehr weitergeführt werden konnte.

Für die Pflege und Betreuung Demenzkranker sind aufgrund dieses Sachverhaltes folgende Regeln zu beachten:

- Vermeidung einer Pflegeunterbrechung durch gute Vorbereitung der Pflege: u. a. Pflegeutensilien, Kleidung etc. sollten bereit liegen, Milieufaktoren in Form von Störungen oder Ablenkungen beachtet werden.
- Falls die Pflege aufgrund fehlender Utensilien nicht fortgesetzt werden kann, erst an die Befindlichkeit des Bewohners denken, ihn möglichst weiterhin beruhigen und dabei pflegerisch improvisieren. Der Kerngedanke hierbei lautet, dass keine psychisch nicht zu bewältigende Unterbrechung verbunden mit aufkommender Desorientierung entstehen darf.

Erkenntnis

Man sollte sich ständig bewusst machen, dass tätliche Angriffe Demenzkranker bei der Interaktion und Kommunikation der Pflege auftreten können.

Doch durch sensibilisiertes und überlegtes Planen und Handeln lassen sich derartige Zwischenfälle vermeiden.

5.6.3.2 Weitere Gefahrenquellen

Wie im vorhergehenden Abschnitt dargelegt, geht einem tätlichen Angriff meist eine Fehlwahrnehmung verbunden mit einer wahnhaften Verkennung voraus. Diese psychotische Realitätsverzerrung kann als eine Überforderungssymptomatik Demenzkranker aufgefasst werden, deren Ursache in physiologischen Abbauprozessen bestimmter Hirnareale besteht.

Aus der Praxis der Pflege in den Heimen sind neben der abrupten Pflegeunterbrechung zwei weitere Umstände von den Pflegekräften genannt worden, die oft Voraussetzungen für tätliche Angriffe der Demenzkranken sind:

1. Kontakte im Nahbereich der Bewohner

Praxisbeispiele

Eine Pflegekraft berichtete, dass sie beim Zubinden der Schnürsenkel von einer im Rollstuhl sitzenden Bewohnerin auf den Kopf geschlagen wurde.

Die Ursache für diese tätliche Aggression lässt sich wie folgt erklären:
Die Pflegekraft bemerkte die unverknoteten Schnürsenkel, trat auf die Bewohnerin zu, erklärte ihr den Sachverhalt und machte sich an das Zubinden der Schnürsenkel. In dieser Situation «vergaß» jedoch die Bewohnerin aufgrund ihrer Defizite im Bereich des Kurzzeitgedächtnisses die vorhergehende Ansprache der Pflegekraft. Sie bemerkte nur noch, dass sich eine Person an ihren Schuhen zu schaffen machte und geriet hierüber in Panik und Furcht. Denn sie konnte sich diese Handlung nicht erklären und vermutete demnach bereits Gefahren (Diebstahl der Schuhe oder ähnliches). Die Reaktion auf diese wahnhaft verzerrte «Gefahr» bestand aus dem tätlichen Angriff.

2. Kontakte, die für die Bewohner mit unangenehmen Erfahrungen verbunden sind

Praxisbeispiele

Eine Pflegekraft gab an, dass sie beim Schneiden der Fußnägel von der Bewohnerin geschlagen wurde.

Auch hier «vergaß» die Bewohnerin die vorhergegangene Zuwendung der Pflegekraft, verspürte nur noch den Schmerz und wehrte sich mit Vehemenz.

Bei diesen Beispielen wurden zwei wichtige Elemente der Demenzpflege vergessen:

- *Pflege ohne Beruhigung*
- *Pflege ohne Beobachtung.*

In beiden Fällen vergaßen die Pflegekräfte durch Konzentration auf die konkrete Pflegetätigkeit die Beruhigung der Demenzkranken weiterzuführen.

Pflege ohne Beruhigung im Nahbereich der Demenzkranken stellte jedoch eine nicht zu bewältigende Überforderung für die betroffene Bewohnerin dar.

Zusätzlich versäumten die Pflegekräfte die weitere Beobachtung der Demenzkranken.

Praxistipp

Bei der Pflege Demenzkranker (die mit Körperkontakt verbunden ist), gilt es besonders auf Veränderungen des Verhaltens zu achten, die als Anzeichen einer beginnenden aggressiven Handlung gedeutet werden können. In den beiden angeführten Beispielen wären das die Veränderungen im Gesichtsausdruck (ein erstarrter Gesichtsausdruck, der auf die Wahnsymptomatik hindeutet), eine Verkrampfung der Hände und Arme (z. B. das Ballen der Hände zur Faust) und ähnliches.

Diese Beobachtungen sind besonders wichtig, denn bei der Wahrnehmung bestimmter Verhaltensweisen, die auf eine beginnende Tätlichkeit hindeuten, kann in der Regel noch rechtzeitig durch Beruhigung, Unterbrechung der Pflegehandlung, Zurücktreten und Ablenkungsstrategien der sich anbahnenden Aggression entgegengewirkt werden.

5.7 Zusammenfassung

Die Pflege und Betreuung Demenzkranker besitzt Eigenheiten, die sie von Pflegeinteraktionen mit anderen Personengruppen stark unterscheidet. Das Spezifische dieser zwischenmenschlichen Kontakte besteht in dem Bemühen, Verschiedenartigkeiten in eine gemeinsame Handlungsstrategie zu integrieren. Konkret bedeutet dies, das Zusammentreffen von demenzspezifischer Lebenslogik einerseits und sachrationaler Arbeitslogik der Pflege andererseits in ein Organisationsgefüge einzubinden. Oder auch, das Zusammentreffen von personalisierter Angst und Unsicherheit mit personalen Dienstleistungserbringern zu harmonisieren. Der Gestaltungsrahmen erstreckt sich hierbei zwischen Ähnlichkeit und Verschiedenheit, zwischen Nähe und Distanz.

In den ersten beiden Abschnitten wurden die Zusammenhänge zwischen Pflege und Kommunikation und die Auswirkungen der Kommunikationsstörungen erläutert. Im dritten Abschnitt sind die Problembereiche beim Umgang mit Demenzkranken dargestellt worden, um die Verhaltenslogik bestimmter Handlungen und

Reaktionen dieser Personengruppe verstehen und nachvollziehen zu können. Überwiegend treten hierbei Minus-Komponenten auf: ein Minus und manchmal sogar ein Fehlen an Sicherheit, Vertrauen, Orientiertheit und Selbstbewusstsein der Demenzkranken wird von den Pflegekräften bei den Begegnungen erlebt. Dies führt wie beschrieben zu Pflegeverweigerung und Pflegerückzug. Diese Einstellung könnte regelrecht als eine «Pflegefurcht» bezeichnet werden.

Im vierten Abschnitt hingegen wurden die Plus-Komponenten der Pflegekräfte im Umgang mit diesem Problem oder eher Unsicherheitsverhalten der Demenzkranken beschrieben. Diese Plus-Komponenten sind überwiegend Kompetenzen in der Wahrnehmung und im Umgang, die uns als Anlagen innewohnen. Intuition, Sensibilität und Einfühlungsvermögen sind psychische und soziale Fähigkeiten der Spezies Homo sapiens, die also bereits vorhanden sind und durch Erfahrung und Reflexion nur noch vertieft und erweitert werden können. Dieses sensitive Vermögen, Empfindungen und Befindlichkeiten unserer Kommunikationspartner zu erahnen, leistet die Integration zwischen der demenzspezifischen Lebenslogik und der sachrationalen Arbeitslogik.

In den Vorgehensweisen gemäß der Doppelstrategie finden diese psychosozialen Fähigkeiten ihrem Ausdruck. Hier werden für die Demenzkranken ständig Brücken gebaut zwischen ihrem Erlebenshorizont und dem konkreten Pflegeauftrag, ohne dass die Betroffenen Einbußen an ihrem Selbstwertgefühl erleiden.

Die Kernstrategie beim Umgang mit Demenzkranken ist die Ablenkung, denn dieses Vorgehen bietet ein Höchstmaß an Beeinflussung im Sinne der Stabilisierung der Lebenswelt der Betroffenen.

Ablenkung beinhaltet die gezielte Bewusstseinsveränderung so, dass Negatives, Belastendes und Angstmachendes durch neue, positiv gefärbte Impulse und Sinneseindrücke ersetzt werden.

Im fünften Abschnitt wurden Beispiele aus dem umfangreichen Spektrum zwischenmenschlicher Kommunikation vorgestellt, die sowohl im alltäglichen Leben als auch im Umgang mit Demenzkranken angewendet werden. Es handelt sich um Kontaktformen, die spontan, also unbewusst ohne Planung und Reflexion praktiziert werden. Und genau wie diese Umgangsweisen «aus dem Bauch heraus» angewendet werden, so werden sie auch von den Bewohnern verstanden und aufgenommen. Demenzkranke besitzen somit noch die Kompetenz zur angemessenen Interaktion oder Kommunikation, wie die Vielzahl an angeführten Beispielen belegt. Sie verstehen die Botschaften und freuen sich über die Interaktionen, denn sie vermitteln ihnen das Gefühl, in ihrer personalen Identität anerkannt und akzeptiert zu sein.

Scherzen, Lachen, Komplimente machen und vieles mehr versinnbildlicht spontane und ungezwungene Zwischenmenschlichkeit. Es drückt die Nähe aus, die zwischen den Interaktionspartnern entstanden ist.

Im sechsten Abschnitt steht die direkte Pflegeinteraktion, das körperliche Interagieren zwischen Pflegekraft und Demenzkrankem, im Mittelpunkt. Diese Interaktionen verlaufen meist nicht nach einem festen Schema, sondern sie werden u. a. von der Tagesform und dem Stand des Abbauprozesses beeinflusst. Die konkrete Morgenpflege eines Demenzkranken kann sich somit je nach der Veränderung des Bewohners von Tag zu Tag verschieden gestalten.

Demenzpflege ist ihrem Wesen nach eine «Anpassungspflege», bei der im Idealfall immer Kompensationsleistungen zu dem gerade noch vorliegenden Leistungsvermögen der Demenzkranken erbracht werden.

Demenzpflege besitzt als Kernelement u. a. eine mehrdimensionale Kommunikation bei der Vorbereitung und Durchführung der Pflege. Das heißt, es werden über die verbale Kommunikation hinaus verstärkende und verdichtende Kommunikationselemente wie Augenkontakt herstellen und aufrecht erhalten, Berührungen bei der Ansprache und der Einsatz von Gesten und das Zeigen von Utensilien angewendet.

Ein weiteres Kernelement der Demenzpflege besteht in der Erweiterung um den Faktor ständige Beruhigung. Denn Körperpflege bei Demenzkranken ist immer gleichzeitig auch mit Stress und Überforderung der Bewohner verbunden. Dieser Sachverhalt wird Pflegekräften dann bewusst, wenn sie aus irgendeinem Grund die Pflege unterbrechen. Oft geraten dann die Demenzkranken in den nicht mehr zu verarbeitenden Zustand eines Überstresses, der sich leicht in wahnhaften Verkennungen und tätlichen Aggressionen äußert.

Zum Abschluss dieses Kapitels bedarf es noch einiger kurzer Anmerkungen über den Stellenwert der Ausbildung, Weiterbildung oder Qualifikation der Pflegekräfte im Bereich der Demenzpflege.

Aus den vorliegenden Ausführungen ließe sich ohne Schwierigkeiten der Schluss ziehen, dass es zur Demenzpflege keiner weiteren Ausbildung oder Qualifizierung bedarf. Denn über Intuition, Sensitivität und Einfühlungsvermögen verfügt aufgrund der Veranlagungen jeder. Gemäß dem Motto: «Herzensbildung» schlägt «fachliche Bildung», bräuchte man also bei der Pflege und Betreuung nur seinen Eingebungen und seinem Gespür zu folgen. Beispiele aus der Praxis der Heime belegen diesen Sachverhalt, dass nämlich unausgebildete Pflegehilfskräfte oft einen besseren Umgang mit den Demenzkranken pflegen können als Fachpflegekräfte.

Auch eine Untersuchung aus Schweden zeigt, dass *bloßes Nachdenken* im Sinne einer reflektierten Pflege die Häufigkeit von aggressivem Verhalten bei Demenzkranken nach wenigen Wochen um 80 % senken konnte (Nilsson et al., 1988).

Auf der anderen Seite liegen Erhebungen vor, dass durch Weiterbildung in Pflegeheimen in den USA der Anteil an aggressivem Verhalten um 50 bis 60 % reduziert werden konnte (Hagen et al. 1995; Wilkinson, 1999). Auch konnte Agitiertheit bei Demenzkranken während der Pflegehandlungen durch Qualifizierungsmaßnahmen der Pflegekräfte merklich gesenkt werden (Roth et al., 2002).

Es kann in diesem Bereich angenommen werden, dass Qualifizierungen mittels Aus- und Weiterbildung in der Demenzpflege in einem bestimmten Rahmen erforderlich sind. Die Grenzen liegen in der Überqualifizierung, wenn z. B. für die Pflege Demenzkranker die Aneignung sozialwissenschaftlicher Grundlagen der Gerontologie eingefordert werden (Schwerdt et al., 2002: 269).

Eine weitere Grenze liegt in der Fehlqualifizierung, wenn z. B. mittels realitätsfremder und fachlich nicht fundierter Konzepte wie Validation, Mäeutik etc. der Umgang mit Demenzkranken durchgeführt wird. Berichte aus den Heimen belegen die Schwierigkeiten bei der Verwendung dieser Vorgehensweisen (Morton, 2002: 79).

Erkenntnis

Es kann in diesem Kontext die These aufgestellt werden, dass Qualifizierungsmaß-
nahmen im Bereich der Demenzpflege immer auch den Aspekten Intuition,
Sensitivität und Einfühlungsvermögen Rechnung tragen müssen. Es bedarf des
Wissens, der Erfahrung und auch der Reflexion im Umgang mit Demenzkranken.
Doch dürfen durch diese strukturierten Bemühungen nicht die Fähigkeiten un-
seres «sozialen Gehirns» (Ratey, 2001) beeinträchtigt oder verdrängt werden.

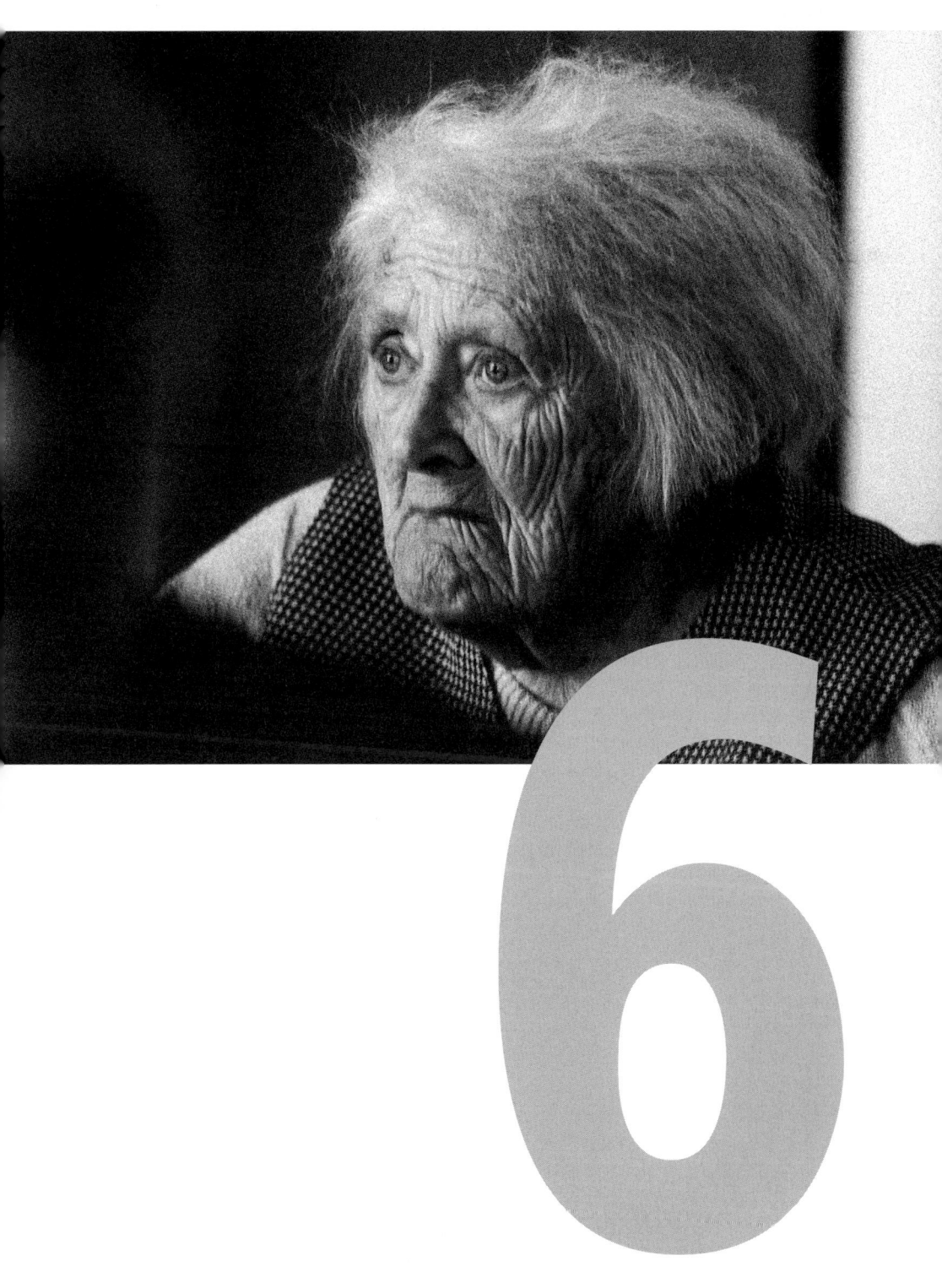

6

6. Reagieren

In diesem Kapitel stehen wie im vorhergehenden die Interaktionen zwischen Pflegekräften und Demenzkranken im Mittelpunkt. Der Unterschied liegt in folgenden Aspekten:

- Während in Kapitel 5 die Kommunikation vor und während der Pflegehandlungen besprochen wurde, liegt der Schwerpunkt in diesem Kapitel bei der Betreuung fernab der Pflegehandlungen.
- Betreuung bedeutet hierbei im Wesentlichen die Behebung geistiger und emotionaler Krisen und Überforderungssituationen, die bedingt durch die hirnphysiologischen Abbauprozesse bei den Betroffenen zu unlösbaren Konflikt- und Leidenssituationen führen.

Reagieren heißt in diesem Zusammenhang vorwiegend, Lösungen und Hilfen für die Vielzahl an Krisen und Verwirrungen im Bereich der Wahrnehmung und der Gefühle zu entwickeln und anzuwenden.

Obwohl viele Aspekte der Themen «Agieren» und «Reagieren» bei Demenzkranken übereinstimmen und sich meist nur in Nuancen unterscheiden, liegen gleichzeitig gravierende Eigentümlichkeiten im Umgang mit diesem Klientel vor. Dies erfordert die Entwicklung eines theoretischen Konstruktes über die Funktion und die Effektivität bestimmter Interaktions- und Kommunikationsstrukturen.

Des Weiteren werden anhand des «Zwei-Welten-Konzeptes» die Ursachen für die demenzspezifischen Krankheitssymptome zur Vertiefung noch einmal mit dem Ziel erklärt, sich das Wahrnehmen, Verarbeiten und Agieren Demenzkranker zu veranschaulichen. Das Mitdenken und Mitfühlen steht hierbei im Mittelpunkt.

Hieran anschließend werden die Vorgehensweisen und Strategien theoretisch als auch anhand von praktischen Beispielen aus dem Heimbereich vermittelt. Es sind eine Reihe von in der Praxis erprobten Umgangsformen, die als Impulse für die weitere Arbeit mit Demenzkranken dienen mögen.

Das Ziel dieses Kapitels besteht darin, die Verhaltenskompetenz der Pflegekräfte im Umgang mit der Hilflosigkeit, Überforderung und Furcht der Demenzkranken zu stärken und zu erweitern. Sie sollen in die Lage versetzt werden, den Bewohnern jederzeit verlässliche, fähige und einfühlsame Begleiter und Beschützer in allen Lebenslagen zu sein.

6.1 Kritik an gängigen Konzepten

Die Pflege und Betreuung Demenzkranker im Heim wird seit einigen Jahren in allen Bereichen des Sozial- und Pflegewesens viel beachtet. Entsprechend umfangreich ist mittlerweile auch die Palette an Therapien, Modellen und Konzepten, die auf dem Markt der Altenhilfe in Form von Publikationen, Weiterbildungen und ähnlichem offeriert werden. Allein in den deutschsprachigen Ländern sind gegenwärtig über 30 Ansätze über die Pflege, den Kontakt und die Kommunikation mit Demenzkranken gezählt worden. Viele Modelle haben bereits den Weg in die Heime genommen und die Bedeutung von Leit- und Orientierungskonzepten erlangt.

Obwohl die meisten Konzepte weder theoretisch noch praktisch den Anforderungen einer angemessenen Demenzpflege unter den augenblicklichen Bedingungen der Altenhilfe in Deutschland gerecht werden, muss der Tatbestand berücksichtigt werden, dass viele dieser Ansätze in unterschiedlicher Intensität bereits von den Einrichtungen und ihren Pflegekräften u. a. in Form von Pflegestrategien/Pflegeleitbildern verwendet werden.

Diese Gegebenheit, des Bestehens widersprüchlicher und konkurrierender Interaktionsmodelle und ihre Auswirkungen auf die Praxis in den Heimen, gilt es bei der Entwicklung eines Konzeptes für den angemessenen Umgang zu berücksichtigen.

Es kann in diesem Zusammenhang nicht auf die Vielzahl der Ansätze und Modelle im Einzelnen eingegangen werden. Dieses Unterfangen würde den Rahmen eines Weiterbildungskonzeptes sprengen. Doch es sollte auf die Gefahren hingewiesen werden, die für die Demenzkranken und auch die Pflegekräfte aus dieser Sachlage entstehen können.

Damit ein kritisches Problembewusstsein bezüglich dieses Zustandes in der Theorie und Praxis der Demenzpflege in den Heimen entstehen kann, werden im Folgenden stichpunktartig einige akute und auch potentielle Gefahren angeführt.

6.1.1 Fehlender Nachweis der Wirksamkeit und Schadensfreiheit

Bevor ein Medikament zugelassen wird, bedarf es in der Regel meist jahrelanger klinischer Erprobung hinsichtlich der Wirksamkeit und der Nebenwirkungen. Diese Kontrollmechanismen dienen zum Schutz der Verbraucher vor gesundheitlichen Gefahren, die durch ungeprüfte Medikamente entstehen können.

Bei den Ansätzen über Interaktionsmodelle für Demenzkranke fehlen diese Prüfinstanzen, so dass jedes Konzept in den Heimen ohne den Nachweis der Effektivität und Schadensfreiheit eingesetzt werden kann.

Vielen Modellen fehlt eine wissenschaftliche Fundierung. Das bedeutet, sie basieren auf willkürlichen Annahmen und Überlegungen, ähnlich dem vorwissenschaftlichen Wirken und Probieren der Alchimisten des Mittelalters. Andere Modelle sind völlig ungeprüft aus unterschiedlichen Bereichen des Gesundheits- und Sozialwesens

(z. B. aus der Behindertenhilfe, Psychotherapie) auf die Demenzversorgung übertragen worden, ohne die Eigentümlichkeiten der Demenzpflege zu berücksichtigen.

Es liegen bereits Erfahrungen und auch Untersuchungen vor, die belegen, dass bestimmte Vorgehensweisen für die Betroffenen schädigende Wirkungen hinsichtlich Orientierung, Wohlbefinden und Lebenszufriedenheit besitzen.

6.1.2 Mangelnde Allgemeingültigkeit und Kompatibilität

Das Nebeneinander teils widersprüchlicher Ansätze und Vorgehensweisen hat nicht nur negative Auswirkungen für die Bewohner, die mit teils obskuren Vorgehensweisen geradezu traktiert werden. Es hat auch negative Auswirkungen für die Pflegekräfte hinsichtlich ihrer fachlichen Verhaltenssicherheit und ihres gemeinschaftlichen Wirkens im Pflegeteam.

Während z. B. für alle Ingenieure auf der Welt die Gesetze der Physik gelten, so fehlen diese Prinzipien der Allgemeingültigkeit für die meisten Modelle und Ansätze im Bereich der Demenzpflege.

Eine der Ursachen hierfür liegt in dem Sachverhalt, dass viele Gebiete der angewandten Psychologie, die meist als theoretische Grundlegung für die jeweiligen Ansätze angeführt werden, nicht den Prinzipien der Wissenschaftlichkeit entsprechen. Sie basieren meist auf unbewiesenen Annahmen und Gedankenkonstrukten. Als Beispiele hierfür können die Psychoanalyse und die so genannte «humanistische Psychologie» angeführt werden.

Ohne wissenschaftliches Denken und Handeln in diesen Bereichen kann auch kein verbindlicher Rahmen für die Einschätzung und Kontrolle des jeweiligen Vorgehens entstehen. Beliebigkeit, Willkür und bloßes mechanisches Anwenden sind dann die Folge.

Pflegekräfte sind in diesem Kontext der Beliebigkeit oft überfordert, die Wertigkeit vieler Ansätze hinsichtlich Effektivität und Effizienz für die Praxis angemessen einschätzen zu können. Fachliche Unsicherheit und Orientierungslosigkeit entstehen dadurch, dass in einem Pflegeteam unterschiedliche Ansätze favorisiert werden. Dies hat zur Folge, dass ein gemeinschaftliches Pflegen und Betreuen einschließlich der Pflegeplanung und Pflegeevaluation unter diesen Bedingungen kaum zu bewerkstelligen ist (Zimber et al., 1999).

Diese Lage eines völlig unstrukturierten Nebeneinanders teils konträrer Vorgehensweisen ist für alle Beteiligten und Verantwortlichen (Einrichtungen, Kostenträger u. a.) völlig unbefriedigend. Es bedarf weitergehender kritischer Überprüfungen und hierauf folgend auch Änderungen und Regulierungen zugunsten der Betroffenen.

Ein Schritt zu einem allgemeinverbindlichen Vorgehen beim Umgang mit Demenzkranken wird im Folgenden daraus bestehen, Wirkmechanismen der Kommunikation in bestimmten Situationen wie Wahn und Zeitverschränkung darzustellen.

6.2 Das Modell der abgestuften Bedrohungsintensität

Demenzkranke zeigen durch den hirnphysiologischen Abbauprozess bedingte Verhaltensweisen, die als *Minderleistungs- und Überforderungs-Syndrome* bezeichnet werden können (siehe Abschnitte 2.2.2.2, 2.2.2.3 und 2.2.2.4). Diese Syndrome drücken die Diskrepanz zwischen den Reizen der Innen- und Außenwelt und dem begrenzten Verarbeitungs- und Bewältigungsvermögen aus. Das bedeutet, dass die Reize der Umwelt und innere Empfindungen wie Träume und Erinnerungen mit den noch vorhandenen Leistungsvermögen nicht mehr angemessen erfasst werden können. Folgen dieser Überforderung sind *Minderleistungen,* die bezogen auf die Umweltbewältigung wiederum *Fehlleistungen* darstellen.

Fehlwahrnehmung, Wahnzustände und auch Symptome der Zeitverschränkung sind durch den Abbauprozess bedingte Fehlleistungen, die nicht nur eine Orientierung in Raum, Zeit und Situation verhindern und somit zu Phänomenen der Verwirrung und Desorientierung führen. Darüber hinaus verursachen sie psychische Leidensprozesse, die in körperliche Dekompensationen und psychotische Akutkrisen münden können.

Das angemessene Reagieren auf diese krankhaften Verhaltensweisen stellt ein Kernelement der demenzspezifischen Betreuung dar. Denn ohne fremde Hilfe würden die Betroffenen in ärgste seelische und auch körperliche Bedrängnis geraten, die im Extremfall zum Tode führen kann.

Die Hauptumgangsformen mit diesem Verhalten stellen die verschiedenen Gestaltungsweisen der Ablenkung dar, die in Abschnitt 5.4.2.4 beschrieben worden sind.

Verbale Beruhigungen, Berührungen und intensiverer Körperkontakt, das Anbieten neuer Beschäftigungen und das Hinführen in andere Räumlichkeiten sind u. a. Ablenkungsformen, die tagtäglich in den Heimen Anwendung finden.

Im Folgenden wird begründet, dass Unterschiede im Erleben und Verarbeiten bestimmter Fehlleistungen auch Unterschiede in der Anwendung der jeweiligen Ablenkungsform zur Folge haben müssen.

Die für Demenzen typischen Symptome wie Wahn und Zeitverschränkung werden hier als überwältigende Realitätsverluste bezeichnet: sowohl Wahnvorstellungen als auch das Erleben von Zeitverschränkungen führen zu psychisch belastenden Befindlichkeiten. Damit verbunden sind vergebliche Bewältigungsbemühungen seitens der Demenzkranken.

Beobachtungen in den Heimen haben ergeben, dass das Erleben von Wahn und Zeitverschränkung unterschiedlich intensiv von den Betroffenen empfunden wird. Es kann in diesem Fall von einer *Abstufung* bezüglich der persönlich empfundenen Betroffenheit gesprochen werden.

Die intensivsten und auch bedrohlichsten Reaktionsweisen sind wahnhafte Verkennungen mit paranoiden Inhalten, die den Charakter einer psychotischen Akutkrise besitzen. Hierbei wurden nicht nur psychische Überlastungsphänomene wie Angst und Erschrecken wahrgenommen, sondern die Pflegekräfte beobachteten auch körperliche Symptome wie Zittern, starkes Ventilieren und Erstarrung des Körpers. Man spürte in diesen Fällen, dass hier für die Demenzkranken existentielle Bedrohungen vorlagen. Es entstand der Eindruck, dass es für die Betroffenen hierbei regelrecht um Leben oder Tod ging. Bei diesen Symptomen einer sich anbahnenden physiologischen Dekompensation besteht akute Lebensgefahr, die ein unmittelbares Eingreifen erforderlich macht. Es handelt sich somit hierbei um eine Krisenintervention im engeren Sinne.

Es bedarf des Hinweises, dass eine abgestufte Bedrohungsintensität nicht nur im Bereich der Demenzpflege besteht, sondern dass es sich hierbei um ein universelles menschliches Verhaltensspektrum handelt. Auch Nicht-Demenzkranke unterscheiden in Bruchteilen einer Sekunde, ob sie sich in Lebensgefahr oder in einer Gefährdung minderer Intensität befinden und reagieren hierauf entsprechend.

Abbildung 6-1 veranschaulicht diesen Sachverhalt: der schraffierte Innenkreis versinnbildlicht die Akutgefahr durch eine Krise, hervorgerufen durch eine wahnhafte Verkennung mit paranoiden Inhalten, die von den Betroffenen als lebensbedrohlich erfahren wird.

Das Erleben von Zeitverschränkungen hingegen besitzt nach den vorliegenden Erfahrungen der Pflegekräfte keine vergleichbare Intensität und Gefährlichkeit für die Betroffenen.

Bewusstseinskomponenten, die Zeitverschränkungen enthalten, z. B. vor dem Mittagessen noch die Hühner füttern zu müssen, stellen auch belastende Empfindungen dar. Sie lassen sich jedoch in die Kategorie der alltäglichen Probleme einordnen und haben nicht den Charakter einer Akutkrise. Sie stellen für die Betroffenen keine Lebensgefahr dar. Dementsprechend werden in der Regel hierbei auch keine physiologischen Symptome einer Dekompensation festgestellt (Zittern, Erstarrung u. a.).

In Abbildung 6-1 wird das durch eine Zeitverschränkung hervorgerufene Befinden durch den karierten Ring veranschaulicht. Diese besitzen nicht die Intensität und Unmittelbarkeit der krisenhaften Wahnvorstellungen, was in der Abbildung durch den weiteren Abstand des karierten Ringes zur demenzkranken Person im Mittelpunkt dargestellt wird.

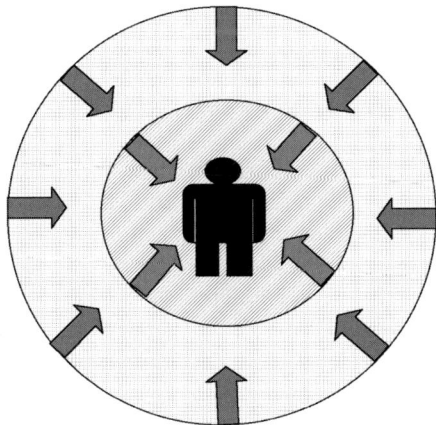

Abbildung 6-1: Modell von der abgestuften Intensität der Wirkung von Realitätsverlusten

Es kann zusammengefasst werden, dass durch hirnphysiologische Abbauprozesse hervorgerufene Formen des Realitätsverlustes wie Wahnvorstellungen und Zeitverschränkungen unterschiedlich intensiv erlebt und auch verarbeitet werden.

Es kann hier somit regelrecht von zwei Klassen des Realitätsverlustes ausgegangen werden. Hieraus darf dann gefolgert werden, dass unterschiedliche Belastungsformen auch unterschiedliche Reaktionsweisen und Umgangsformen erforderlich machen, um symptomspezifisch und angemessen hiermit umgehen zu können.

Im folgenden Abschnitt wird die Handlungslogik dieser unterschiedlichen Reaktionsformen dargestellt werden.

6.3 Das Modell der abgestuften Reaktionsformen

Empfehlungen für den Umgang mit Wahnvorstellungen und Zeitverschränkungen liegen angesichts der mittlerweile gewachsenen Zahl an Modellen und Ansätzen zuhauf vor. Hier herrscht mehr oder weniger das Prinzip der Beliebigkeit vor: Ob Strategie A oder Strategie B angewendet werden sollte, bleibt dem Betroffenen selbst überlassen. Richtlinien, Standards und damit allgemeinverbindliche Verhaltensregeln liegen bisher in der stationären Altenhilfe in Deutschland nicht vor.

Die Beliebigkeit drückt sich auch im vermehrt zu beobachtenden «Mixen» verschiedener Modelle zu übergreifenden Betreuungs- oder Versorgungskonzepten der Demenzpflege aus. Diese «Neuschöpfungen» werden dann der Fachöffentlichkeit als Innovationen präsentiert. Es entsteht ein scheinbarer Reichtum an Möglichkeiten der Demenzpflege, der jedoch nur Ausdruck eines unzureichenden Wissens ist.

Dies lässt sich anhand eines Beispieles aus der Medizin verdeutlichen:

Bei einer Lungenentzündung ist es angezeigt, ein Antibiotikum zu verabreichen. Andere Behandlungsformen wie z. B. Wadenwickel, Einreibungen oder bestimmte Getränke oder Speisen würden in der Regel meist zum Tod des Patienten führen.

Der Arzt hat sich in seiner Behandlung der Erkrankung strikt an dem Stand der medizinischen Forschung zu orientieren.

6.3.1 Reaktionsformen auf wahnhafte Verkennungen

Wie bereits im Abschnitt 5.3.1 genau beschrieben, entwickelt sich bei einer wahnhaften Verkennung mit paranoiden Inhalten eine akute psychotische Krise, die zu einer physiologischen Dekompensation führen kann.

Diese Gefahrenlage mit existentiellen Auswirkungen für die Betroffenen erfordert ein unmittelbares und effektives Intervenieren mit dem Ziel, den Demenzkranken aus dieser wahnhaften Psychose möglichst schnell herauszuführen.

Im nicht-medikamentösen Bereich der Krisenintervention haben sich in der Pflege zwei Strategien der Ablenkung als äußerst effektiv herausgestellt:

- Herausführung des Bewohners aus dem Milieu, in dem er eine Realitätsverzerrung wahrnimmt. Anschließend Ablenkung durch eine neue Anregung (Beispiele siehe Abschnitt 6.6.1.2).
- Scheinbare, aber überzeugende Veränderung des Milieus in Gestalt einer Inszenierung durch «Mitgehen» und «Mitspielen» (Beispiele siehe Abschnitt 6.6.1.1).

Es hat sich in den Heimen gezeigt, dass andere Formen der Intervention keine Lösung der krisenhaften Verkennung der Realität bewirken konnten. Wenn versucht wurde, durch bloße verbale Ablenkungen oder Leugnung des Wahnes dem Betroffenen zu helfen, scheiterten diese Versuche nicht nur, sondern führten im Gegenteil oft noch zu einer Zuspitzung der Akutkrise. Die Herausführung aus dem Milieu oder die glaubwürdige Inszenierung besitzen dieselbe Wirksamkeit wie das Antibiotikum bei der Lungenentzündung.

Minderstarke Behandlungsversuche wie verbale Ablenkung, Beruhigung oder Leugnung hingegen können keine positiven Effekte erzielen und dürfen somit nicht zur Anwendung gelangen.

6.3.2 Reaktionsformen auf Zeitverschränkungen

Bei Akutkrisen mit wahnhaften und paranoiden Verkennungen gilt es, die Interventionen strikt nach dem Prinzip der *sofortigen* Wirkung, also im Sinne einer Akut-Ablenkung anzuwenden. Nur so lässt sich eine drohende Dekompensation verhindern. Dies erfordert erfahrungsgemäß den unmittelbaren Einsatz bereits erprobter Ablenkungsstrategien. Bei weniger intensiven Verwirrtheitszuständen, deren Realitätsverlust überwiegend auf Empfindungen der Zeitverschränkung beruht, haben sich unterschiedliche Umgangsformen bewährt: Ablenkung durch Mitgehen oder ein einfühlsames Gespräch, durch Überredung und Perspektiven geben oder durch Körperkontakt und Darbietung neuer Impulse (siehe Abschnitt 5.5).

Wie kann diese Variabilität an wirksamen Vorgehensweisen erklärt werden?

Nach dem Konzept der abgestuften Reaktionsweisen liegt eine Erklärung in der These, dass bei Phänomenen der Zeitverschränkung kein Zustand einer akuten Krise im Sinne einer psychotischen Befindlichkeit vorliegt. Für die von diesem Realitätsverlust Betroffenen handelt es sich überwiegend um psychische Erschwernisse, die den Charakter von Problemen und Belastungen des alltäglichen Lebens besitzen. Wenn z. B. eine Demenzkranke darauf drängt, sie müsse noch für ihre Kinder, die bald aus der Schule kommen, das Mittagessen kochen, oder sie habe noch den Einkauf für ihre Mutter zu tätigen, dann sind dies mehr oder weniger Alltagssorgen, von denen in der Regel keine akute Gefahr ausgeht.

In die Bewältigung von diesen «Alltagsbelastungen» geht verstärkt das individuelle Belastungsvermögen und auch das individuelle Verarbeitungsmögen mit ein. Während der eine verstärkt auf körperliche Zuwendung reagiert, wird der andere eher durch das Gespräch abgelenkt. Ein Dritter hingegen wird durch einen neuen Impuls aus seinem Verwirrtheitszustand herausgeführt.

Pflegekräfte haben im Falle eines Realitätsverlustes die Möglichkeit, verschiedene Vorgehensweisen anzuwenden. So können sie ihre eigenen bevorzugten Umgangsformen anwenden: Bei der einen mag dies in verstärktem Körperkontakt zum Ausdruck kommen, bei der anderen durch ein ablenkendes Gespräch. Dabei gilt es aber zu berücksichtigen, dass dabei auf die bewohnerspezifische Eigenheiten Rücksicht genommen werden muss: Während der eine eher für Körperkontakt empfänglich ist, mag ein anderer das Gespräch bevorzugen.

Bewertungskriterien für den Einsatz einer bestimmten Reaktionsform sind immer Wirksamkeit, Effizienz und Praktikabilität.

6.3.3 Die Wirkung von «Demenzgesprächen»

Im vorigen Abschnitt wurde die These eines abgestuften Vorgehens bei bestimmten Realitätsverlusten Demenzkranker aufgestellt. In diesem Abschnitt wird versucht, die Gemeinsamkeiten verschiedener Vorgehensweisen herauszuarbeiten.

Der Grund besteht darin, dass in der Altenhilfe in Deutschland mittlerweile eine Abstufung in der Wertigkeit bestimmter Vorgehensweisen vorgenommen wird. Beeinflusst von gesprächsorientierten Kommunikationsansätzen (Mäeutik, Validation u. a.) erhalten Gespräche eine herausragende Bedeutung im Umgang mit Demenzkranken. Sie werden teilweise als psychotherapeutisches Vorgehen aufgefasst, durch die bei den Betroffenen Konflikte und unverarbeitete Krisen vergangener Lebensphasen bearbeitet und gelöst werden.

Hiervon werden Ablenkungsstrategien deutlich abgegrenzt. Diese Umgangsformen werden oft nicht nur als Kommunikationsweisen minderer Güte aufgefasst, sondern von den Vertretern der Verbalisierungskonzepte (Validation, der personenzentrierte Ansatz von Tom Kitwood u. a.) geradezu strikt abgelehnt und als «therapeutische Lüge», «Täuschung» und «Betrug» bezeichnet.

Durch dieses Vorgehen der Ablenkung werden angeblich die Bedürfnisse vernachlässigt, die Demenzkranken ausgegrenzt und die Möglichkeit vertan, die «tieferen Ursachen» dieser Verhaltensweisen zu bearbeiten.

Diesen Ansichten und Konzepten nach scheint es regelrecht eine Zwei-Klassen-Unterscheidung im Umgang mit Demenzkranken zu geben: Auf der einen Seite das theoretisch fundierte, therapeutische ausgerichtete Vorgehen des vertiefenden Gespräches und auf der anderen Seite das oberflächliche und geradezu betrügerische Vorgehen des bloßen Ablenkens.

Erkenntnis

These
Es kann in diesem Zusammenhang die These aufgestellt werden, dass jedes therapeutisch ausgerichtete Gespräch mit Demenzkranken sich in der Wirkung nicht von den in den Heimen praktizierten Ablenkungsstrategien unterscheidet.

Begründet wird diese These mit dem Konzept der *emotionalen Prosodie*.

Emotionale Prosodie drückt das Vermögen aus, die emotionalen Dimensionen einer verbalen Botschaft eindeutig zu bestimmen. Ob jemand eine Aussage im freundlichen, ablehnenden oder gleichgültigen Ton gemacht hat, dieses Unterscheidungsvermögen wird als emotionale Prosodie bezeichnet.

In der Neurologie ist ein seltenes Krankheitsbild diagnostiziert worden, das sich mit der fehlenden emotionalen Prosodie umschreiben lässt. Ein an diesem Unvermögen Leidender versteht zwar Sinn und Inhalt einer verbalen Aussage, vermag aber nicht die emotionalen Dimensionen dieser Botschaft zu deuten. Betonung und Tonhöhe, Rhythmus und Klangfärbung können nicht hinsichtlich ihrer emotionalen Bedeutung erkannt und interpretiert werden.

Versucht man sich die Tragweite dieses Unvermögens bewusst zu machen, so sei man an ein Bild oder Gemälde erinnert, das zwar genau die Konturen und Umrisse der abgebildeten Gegenstände zeigt, aber keine Farben und Schattierungen enthält.

Bei Demenzen vom Alzheimer Typ wiederum verhält es sich genau umgekehrt. Die kognitiven Fähigkeiten des Wahrnehmens und Erkennens sprachlicher Aussagen sind bedingt durch die hirnphysiologischen Abbauprozesse gravierend beeinträchtigt. Die emotionale Prosodie ist hingegen noch vollständig erhalten geblieben.

Eine Reihe von Erhebungen und auch die täglichen Beobachtungen in den Heimen belegen diese Fertigkeit. Svenja Sachweh beschreibt ihre Erfahrungen: «Das Erstaunliche daran ist oft, dass sie instinktiv die Sprechweise (Klang, Sprachmelodie) des Gegenübers imitieren und sich ausgezeichnet in seine Stimmung einfühlen können. Man kann auch immer wieder beobachten, dass Demente selbst im fortgeschrittenen Krankheitsstadium um der Freude am Gespräch willen miteinander kommunizieren, auch wenn es ihnen vollkommen unmöglich ist, sich inhaltlich zu verständigen.» (Sachweh, 2002: 256)

Bei Demenzkranken kann man einen fundamentalen Wandel in der Funktion und Wirkung der Gespräche feststellen. Anstelle des Austausches von Informationen steht nun der Austausch von gegenseitiger Bestätigung und Stärkung im Mittelpunkt. Es sind gewissermaßen nur noch «Halb-Gespräche» oder typische «Demenzgespräche», denn das Vermögen einer gedanklichen Erfassung der Inhalte ist bis auf wenige Reste verloren gegangen. Es bleibt somit meist nur noch die «Beziehungshälfte» der Gespräche.

Den Betroffenen wird diese Unvollständigkeit nicht bewusst, denn sie genießen die verbalen Interaktionen, die für sie Anregung, soziale Bestätigung und Abwechslung zugleich sind (siehe Abschnitt 6.3.2).

Praxistipp

«Demenzgespräche» besitzen bei den Betroffenen die Funktion einer emotionalen Stabilisierung und auch Beruhigung. Möglichkeiten zu diesen Gesprächen sollten durch Milieu und pflegerische Betreuung unterstützt und gefördert werden.

6.4 Das Modell «Umgang mit Realitätsverlusten»

Demenzkranke laufen ständig Gefahr, sich in Irrealitäten zu verrennen. Das klassische Bild des Demenzkranken ist das des Verwirrten, der nicht mehr um Zeit, Ort und Situation weiß. Der ständig hilflos «wo bin ich?» fragt, sich also verloren und verlassen fühlt.

Ein Konzept zwecks angemessenem Umgang mit diesen krankhaften Befindlichkeiten sollte mehrere Faktoren berücksichtigen, um die Betroffenen erreichen und beeinflussen zu können.

6.4.1 Geistige Entkernung der Lebenswelt

Logisches und abstraktes Denken, Reflektieren und Urteilen als geistige Fähigkeiten werden von Demenzkranken nicht mehr beherrscht. Diese Dimensionen des geistigen Vermögens ziehen sich Stück für Stück aus ihrer Welt, ihrem Bewusstsein zurück. Es kann somit von einer geistigen Entkernung ihrer Lebenswelt gesprochen werden.

Viele Betreuer schrecken vor dieser Einschätzung zurück. Sie scheint ihnen zu radikal und auch nicht gerechtfertigt zu sein, denn Demenzkranke können ja noch reden, Gespräche führen, antworten etc. Doch es wird hierbei oft vergessen sich zu vergegenwärtigen, dass diese Verbalität Demenzkranker, wie im vorhergehenden Abschnitt erläutert, eine ganz andere Qualität besitzt. Es sind eben nur noch «Demenzgespräche», die für die Betroffenen äußerst wichtig sind, die aber nur noch den Schein einer geistigen Verarbeitung wiedergeben.

Für den Umgang mit Demenzkranken hat dieses Fehlen geistigen Vermögens die Konsequenz, auf kognitive Zugänge wie «therapeutische Gespräche», Argumentationsweisen etc. als zentrale Kommunikationsformen zur Beeinflussung zu verzichten. So wie man einem Blinden keine Dias zeigt, so sollte man einem Demenzkranken auch keinen logischen Diskurs anbieten.

6.4.2 Emotionalisieren der Kontakte

Der Rückzug geistiger Fähigkeiten wird bei Demenzkranken durch eine Verstärkung des emotionalen und psychosozialen Vermögens teilweise ausgeglichen. Anstelle eines Argumentes tritt mehr und mehr das zwischenmenschliche Verstehen und Einfühlen, Sensibilität und Verständnis.

> **Praxistipp**
>
> Gefühle, Wärme und Nähe nehmen den Platz der Rationalität und Sachlogik ein.
> An vielen Stellen dieser Arbeit ist bereits eingehend darauf verwiesen worden, welche Fähigkeiten Demenzkranke in diesen Bereichen des Wahrnehmens und Erlebens noch besitzen. Auf diese Kompetenzen gilt es aufzubauen, sie im Umgang mit den Betroffenen zu betonen und hervorzuheben. Sie sollten Bestandteil jeder Kommunikation sein.

6.4.3 Lenken und Führen

Der Verlust an geistigen Kompetenzen verbunden mit fehlender Krankheitseinsicht führt zu einer erhöhten Gefahr bei der Alltagsbewältigung (Eigengefährdung).

Wenn ein alter Mensch verwirrt ist, dann liegt ein hoher Grad an Hilflosigkeit vor. In alle Überlegungen, Planungen und Pflegehandlungen hat der Vorsatz, die körperliche und seelische Unversehrtheit der Schutzbefohlenen zu gewährleisten, einen unverzichtbaren Stellenwert. Anders ausgedrückt: Demenzpflege enthält immer die Elemente von Sicherheit, Beistand und Obhut. Fürsorge- und Aufsichtspflicht gehören auch ohne richterlichen Beschluss zur Pflege und Betreuung Demenzkranker.

Diese Verantwortung hat für die tägliche Praxis der Kontakte und Pflegetätigkeiten ein besonderes Verhältnis zum Bewohner zur Folge. Dieses Verhältnis drückt sich in einem verstärkten «sich hineinversetzen» in die Absichten und Gefühle aus. Dadurch können die Handlungen der Bewohner mit all ihren Konsequenzen und damit auch Gefahren vorhergesehen werden. Das «Hineinfühlen» und das «Vorhersehen» sind somit konkrete Strategien zur Verhinderung gefährlicher Situationen für die Betroffenen.

> **Praxistipp**
>
> Für den Umgang mit den Demenzkranken heißt diese Verantwortung auch, lenkend und korrigierend in die Handlungsweisen der Schutzbefohlenen einzugreifen, wenn Gefahr für Leib und Seele bestehen sollte. Im Normalfall sollte der Bewohner gemäß der «Doppelstrategie» hiervon kaum etwas wahrnehmen (siehe Abschnitt 5.4.2.1).

6.4.4 Gestalten von Eigenweltlichkeit

Zur Lenkung und Führung der Hilflosen gehören auch die weitergehenden Strategien des «Mitgehens» und «Mitspielens» zum Zweck der Rückführung aus Zuständen des Realitätsverlustes (Zeitverschränkungen) und der Realitätsverzerrung (Halluzination und Wahn) (siehe Abschnitt 2.2.2.2 und 2.2.2.3).

Dieses Vorgehen beinhaltet ein Agieren auf den Ebenen der Realität und der Eigenweltlichkeit des Demenzkranken. Das bedeutet konkret, dass die Aufmerksamkeit des Demenzkranken im Zustand einer Realitätsverzerrung durch einen neuen und starken Impuls beeinflusst wird. Dieser Impuls sollte beim Demenzkranken zur Rückführung in die Realität führen.

Wie in den Beispielen in Abschnitt 6.6 weiter unten aufgeführt ist, haben die Vorgehensweisen teilweise den Charakter von Inszenierungen, von denen eine wirksame Suggestivkraft ausgeht. Je stärker die Impulse, umso größer die Wirkung. Hierbei kann mit unterschiedlichen Stilmitteln vorgegangen werden.

Ablenkungen bilden dabei das Kernelement der Handlungsstrategien. Sie basieren auf Kurzzeitgedächtnisstörungen. Diese Störungen bilden die Voraussetzung für die Beeinflussbarkeit der Demenzkranken im Sinne von Bewusstseinsveränderungen.

6.4.5 Scheinwelten und das Akzeptanz-Prinzip

Wenn Außenstehende beobachten könnten, wie Pflegekräfte imaginäre fremde Männer oder gefährliche Tiere verscheuchen, nicht sichtbare Katzen füttern oder nasse Wände abtrocknen, dann wirkt das mehr als befremdlich.

Erklären lassen sich diese Phänomene mit den durch Halluzination und Wahn verursachten Trug- oder Scheinwelten der Demenzkranken, die von den Pflegekräften mitgestaltet und mitgetragen werden. Dieses Mitgehen und Mitspielen hat den Zweck, die in die irrealen Bewusstseinsverzerrungen eingebundenen Bewohner hieraus zu befreien. Ein rationales Vorgehen, ein auf Vernunft und Verstand basierendes Agieren zeigt hier keine Wirkung. Die Vermittlung der Normalität als realen Bezug (Realitätsorientierung u. a.) wäre hier kein effektives Mittel, um die Betroffenen aus den Scheinwelten herauszuführen.

«Mitgehen» und «Mitspielen» hingegen als weiterführende Strategien basieren auf dem Einfühlen und Versenken in die fremden und krankhaften Bewusstseinsinhalte. Die mitwirkenden Pflegekräfte lassen sich hierbei von ihrem Einfühlungsvermögen und ihrer Intuition leiten.

Diese Reaktions- und Handlungsweisen orientieren sich wiederum an dem Akzeptanz-Prinzip: die Scheinwelten werden nicht negiert, sondern im Gegenteil, sie werden als reale Wahrnehmungen hingenommen und behandelt. Hierdurch werden die Pflegekräfte quasi zu «Bündnispartnern» und eingeweihten Vertrauten der von Irrealitäten gepeinigten Bewohner.

6.5 Das Zwei-Welten-Konzept

Das zwischenmenschliche Verhalten funktioniert in der Regel ohne große Schwierigkeiten.

Wir sind uns recht schnell einig in der Einschätzung, wann eine Verhaltensweise angemessen und wann sie übertrieben oder auf irgendeine Weise auffällig ist. Unser «soziales Gehirn», unsere Intuition vermittelt uns meist das richtige Gespür für die Bewertung sozialen Verhaltens.

Bei der Einschätzung des Verhaltens Demenzkranker ist der Sachverhalt etwas komplizierter, denn hier treffen unterschiedliche Wahrnehmungs-, Verarbeitungs- und Reaktionsweisen aufeinander: Die Lebenswelt Demenzkranker und die Lebenswelt Nicht-Demenzkranker. Obwohl sich beide Gruppen in ein und derselben räumlichen und sozialen Umwelt befinden, sie denselben Reizen und Anregungen ausgesetzt sind, reagieren sie doch unterschiedlich.

Bereits an vielen Stellen dieser Arbeit ist auf die Eigentümlichkeit Demenzkranker in ihrem Verhalten eingegangen worden (siehe besonders Kap. 2). Doch es kann nicht oft genug wiederholt werden, dass hierbei zwei Seinsweisen aufeinander treffen. Diese besitzen zwar ein großes Maß an Gemeinsamkeiten, sie weisen aber auch eine Vielzahl von Abweichungen und Eigenheiten auf.

Mittels zweier Begriffe lassen sich die wesentlichen Unterschiede zwischen den verschiedenen Lebenswelten recht anschaulich verdeutlichen: Das labile Gleichgewicht Demenzkranker und das relativ stabile Gleichgewicht Nicht-Demenzkranker in der Bewältigung der Umwelteindrücke.

6.5.1 Das labile Gleichgewicht Demenzkranker

Die Erfassung und Bewältigung der Sinneseindrücke im Alltag erfordert neben den intakten Sinnesorganen ein gesundes und damit auch funktionsfähiges Gehirn. Bereits geringe Beeinträchtigungen wie z. B. Schlafentzug oder Medikamenteneinnahme beinträchtigen die Funktion des geistigen Leistungsvermögens. Stärkerer Alkoholkonsum oder der Gebrauch von anderen Drogen führen bereits meist zu massiven Einbußen unserer kognitiven Fähigkeiten. Die Wahrnehmung, Aufmerksamkeit und Konzentration, aber auch die Urteilsfähigkeit und Gedächtnisleistungen sind in diesen Fällen stark reduziert.

Wenn nun ganze Bereiche des Gehirns aufgrund krankhafter Abbauprozesse ausfallen oder nur noch zu Minimalleistungen fähig sind, wird einem klar, wie gering dann das noch verbliebene geistige Vermögen zur Bewältigung der Sinneseindrücke sein muss.

Nicht mehr zu bewältigende Einflüsse der Umwelt führen bei Demenzkranken zu

- Verwirrung, Desorientierung (Raum, Zeit, Situation u. a.)
- Angst, Furcht
- krankhafte Eigenwelten (Fehlwahrnehmung, Halluzination, Wahn u. a.)
- krankhaftes Welterfassen (Zeitverschränkung).

Diese demenzspezifischen Zustände, die ein krankheitsbedingtes Welterleben ausdrücken, bilden die Eigenweltlichkeit der Betroffenen, die von Nicht-Demenzkranken kaum oder nur sehr schwer nachvollzogen werden kann.

Das äußerst labile Gleichgewicht in der Aufnahme der Außenreize führt zu diesem gestörten Erfassen der Umwelt. Der hier verwendete Begriff Labilität mit der Wortbedeutung leichte Wandelbarkeit, Beeinflussbarkeit und Schwäche drückt die Störanfälligkeit dieses Leistungsvermögens aus.

Konkret bedeutet dies für den Demenzkranken, dass es keiner großen Einwirkungen bedarf, damit sich ein Wechsel von der Realwelt, die sie mit uns Nicht-Demenzkranken teilen, in demenzspezifische Zustände des Realitätsverlustes vollzieht.

Gründe für einen Verlust der realen Bezüge und ein Umkippen in eine Eigenweltlichkeit sind u. a.

• Überstress bei der Körperpflege (siehe Abschnitt 5.6.3)
• Fehlwahrnehmungen (siehe Abschnitt 2.2.2.4)
• Reizarmut: Alleinsein, Isolation
• Träume, Erinnerungen
• mangelnde Anregungen und Einbindung
• Langeweile.

Demenzkranke sind somit ständig der Gefahr ausgesetzt, durch irgendeinen inneren oder äußeren Impuls die Eingebundenheit in die realen Bezüge der sozialen und räumlichen Umwelt zu verlieren. Mit der Folge, durch diesen Verlust des Realbezuges in bedrohliche und belastende Befindlichkeiten und auch Eigenwelten zu geraten.

Für Pflegekräfte ist es von großer Bedeutung, den Sachverhalt einer ständigen Gefahr des Realitätsverlustes Demenzkranker zu kennen. Das Wissen um die Labilität dieses Realitätsbezuges bietet Gelegenheit und Chancen, den Betroffenen wirksame Hilfestellung und Begleitung zum Verbleib in den unbelasteten Gegenwartsbezügen zu geben.

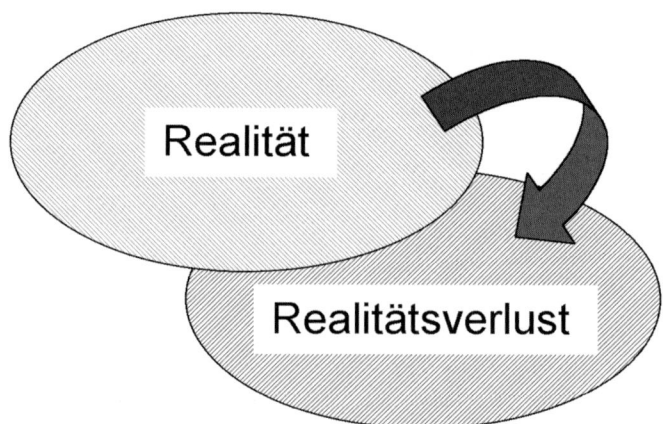

Abbildung 6-2: Halluzination und Zeitverschränkung als Realitätsverlust

Es muss an dieser Stelle darauf hingewiesen werden, dass die Realitätsverluste und die Realitätsverzerrungen schwerwiegende Krankheitssymptome der Demenz sind, die für die Betroffenen meist mit Leid und Pein verbunden sind. Die «Eigenwelten» des Wahns, der Halluzination oder der Zeitverschränkung sind Produkte eines kranken Hirns mit all seinen Funktionsstörungen. Es handelt sich hierbei keineswegs um einen bewussten und willentlichen Rückzug aus der «Gegenwart, um überleben zu können», wie Naomi Feil fälschlicherweise ausführt (Feil, 2000 a: 29).

6.5.2 Das relativ stabile Gleichgewicht Nicht-Demenzkranker

Die Welt der Nicht-Demenzkranken, die so genannte «Normalwelt», unterscheidet sich von den Eigenwelten Demenzkranker durch das Nicht-Auftreten demenzspezifischer Symptome: Fehlwahrnehmung, Halluzinationen, wahnhafte Verkennungen und Phänomene der Zeitverschränkung.

Pflegekräfte als Nicht-Demenzkranke im Heim sind oft durch Arbeitsbelastungen wie Stress, Hektik, körperliche und auch seelische Anstrengungen in ihrer Wahrnehmung und ihrem Reaktionsvermögen beeinträchtigt. Diese Belastungsfaktoren können im Normalfall nicht den Realitätsbezug wie bei Demenzkranken «umkippen» lassen, sie vermindern hingegen oft ein angemessenes Wahrnehmungs- und Reaktionsverhalten den Bewohnern gegenüber. Daher auch die Begrifflichkeit «relativ stabiles Gleichgewicht».

Die Welt der Pflegekräfte in den Heimen ist ihre Arbeitswelt. Das bedeutet konkret, dass ihr Denken und Handeln gemäß den Gesetzmäßigkeiten der Ökonomie, der Effizienz und Effektivität ausgerichtet ist. Diese sachrationale Zweckgebundenheit steht oft im Widerspruch zu den Erwartungshaltungen, die Pflegekräfte von einer angemessenen Altenpflege besitzen. Sie leiden oft doppelt und dreifach:

- Hektik und Arbeitsstress
- das Leiden, die Gebrechlichkeit und das Sterben der Schutzbefohlenen
- die Einstellung, aufgrund des Zeitmangels und der Hektik nur äußerst unzureichend pflegen und betreuen zu können (Zimber et al., 1999: 177).

Zu den Aufgaben der Pflegekräfte gehört nicht nur, die Bewohner angemessen zu pflegen und zu betreuen. Sie müssen zusätzlich auch das Wirkprinzip des labilen Gleichgewichtes bezüglich der Realitätsverhaftung Demenzkranker kennen. Nur so besitzen sie die Voraussetzungen für eine demenzspezifische Milieugestaltung und vermögen demenzgerechtes Reaktionsvermögen entwickeln.

Das Zwei-Welten-Konzept dient im Zusammenhang eines Weiterbildungsprogrammes nicht nur zur Beschreibung und Erläuterung unterschiedlicher Wahrnehmungs- und Verhaltensweisen verschiedener Personengruppen (Demenzkranke und Pflegekräfte). Es sollte zusätzlich als ein entscheidendes Element der Sensibilisierung, des Einfühlens und der Bewusstwerdung für die Lebens- und auch Leidenswelt Demenzkranker dienen. Dass Pflegekräfte dieser Anforderung gerecht werden, wird anhand vieler Beispiele in die folgenden Abschnitte belegt.

6.6 Handlungsweisen: Reagieren

In Kapitel 5 ist bereits ausführlich auf verschiedene Formen des Umganges mit Demenzkranken bei der Pflege eingegangen worden.

Die Ausführungen über die Doppelstrategie (Abschnitt 5.4.2.1), universelle Vorgehensweisen (Abschnitt 5.2.2.2), demenzspezifische Umgangsformen (Abschnitt 5.4.2.3), Ablenkung (Abschnitt 5.4.2.4) und Intuition (Abschnitt 5.4.2.5) gelten auch für die Kommunikation im Bereich des Reagierens auf bestimmte demenzspezifische Symptome und Befindlichkeiten.

In diesem Kapitel werden darüber hinaus noch weitere Erfahrungen und Erkenntnisse aus der Praxis der Heime dargestellt, die über die unmittelbare Kommunikation hinausgehen.

Elemente der Milieugestaltung, der Tagesstrukturierung, des Einsatzes von Medien und die Zuhilfenahme von Haustieren u. a. werden mit dem Ziel angeführt, die große Reichweite und das vielfältige Spektrum der Möglichkeiten an Interventionsformen im Umgang mit Demenzkranken aufzuzeigen.

6.6.1 Ablenken bei Fehlwahrnehmung, Halluzination und Wahn

Wie bereits in Abschnitt 6.1.2 dargelegt wurde, handelt es sich bei Fehlwahrnehmungen, Halluzinationen und wahnhaften Verkennungen oft um bedrohliche psychotische Akutkrisen, die einer unmittelbaren und effektiven Behandlung bedürfen.

Besonders wenn paranoide Elemente (Verfolgungswahn) und andere lebensbedrohliche Inhalte das Erleben des Demenzkranken bestimmen, die meist mit Anzeichen einer drohenden physischen Dekompensation verbunden sind, haben sich die folgenden Strategien des Umganges bewährt.

6.6.1.1 Mitgehen und Mitwirken

Wenn sich jemand in großer Gefahr befindet, vielleicht sogar in Lebensgefahr, dann ist der Gesamtorganismus auf dieses Ereignis physisch und psychisch ausgerichtet. Fühlen und Denken sind nur auf die Lösung dieses Problems ausgerichtet. Die Kernreaktionen in einer solchen lebensbedrohlichen Situation sind Angreifen oder Flüchten. Eine Verhaltensdisposition, die wir als Primaten mit den anderen Tierarten teilen.

Doppelt betroffen ist ein alter und gebrechlicher Mensch, der sich seiner Hilflosigkeit aufgrund der körperlichen Hinfälligkeit bewusst ist, und sich einer solchen Gefährdung ausgesetzt fühlt. Er empfindet die existentielle Bedrohung und weiß gleichzeitig, dass er sich selbst nicht zu helfen vermag. Panik, Verzweiflung und tief greifende Furcht sind die Reaktionen auf dieses Gewahrwerden der eigenen Lage.

Erkenntnis

In einer solchen Akutkrise gilt der Grundsatz, dass ein massiver psychophysischer Einbruch wie eine wahnhafte Verkennung mit lebensbedrohlichen Inhalten nur durch eine massive Intervention behoben werden kann. Wenn das ganze Bewusstsein nur auf diese für den Betroffenen reale Gefahr hin ausgerichtet ist, können nur umfangreiche und überzeugende Impulse dieses Bewusstsein wiederum verändern.

Ist nun ein Demenzkranker davon überzeugt, dass ein fremder und bedrohlich wirkender Mann in seinem Zimmer steht oder ein gefährliches Tier in der Ecke hockt, dann sieht er die Gefahr, den Mann oder das Tier. Für den Kranken ist die Bedrohung physisch präsent, er «sieht» die Gefahr. Dass es sich nur um eine optische Halluzination handelt, wird ihm nicht bewusst. Ein verbaler Hinweis, dass es sich hierbei nur um ein Trugbild handelt, wird in der Regel den Betroffenen auf der Bewusstseinsebene nicht erreichen, denn zu stark ist er von diesem Geschehen eingebunden, geradezu gefesselt.

Die in der Praxis bewährte Strategie und von den Pflegekräften intuitiv entwickelte Konzeption des «Mitgehens und Mitwirkens» zur Lösung dieser Krisensituation besteht aus folgenden Elementen:

- die Wahnwelt als real akzeptieren
- sich in die Wahnwelt gedanklich hineinbegeben
- in der Wahnwelt eine für den Demenzkranken akzeptable Lösung finden und diese umgehend umsetzen.

Anhand von zwei konkreten Beispielen aus dem Heimbereich in Deutschland soll dieses Vorgehen veranschaulicht werden:

Praxisbeispiele

- Eine im Bett liegende Bewohnerin sieht einen fremden Mann im Zimmer neben dem Schrank. Die Pflegemitarbeiterin schreit den imaginären Mann an: «Mach Dich raus», öffnet die Tür, scheucht ihn raus und schließt anschließend demonstrativ die Tür. Die Bewohnerin ist daraufhin beruhigt.
- Eine Bewohnerin sitzt vor Angst erstarrt in ihrem Bett und flüstert völlig verängstigt der hereinkommenden Pflegekraft zu, dass Murmeltiere unter ihrem Bett wären. Die Pflegekraft öffnet daraufhin die Balkontür, greift sich einen Besen und scheucht die «Murmeltiere» auf den Balkon und schließt anschließend die Balkontür. Die Bewohnerin ist sichtlich erleichtert.

Diese von den Pflegekräften intuitiv entwickelten Lösungsstrategien zur Bewältigung der Akutkrise enthalten die drei Elemente der Vorgehensweise «Mitgehen und Mitwirken»:

- Die optischen Halluzinationen werden unwidersprochen von den Pflegekräften als Realität wahrgenommen und akzeptiert.
- Gedanklich versetzen sich die Pflegekräfte in die Lage der verängstigten Bewohnerinnen und entwickeln spontan ein Lösungskonzept.
- Das Lösungsmoment besteht aus der unmittelbaren Entfernung der Angst einflößenden Elemente («Mann» und «Murmeltiere») aus dem Lebensbereich der Bewohnerinnen.

Dieses Vorgehen – die Entfernung der Gefahrenelemente – besitzt ein einziges Kriterium hinsichtlich seiner Effektivität: Es muss für die Demenzkranken überzeugend sein, genau so intensiv und anschaulich wie die Angst machende Halluzination, die es zu beseitigen gilt.

Daher muss das Auftreten der Pflegekräfte regelrecht den Charakter einer Inszenierung annehmen. Ein Stück Lebenswelt gilt es zu gestalten, die den Betroffenen Rettung verheißt.

Auf der Ebene der Wahrnehmung und der Verarbeitung von Reizen bedeutet dieser Vorgang das Verschieben oder Verdrängen eines negativen Bewusstseinsinhalt (die wahnhafte Verkennung) durch einen neuen, für den Demenzkranken positiven Impuls oder Bewusstseinsinhalt. Um den negativen Bewusstseinsinhalt verdrängen zu können, muss er dieselbe Qualität an Sinneseindrücken, Anschaulichkeit und Intensität besitzen. Andernfalls würde er nicht in das Bewusstsein der Betroffenen dringen.

Erkenntnis

Definiert man Bewusstsein als das Produkt von Kurzzeitgedächtnis und Aufmerksamkeit, dann gilt es vordringlich und möglichst rasch, die Aufmerksamkeit der Demenzkranken in der Krise eines Wahnes auf ein neues Geschehen zu lenken. Konzentriert sich der Angesprochene auf die neuen Impulse, vergisst er umgehend die ihn vorher bedrohenden Eindrücke. Sein Bewusstsein wird nun hieraus folgend von den positiven Elementen bestimmt. Das bedeutet Ablenkung im klassischen Sinne (Ratey, 2001) (siehe **Abb. 6-3** und **Abb. 6-4**).

Die Intensität wird vor allem durch das überzeugende Handeln der Pflegekräfte hervorgerufen. Durch ihr anschauliches Wirken, teils mit Utensilien, erhält das ganze Geschehen eine sinnliche Verdichtung, die an eine Theateraufführung erinnert. Der Demenzkranke ist mitgerissen, überzeugt und dadurch auch aus der krisenhaften Situation herausgeführt.

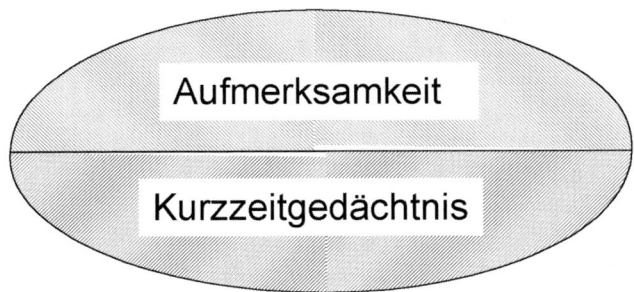

Abbildung 6-3: Die Elemente des Bewusstseins

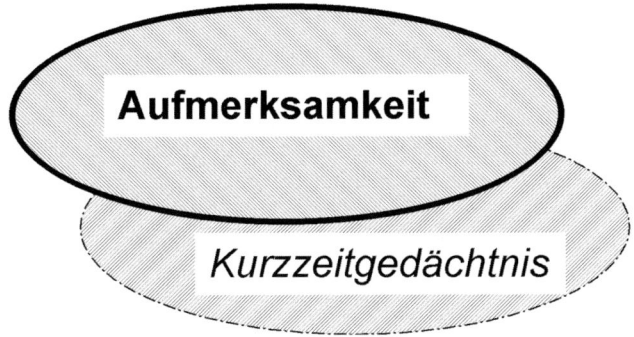

Abbildung 6-4: Das Bewusstsein Demenzkranker

Dass auch bei Halluzinationen ohne wahnhafte Verkennungen mit bedrohlichen Charakter das «Mitgehen und Mitwirken» sich als effektiv und effizient herausgestellt hat, beweisen folgende Beispiele aus dem Heimbereich:

Praxisbeispiele

- Als die Reinigungskraft morgens ins Zimmer einer Demenzkranken trat, wurde sie von dieser darauf hingewiesen, dass Käfer an den Gardinen entlang krabbeln. Spontan griff sich die Mitarbeiterin ihren Staubsauger, saugte die Vorhänge entlang und sagte dann beruhigend: «Alle weggesaugt.» Die Bewohnerin gab sich damit zufrieden.

- Eine bettlägerige Bewohnerin in einem von Nonnen geleiteten Altenheim berichtete aufgeregt der anwesenden Pflegekraft, dass geflügelte kleine Nonnen über ihrem Bett schweben würden. Die Pflegekraft scheuchte sie behände aus dem Fenster und schloss es anschließend deutlich.

Es kann das Fazit gezogen werden, dass die Strategie «Mitgehen und Mitwirken» bei Demenzkranken im Falle des Auftretens von Halluzinationen und wahnhaften Verkennungen eine äußerst bewährte Vorgehensweise aus der Gruppe der Ablenkungsstrategien darstellt.

6.6.1.2 Wechsel des Ortes und neue Impulse

Halluzinationen und wahnhafte Verkennungen sind am wirksamsten mit massiven Ablenkungsstrategien zu beeinflussen. Die Strategie «Mitgehen und Mitwirken» ist am ehesten bei Bewohnern angezeigt, die sich während der Krise entweder im Bett befinden oder die immobil und ständig bettlägerig sind. Demenzkranke also, die ihr räumliches Milieu nicht mehr selbstständig und möglichst schnell verlassen können.

Bewohner, die sich noch selbstständig bewegen können oder die an den Rollstuhl gebunden sind, können tagsüber beim Auftreten einer Halluzination oder wahnhaften Verkennung durch eine weitere Vorgehensweise aus der Krise herausgeführt werden.

Aufgrund ihrer Mobilität kann bei dieser Bewohnergruppe eine Intervention außerhalb ihrer räumlichen Umgebung (zumeist Bewohnerzimmer) mit begleitenden Ablenkungsmodalitäten vorgenommen werden.

Ein Beispiel aus der Praxis einer Altenpflegeheimes soll dies verdeutlichen:

Praxisbeispiele

> Eine Bewohnerin sitzt allein in der erweiterten Wohnküche des Wohnbereiches, deutet mit verängstigten Gesichtsausdruck auf die weiße Wand und stammelt dabei «Es brennt, es brennt!». Die hereinkommende Pflegekraft bittet sie aufzustehen, hakt sich bei ihr unter und führt sie aus dem Raum. Im Gemeinschaftszimmer fordert sie die Demenzkranke auf, ihr doch beim Zusammenfalten der Handtücher zu helfen. In der neuen Räumlichkeit und mit dem Handtuchfalten beschäftigt, hat sie darauf sofort den «Brand» vergessen.

Dieses Beispiel belegt die Wirksamkeit der Ablenkungsstrategie bei Demenzkranken. Der hirnphysiologisch bedingte Verlust des Kurzzeitgedächtnisses bietet sich hier geradezu als therapeutische Chance an. Wenn z. B. neue Impulse die Aufmerksamkeit völlig in Beschlag nehmen und dadurch die bisherigen Sinneseindrücke überlagern und somit aus dem Bewusstsein verdrängen (siehe **Abb. 6-5**).

6.6.1.3 Akzeptieren der Halluzination

Demenzkranke erleben auch Halluzinationen, die nicht mit wahnhaften Verkennungen und dem entsprechenden Empfinden einer lebensbedrohlichen Situation verbunden sind.

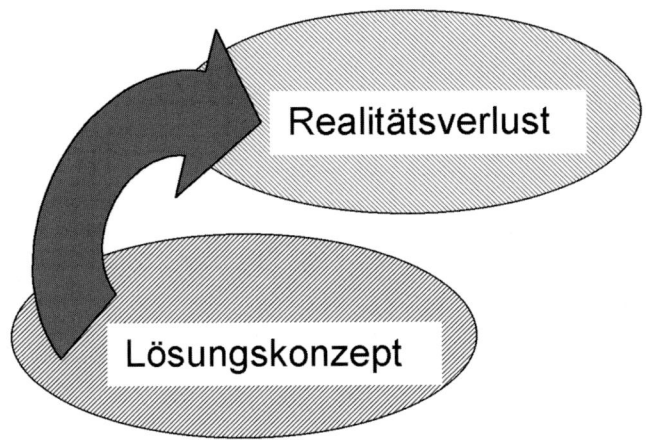

Abbildung 6-5: Ablenkungsstrategie bei Realitätsverlusten

Die Inhalte dieser Halluzinationen sind meist unangenehm, beängstigend oder verwirrend. Sie besitzen jedoch nicht die Wirkkraft einer akuten psychotischen Krise.

Auch Halluzinationen mit fast schon positivem Gehalt wurden in den Heimen erlebt. Wenn z. B. eine Bewohnerin schildert, ihr (längst verstorbener) Bruder hätte unten im Hof gestanden und ihr zugerufen (akustische Halluzination), dann kann man in diesem Erleben keine negativen und belastenden Elemente erkennen. Und sollte daher auch keine Anstalten machen, die Betroffene von diesem Erlebnis abzubringen.

Halluzinationen mit belastenden und unangenehmen Inhalten lassen sich leicht auflösen, wenn Gegenstände, die die Halluzination hervorgerufen haben, aus dem Sichtbereich der Betroffenen entfernt werden.

Grundvoraussetzung ist hierbei auch die Einstellung, die Halluzination als gegebene Realität der betroffenen Bewohner zu akzeptieren. Es sollte also niemals der Versuch unternommen werden, diese krankhaften Sinneseindrücke zu leugnen («Ich sehe nichts!»).

Folgende Beispiele aus den Heimen sind von Pflegekräften angeführt worden:

Praxisbeispiele

- Eine Bewohnerin zeigt entsetzt auf das ihr vorgesetzte Mittagessen – Kohlköpfe – und flüstert erschreckt dabei: «Das sind tote Kinderköpfe!». Die Pflegekraft räumt sofort mit beruhigenden Worten den Teller mit dem Kohl ab und bringt ihr einen Teller mit einer anderen Speise (Spinat mit Ei). Die Bewohnerin akzeptiert die neue Mahlzeit und beginnt mit dem Essen.

- Eine Bewohnerin weist bei dem Mittagessen auf ihr Wasserglas und ruft aufgeregt: «Da sind Schnecken drin!» Die Betreuungskraft nimmt mit freundlichen Worten der Beruhigung das Glas und ersetzt es durch ein Neues. Die Bewohnerin beruhigt sich wieder.

- Jeweils nach dem Besuch des Sohnes sieht eine Bewohnerin ein Frettchen im Zimmer. Die Pflegekraft nimmt es mit hinaus. Die Demenzkranke gibt sich hiermit zufrieden.

Es fällt an diesen Beispielen auf, dass die Pflegekräfte äußerst unspektakulär mit der jeweiligen optischen Halluzination umgehen. Sie machen kein großes Aufheben um die Sinnestäuschung. Eher im Gegenteil, sie bleiben ruhig und gelassen, verändern das Umfeld, indem sie die Objekte der Halluzination entfernen.

Es kann vermutet werden, dass dieses gelassene und alltägliche Verhalten zur Beruhigung der Betroffenen beiträgt.

Ein weiteres Beispiel verdeutlicht diesen Sachverhalt:

Praxisbeispiele

Ein Bewohner zeigt zum Fenster raus und erklärt der anwesenden Pflegekraft: «Es regnet Giraffen.» Die einzige Reaktion der Angesprochenen: «Ja wirklich, wir haben ein blödes Wetter heute.» Der Bewohner akzeptiert die Antwort, bleibt ruhig und wendet sich seiner Beschäftigung zu.

Bei dem Auftreten einer wahnhaften Verkennung mit dem Schweregrad einer Akutkrise dürfen keinesfalls «Methoden der Validation» zur Anwendung gelangen. Denn dieser Ansatz leugnet die Existenz von Wahn und Halluzination mit der Begründung, «im Unterbewussten» wissen die Betroffenen, dass es sich um bloße Sinnestäuschungen handelt. Gemäß dieser Leugnung oder Verharmlosung akuter Krisen empfiehlt z. B. Naomi Feil bei einer Sinntäuschung («ein Mann liegt unter dem Bett») zu antworten: «Ist auch manchmal niemand unter ihrem Bett?» (Feil, 2000 a: 70).

Solch ein Verhalten wird dem Ernst der Lage nicht gerecht und kann bei den Betroffenen ernsthafte und auch lebensgefährliche Dekompensationen hervorrufen.

6.6.2 Mitgehen und Beruhigen bei Zeitverschränkungen

Wie bereits in Abschnitt 2.2.2.2 beschrieben, geraten die Demenzkranken manchmal in eine zeitliche und damit auch situative Desorientierungsphase, die als eine Zeitverschränkung beschrieben werden kann. Das gleichzeitige Erleben von Gegenwart und das Verhaftetsein in längst vergangene Lebensphasen mit ihren spezifischen Anforderungen muss als eine psychische Überforderung für die Demenzkranken aufgefasst werden. Diese im Bewusstsein präsente Eingebundenheit in zwei Zeitphasen zugleich können die Betroffenen meist nicht ohne Hilfe bewältigen, sie finden allein keinen Ausweg aus dieser «Zeitfalle». Zeitverschränkungen stellen somit für die Bewohner psychische Belastungssituationen dar, auf die sie mit Stressverhalten (Unruhe, Furcht u. a.) reagieren.

Eine vordringliche Aufgabe der Pflegekräfte und natürlich auch anderer Betreuer besteht nun darin, diese äußerst belastende Verwirrungsphase zum Wohle des Betroffenen aufzulösen.

Denn nur durch eine vom Demenzkranken akzeptierte Strategie der Aufhebung dieser Zeitverschränkung wird bei den Betroffenen das Gleichgewicht wieder hergestellt.

Bis vor einigen Jahren wurde nur die Konzeption der Realitätsorientierung (ROT) verwendet, der zufolge im Falle einer Zeitverschränkung der Demenzkranke mittels logischer Argumentationen in die Realität der Gegenwart «zurückgeholt» werden sollte. Nur löste sich durch bloßes Verweisen auf reale Bezüge bei den Demenzkranken nicht die Zeitverschränkung, sie fühlten sich immer noch in der Vergangenheit. Erschwerend und zusätzlich belastend kam nun für sie noch die Tatsache hinzu, dass sie erleben mussten, dass die Pflegekräfte oder andere Betreuer sie nicht verstanden. Sie fühlten sich in dieser Situation gemaßregelt und unangemessen behandelt. Eine Reihe von Untersuchungen hat belegt, dass das Stressverhalten beim ROT nicht abnahm, sondern sich oft noch steigerte.

Ein für die Demenzkranken angemessenes Vorgehen kann in diesem Fall nur nach dem Prinzip der *Doppelstrategie* durchgeführt werden (siehe Abschnitt 5.5.2.1).

Konkret bedeutet dies, dass bei dem Umgang mit dem Betroffenen nicht das Selbstbild, die soziale Identität und damit auch die Würde verletzt oder beeinträchtigt werden darf. Jede Korrektur oder Maßregelung der Wahrnehmungs- und Bewusstseinsebenen der Demenzkranken führt unwillkürlich zu einer emotionalen Verletzung und Degradierung.

Wie im vorhergehenden Abschnitt 6.3.1.3 bezüglich der Halluzinationen gezeigt wurde, reagieren die Pflegekräfte auf die Sinnestäuschung intuitiv mit der *Akzeptanz* dieses Phänomens. Ebenso verhalten sie sich auch bei der Wahrnehmung der Zeitverschränkung. Auch dieses Desorientierungserleben wird für die Betroffenen als Realität aufgefasst, die es nicht zu leugnen oder abzuwerten gilt.

Der nächste Schritt bei der Lösung dieses Verwirrtheitszustandes besteht in der Strategie des *Mitgehens*. Es wird dem von der Zeitverschränkung Betroffenen eine überzeugende Erklärung und damit auch Lösung angeboten, die von den Demenzkranken angenommen werden.

Des Weiteren wird gleichzeitig der Versuch unternommen, die Demenzkranken zu beruhigen. Denn sie sind zumeist unruhig, ängstlich und verwirrt zugleich. Das Auftreten der Pflegekräfte ist somit ruhig und gelassen. Sie signalisieren den Demenzkranken in der Phase einer Zeitverschränkung, dass alles geregelt ist und seine Ordnung hat.

Anhand folgender Beispiele aus der Praxis des Heimgeschehens wird diese Verhaltens- und Umgangsstrategie dargestellt:

Praxisbeispiele

- Eine Bewohnerin behauptet, nachts ein Kind geboren zu haben. Morgens vermisst sie ihr Baby. Die Pflegekraft beruhigt sie mit dem Hinweis, die Großmutter hätte es geholt und würde es nun gerade betreuen. Die Bewohnerin akzeptiert diese Erklärung und beruhigt sich.

- Eine Demenzkranke (bereits bettlägerig) berichtet, sie müsse noch einkaufen und essen kochen, denn der Sohn käme gleich aus der Schule. Die Pflegekraft beruhigt sie mit den Worten, sie habe bereits für sie eingekauft und gekocht. Auch diese Erklärung wird von der Bewohnerin angenommen und führt zur Entspannung.

- Eine Bewohnerin klagt, sie müsse noch den Hund «Gassi führen». Die Pflegekraft beruhigt sie mit dem Hinweis, das würde sie jetzt gleich für sie erledigen. Diese Aussage wird von der Betroffenen gebilligt.

All diesen Zeitverschränkungsphänomenen gemeinsam war das Empfinden der Betroffenen, noch einer aus dem vergangenen Lebensabschnitt vertrauten Verpflichtung und Aufgabe nachkommen zu müssen.

Die Pflegekräfte konnten sich gedanklich in diese Erlebenswelt mit ihren alltagstypischen Anforderungen und Belastungen einfühlsam hineinversetzen. Sie schienen zu spüren, dass durch «Erledigung der imaginären Verpflichtungen» die Zeitverschränkung effektiv und effizient aufzulösen ist. Indem die Demenzkranken sich bewusst machen konnten, dass die «Aufgaben» von anderen vertrauten Personen übernommen und erledigt wurden, wich der psychische Druck von ihnen und sie konnten entspannen. Mit dem Empfinden der Erledigung durch andere war der Vorfall aufgrund der Kurzzeitgedächtniseinbußen dann auch schon wieder vergessen. Oder anders ausgedrückt: Nicht mehr im Bewusstsein präsent.

6.6.3 Beruhigen bei Ängsten

Ebenso wie Phänomene der Zeitverschränkungen treten bei den Demenzkranken Ängste und Befürchtungen meist mit Problemen des Alltags auf. Sorgen um die Wohnung, das Haushaltsgeld oder die Angst vor dem Alleinsein haben nicht nur Demenzkranke, sondern mit diesen Belastungen ist mehr oder weniger jeder gelegentlich konfrontiert. Der gravierende Unterschied zwischen Demenzkranken und Nicht-Demenzkranken besteht in der Bewältigung dieser Alltagssorgen und Ängste. Während nicht kognitiv beeinträchtigte Personen diese Problemlagen meist durch psychische Regulative wie Nachdenken, Relativieren und Verharmlosen selbst in den Griff bekommen, sind hingegen Demenzkranke mit diesen Problemlagen völlig überfordert. Aufgrund ihres hirnphysiologischen Abbauprozesses verfügen sie nicht mehr über die entsprechenden Formen der Verarbeitung. Eine Alltagssorge kann bei ihnen geradezu die Qualität einer Existenzkrise mit den damit einhergehenden Stressphänomenen annehmen.

Im Folgenden werden anhand von Praxisbeispielen unterschiedliche Lösungsvarianten dargestellt, die bei den Demenzkranken zur Beseitigung der Ängste und Sorgen geführt haben.

6.6.3.1 Mitgehen und Erklärung anbieten

Es handelt sich hierbei meist um ganz konkrete Alltagssorgen, in denen die Betroffenen regelrecht verhaftet sind und für die sie keine Lösung entwickeln können. In diesen Fällen haben sich plausible und überzeugende Erklärungen und Argumente als äußerst wirksam herausgestellt, wie folgende Beispiele zeigen:

Praxisbeispiele

- Eine Bewohnerin kommt beim Sommerfest entsetzt auf eine Pflegekraft zu und beichtet ihr, dass sie ja gar kein Geld zum Bezahlen von Kaffee und Kuchen habe. Die Pflegekraft beruhigt sie mit den Worten, die Tochter hätte schon für sie alles bezahlt. Dies wird von der Bewohnerin angenommen.

- Eine Bewohnerin bedrängt die Pflegekraft mit dem Ansinnen, sie müsse unbedingt sofort nach Hause, denn sie habe heute noch zu putzen und Staub zu wischen. Die Pflegekraft erklärt ihr daraufhin, dass es heute nicht mehr möglich sei, da die Handwerker noch mit Renovierungsarbeiten beschäftigt seien. Auch diese Erklärung wird akzeptiert.

- Eine Bewohnerin sprach abends von der Furcht, ein Mann würde nachts zu ihr kommen. Die Pflegerin beruhigte sie mit dem Versprechen, sie würde gleich von außen die Tür zuschließen und besonders gut aufpassen.

Mit der Darbietung einer Erklärung oder eines Argumentes waren die Betroffenen beruhigt und das ganze Angst- und Belastungsgefüge löste sich regelrecht auf und verschwand somit aus dem Bewusstsein der Bewohner.

6.6.3.2 Gemeinschaft und Nähe anbieten

Es wird berichtet, dass Demenzkranke manchmal besonders stark verunsichert und verängstigt sind. Die Pflegekräfte spüren, dass sie in dieser Verfassung das Gefühl von Schutz, Geborgenheit und Eingebundenheit vermitteln sollten, damit die Demenzkranken wieder ins psychophysische Gleichgewicht gelangen können.

Folgende Erfahrungen konnten in den Heimen gemacht werden:

Praxisbeispiele

- Wenn mehrere Bewohner äußerst ängstlich und unsicher sind, hat es sich bewährt, sie in einen Kreis zusammenzusetzen und ihnen etwas vorzulesen. Dieses Erleben von Gemeinschaft und Zuwendung hat eine beruhigende Wirkung.

- In einem ähnlichen Fall mit mehreren verängstigen und verunsicherten Bewohnern haben Pflegekräfte zu singen angefangen. Der Gesang vertrauter Lieder von nahe stehenden Personen erzeugte ein Gefühl von Geborgenheit und beruhigte die Betroffenen.

- Eine Bewohnerin machte einen sehr verunsicherten und verängstigten Eindruck. Die Pflegekraft nahm sie daraufhin mit in ihre Pause und unterhielt sich mit ihr.

6.6.3.3 Beruhigen durch Körperkontakt

Pflegekräfte spüren in bestimmten Situationen intuitiv, dass manchmal nicht Worte, sondern Körperkontakt den verängstigten und verunsicherten Bewohner zu beruhigen vermag, wie folgende Erfahrungen zeigen:

Praxisbeispiele

- Eine Bewohnerin steht unruhig neben der Pflegekraft und fragt nach der Mutter. Die umfasst die Bewohnerin, zieht sie an sich und wiegt sie langsam hin und her. Die Bewohnerin wird daraufhin ruhig und fragt nicht mehr nach der Mutter.

- Eine bettlägerige Bewohnerin ruft nach ihrer Mutter. Die Pflegekraft streichelt sie, nimmt sie in den Arm und tröstet sie mit den Worten, die sie ständig wiederholt: «Da kommen Sie auch hin.» Die Bewohnerin beruhigt sich daraufhin.

6.6.4 Beruhigen durch Erinnern

Demenzkranke verlieren leicht die Fassung, wenn sie z. B. bemerken, dass sie bestimmte alltägliche Handlungen wie das Rasieren oder Zähnputzen nicht mehr durchführen können. Sie verzweifeln auch, wenn sie z. B. ihr Zimmer nicht mehr finden oder wenn sie ihre Inkontinenz spüren. Besonders frustrierend ist das Erleben, wenn sie etwas aussprechen möchten, ihnen aber die Worte hierzu trotz verzweifelter Bemühungen fehlen.

Verzweiflung, Frustration und auch Aggression gegenüber sich selbst und der Umwelt sind oft Reaktionen auf dieses erlebbare eigene Unvermögen. Das Verspüren der wachsenden Hilflosigkeit, der man nicht zu entrinnen vermag, führt zu unsäglichem Leiden.

Pflegekräfte schildern, dass dieses Verzweifeln an der Gegenwart manchmal durch Verweis auf vergangene und erfolgreiche Phasen des Lebens aufgehoben oder doch wenigstens gemindert werden kann.

Ein Beispiel aus dem Heimbereich soll dies verdeutlichen:

Praxisbeispiele

Eine Bewohnerin schimpfte oft. Wenn die Pflegekräfte sie jedoch auf ihre erfolgreiche Karriere als Mannequin hin ansprachen, beruhigte sie sich sehr schnell.

Dieses Vorgehen entspricht von der Funktion und dem Inhalt her der Ablenkungsstrategie «Hinführung in vergangene Lebensphasen», um Abwehrverhalten bei der Pflege abzubauen (siehe Abschnitt 5.5.8).

In den Beispielen wird in gewisser Weise der aufgeregte Bewohner auch sanft in die Vergangenheit «geschoben», damit er die belastende und nicht mehr angemessen zu bewältigende Gegenwart für eine Weile vergisst.

6.6.5 Argumentieren und Überzeugen

Eine vertraute Erfahrung in allen Heimen mit Demenzkranken ist der Wunsch der Bewohner, nach Hause gehen oder fahren zu wollen. Oft trifft man sie mit der Tasche und manchmal auch mit dem Koffer im Treppenhaus oder an der Pforte an und wird mit ihrem Anliegen konfrontiert, dass sie nun nach Hause fahren wollen.

Der Umgang mit diesen Verhaltensweisen erfordert, wie bereits bei vielen anderen Reaktionsformen beschrieben, die Ausrichtung nach dem Prinzip der *Doppelstrategie*.

Der Betroffene darf bei der Auseinandersetzung um den Verbleib im Heim nicht sein Gesicht verlieren, man darf ihm nicht die Wahrheit sagen, dass er kein Zuhause außerhalb des Heimes mehr besitzt. Er würde es doch nicht glauben und würde durch diese Aussage nur weiter verunsichert und verwirrt.

Gemäß der Strategie der *Akzeptanz* wird also nicht das Vorhaben an sich in Frage gestellt oder negiert, es wird nur versucht, den Betroffenen durch überzeugende Argumente und Erklärungen von seinem Plan abzubringen.

Folgende Beispiele haben sich in der Praxis bewährt:

Praxisbeispiele

- Ein Bewohner möchte das Haus verlassen, um nach Hause zu fahren. Es wird ihm klar gemacht, er könne das Haus heute nicht mehr verlassen, da der Zug oder der Bus für die Heimreise bereits abgefahren wäre. Diese Erklärung überzeugte den Bewohner.

- Eine Bewohnerin möchte nach Hause. Ihr wird klar gemacht, dass dies sehr teuer wäre, da die Gebühren für Taxifahrten gerade erhöht worden wären. Daraufhin möchte die Bewohnerin dann doch lieber im Heim bleiben.

- Einer Bewohnerin wurde verdeutlicht, dass es draußen schon dunkel und recht kalt wäre. Andererseits hätte man gerade das Abendessen zubereitet und würde sich freuen, wenn sie mitessen würde. Auch hier ließ sich die Bewohnerin zum Verbleiben überreden.

Die Demenzkranken konnten bei diesen Auseinandersetzungen über den Verbleib im Heim ihr Selbstbild eines frei entscheidenden Individuums bewahren. Denn sie hatten das Gefühl, aufgrund der überzeugenden Argumente selbst eine Entscheidung herbeigeführt zu haben. Gemäß dem Prinzip der Doppelstrategie wurde ihnen in dieser Konfliktlage kein Gefühl einer Bevormundung oder Verletzung ihrer sozialen Identität bewusst. Im Gegenteil, sie waren überzeugt, eine eigenständige Entscheidung frei von äußeren Zwängen bezüglich ihres Verbleibens im Heim getroffen zu haben.

6.6.6 Mitgehen bei plötzlichen Eingebungen

Krankhafte hirnphysiologische Prozesse führen zu einer Reihe von Störungen der geistigen Leistungen. Einschränkungen und zunehmender Verlust der Gedächtnisleistungen, Störungen der Aufmerksamkeit, Einbußen des Sprach- und Sprachverständnisvermögens müssen als Auswirkungen der Erkrankung, als demenzspezifische Minder- oder Minusleistungen aufgefasst werden.

Zu den Symptomen der Demenz vom Alzheimer Typ gehören aber ebenso krankheitsbedingte Wahrnehmungs- , Sinnes- und Bewusstseinseindrücke. Fehlleistungen des Gehirns, die man als krankhafte «Plusleistungen» bezeichnen kann, sind zum Beispiel Fehlwahrnehmungen, akustische und optische Halluzinationen, Phänomene der Zeitverschränkung, Angst- und Panikattacken und auch plötzliche gedankliche Eingebungen.

All diese krankhaft produktiven Symptome, die Besitz vom Bewusstsein der Demenzkranken nehmen und mit denen Angst, Verzweiflung, Verwirrung und physischer Stress verbunden sind, sind Ausdruck eines aus dem Ruder geratenen und nun völlig fehlerhaft funktionierenden Gehirns.

Etwas salopp ausgedrückt kann der Vergleich mit einem Computersystem angestellt werden, der von einem eigenartigen Virus befallen ist, der eine spezifische Eigenschaft besitzt. Phasen des Funktionierens auf teils niedrigem Niveau wechseln unvorbereitet mit Phasen völliger Fehlleistungen. So wie bei einem Computer bei einem Virenbefall zunehmend die Software nach einer bestimmten Vorgehensweise zerstört wird, so geraten bei den Demenzkranken durch die nach einem bestimmten Schema verlaufenden hirnphysiologischen Degenerationen auch bestimmte Wahrnehmungs- und Bewusstseinszustände aus der Kontrolle und nehmen Besitz vom Erleben und Empfinden der Betroffenen.

Diese bereits an verschiedenen anderen Stellen dieser Arbeit gemachten Ausführungen dienen zur verstärkten und vertiefenden Sensibilisierung für das Leiden der Betroffenen.

Die Demenzkranken sind einem kranken Organ, dem Gehirn, ausgeliefert, das aufgrund seiner vielfältigen Fehlfunktionen oft «Horrortrips» produziert, die von den Betroffenen erlebt und erlitten werden müssen. Die Demenzkranken können sich nicht wehren, sie können nicht davor fliehen, sie müssen diese Zustände ertragen und irgendwie auch bewältigen.

Dieses Leiden und Ausgeliefertsein der Demenzkranken bei den Fehlleistungen des Gehirns scheint den Pflegekräften bewusst zu sein, denn anders lässt sich nicht erklären, warum sie bei bestimmten krankheitsbedingten Eingebungen oder Ideen mit Einfühlen, Akzeptieren und Mitgehen reagieren.

Anhand folgender Beispiele aus dem Alltag des Heimbetriebes werden die demenzspezifischen Reaktionsweisen dargestellt:

Praxisbeispiele

- Eine Bewohnerin möchte nachts unbedingt in die Kirche. Die Nachtschwester setzt sich daraufhin gemeinsam mit ihr auf die Bettkante und simuliert eine «Busfahrt», indem sie leicht wippt und der Bewohnerin von der Busfahrt berichtet. Am Schluss ahmt sie das Kirchenglockengeläut nach und teilt ihr mit, dass sie die Kirche erreicht hätten. Die Bewohnerin akzeptiert dies und schläft daraufhin bald wieder ein.

- Eine Bewohnerin verlangte nachts aufgeregt nach dem Kommissar, sie müsse ein Verbrechen melden. Die Nachtwache zog daraufhin Mantel und Hut an und kam mit einem Notizblock ins Zimmer der Bewohnerin und notierte sich alles. Die Bewohnerin war dadurch beruhigt.

- Ein Bewohner möchte unbedingt ins Krankenhaus. Die Pflegekraft setzt ihn auf einen Stuhl und teilt ihm mit, er säße jetzt im Wartezimmer des Krankenhauses und müsse noch etwas warten. Der Bewohner akzeptierte die Lösung und war beruhigt.

Einem Außenstehenden mögen diese Szenarien und Gestaltungsweisen an Formen des absurden Theaters erinnern, so abwegig und widersinnig erscheinen sie auf den ersten Blick. Doch diese Interventionsformen sind keineswegs sinnlos und absurd. Im Gegenteil, sie sind äußerst effektiv und effizient, denn sie vermögen die Demenzkranken von den plötzlichen Eingebungen und Ideen zu lösen, sie hiervon zu befreien.

Wie bereits im Abschnitt 6.3.1.1 ausgeführt wurde, bedarf es manchmal massiver Impulse, die aus optischen, akustischen und situativen Elementen bestehen können, um einen krankhaften Bewusstseinsinhalt zu löschen bzw. zu verdrängen. Es sollte einem bewusst sein, dass die Demenzkranken diesen Eingebungen oder Ideen völlig schutzlos ausgeliefert sind. Sie können sich nicht mehr selbst durch kognitive Prozesse wie Nachdenken, Überlegen etc. von diesen Fehlleistungen lösen. Sie benötigen in diesen Krisen mit teils lebensbedrohlichen Gefahren für Leib und Seele die überwältigende, überzeugende und damit auch bewusstseinsverändernde Hilfeleistungen von Dritten.

6.7 Indirektes Reagieren

In den vorhergehenden Abschnitten standen die Interaktionen zwischen den Bewohnern und den Pflegekräften in Form des Agierens (Kapitel 5) oder des Reagierens (Abschnitt 6.3) im Mittelpunkt. Dieses Zusammenkommen und Zusammenwirken zwischen diesen beiden Personengruppen bei der Pflege und der Betreuung ist von entscheidender Bedeutung für die Lebensqualität und das Wohlbefinden der Bewohner.

Einschränkend muss jedoch berücksichtigt werden, dass diese Interaktionen zeitlich recht begrenzt sind. Weniger als 10 % der Tages- oder Wachzeit verbringen die Bewohner in der Regel zusammen mit ihren Pflegekräften oder Betreuern. Die meiste Zeit verbringen die Demenzkranken allein (etwa 60 %), eine bei weitem geringere Zeitspanne mit ihren Mitbewohnern (etwa 30 %) und recht selten haben sie Kontakt mit Angehörigen (Moore et al., 1999; Lucero et al., 2001).

Die Folge hiervon ist, dass die Demenzkranken viel Zeit für sich haben. Zeiträume, die sie selbst gestalten müssen, durch Aktivitäten, Beschäftigungen und auch Kontakte. Aber auch Zeit, die sie mit Sitzen und Beobachten verbringen. Zeit sinnvoll zu gestalten, wird für die meisten kognitiv beeinträchtigten Bewohner eine kaum zu bewältigende Aufgabe sein. Berücksichtigt man, dass rüstige Senioren im eigenen häuslichen Bereich häufig bereits Schwierigkeiten haben, ihren Tagesablauf zweckmäßig und befriedigend zu strukturieren – wobei oft auf Ritualisierungen und Dehnungen der Alltagsbeschäftigungen zurückgegriffen werden muss – so ist verständlich, dass Demenzkranke damit völlig überfordert sind (Opaschowski, 1998).

Wie bereits in Abschnitt 6.2.1 ausgeführt, besitzen Demenzkranke ein äußerst labiles Gleichgewicht bei der Erhaltung des Realitätsbezuges. Alleinsein, Verlassenheitsgefühle, Langeweile und der Mangel an Anregung und sozialer Einbindung führen leicht zu einem «Umkippen» aus den Realbezügen in Zeitverschränkungen und Halluzinationen mit starkem emotionalen Leidensdruck.

Ein demenzspezifisches Milieu hat bezogen auf diese Labilität des Realitätsbezuges die Funktion, durch Strukturelemente räumlicher, sozialer und interaktiver Art den Demenzkranken in seiner Aufmerksamkeit in die Umgebung einzubinden. Negativ gewendet bedeutet dies, es muss ein «Umkippen» in Realitätsverluste vermieden werden. Entsprechend darf das Milieu auf die Betroffenen nicht fremd oder abweisend wirken.

Es gilt somit, Lebenswelten für die Demenzkranken zu schaffen, die ihnen gemäß dem Prinzip der «demenzspezifischen Normalität» vertraut und angenehm erscheinen (siehe Abschnitt 7.2). Damit besitzen diese Milieustrukturen einen Schutz- und Präventivcharakter, das labile psychosoziale Gleichgewicht vor «Umstürzen» in Phasen des Realitätsverlustes zu bewahren.

Die Strukturelemente einer angemessenen demenzspezifischen Lebenswelt hinsichtlich u. a. der räumlichen, milieubezogenen und auch pflegeorganisatorischen Aspekte werden im folgenden Kapitel dargestellt. In den folgenden Abschnitten werden einzelne Punkte eines eher indirekten Eingehens auf die Bedürfnisse, Belange und Erwartungen der Demenzkranken im stationären Bereich angeführt. Diese Vorgehensweisen dienen der Stärkung und Stabilisierung des recht labilen Gleichgewichtes der Betroffenen.

6.7.1 In der Nähe sein

Erfahrungen der Pflegekräfte, die von einschlägigen Untersuchungen bestätigt werden, weisen darauf hin, dass die physische Nähe der Pflegekräfte eine beruhigende und Geborgenheit vermittelnde Wirkung bei den Demenzkranken hervorruft.

Es ist oft beobachtet worden, dass Bewohner ihre Pflegekräfte bei der Verrichtung pflegeferner Handlungen wie Dokumentation, Medizin stellen oder Telefonate führen beobachten und teilweise auch versuchen, Kontakt aufzunehmen. Dies geschieht u. a. durch Winken, Ansprechen, Berühren und Streicheln.

Dieses Verhalten kann dahingehend interpretiert werden, dass es für die recht hilflosen und unselbstständigen Bewohner von großer Bedeutung ist, ihre Hauptbezugspersonen im Nahbereich erleben zu dürfen. Die Erfahrung, diese wichtigen Personen sehen, hören und eventuell auch berühren zu können, vermittelt ihnen die Gewissheit, nicht allein und damit ungeschützt zu sein (siehe Abschnitt 7.7.2).

6.7.2 Gruppenangebote

Ein weiteres Element zur Stabilisierung und Beruhigung der Demenzkranken besteht in der Bildung von Gruppen zum geselligen Beisammensein. Die Nähe der Mitbewohner spüren, gemeinsam etwas vollbringen (Singen, hauswirtschaftliche Beschäftigungen u. a.), erzeugt bei den Teilnehmern Gefühle der Eingebundenheit, Geborgenheit und Zugehörigkeit. Beobachtet wurde bei diesen Gruppentreffen nicht nur, dass die Bewohner ruhiger und zufriedener wirkten. Sie lächelten, lachten und scherzten teilweise, sie nahmen miteinander Kontakt auf und halfen sich gegenseitig. Es wurde auch beobachtet, dass diese Stimmung auch noch Stunden später nach den Gruppentreffen anhielt.

Teilhabe an einer Gemeinschaft, Mitglied eines Kreises Gleichgesinnter zu sein, sich im Kontakt mit anderen zu erleben, das alles entspricht dem menschlichen Grundbedürfnis nach sozialen Kontakten, denn nur in diesen Begegnungen kann das Bedürfnis nach sozialer Anerkennung, das Gewahrwerden der eigenen Identität und damit des Selbstwertgefühls realisiert werden. Angesichts der Tatsache, dass Demenzkranke über ein äußerst labiles Selbstwertempfinden verfügen, können Gruppentreffen als soziale Orte des Selbstvergewisserung und Stabilisierung des Selbstbildes als soziales Wesen aufgefasst werden (siehe auch Abschnitt 7.5).

6.7.3 Mittagsschlaf veranlassen

Für Demenzkranke mit ihrem extrem eingeschränkten Selbstregulierungsvermögen besitzen Verhaltensregulierungen der Pflegekräfte oder anderer Betreuer eine bedeutsame Funktion bei der Gestaltung des psychophysischen Gleichgewichtes. So wie die Gruppenangebote das psychosoziale Gleichgewicht stabilisieren, so besitzen einzelne Lenkungs- und Anleitungsaspekte – wie zum Beispiel der Mittagsschlaf – bei bestimmten Bewohnern die Funktion einer physischen Stabilisierung (Sloane et al., 1998).

Es wurde wiederholt von Pflegekräften beobachtet, dass Bewohner im Laufe des Tages unruhiger werden. Diese Demenzkranken fühlen sich einer Umwelt ausgesetzt, die ihnen eine Vielzahl von Reizen und Impulsen liefert, die sie mit der Zeit kaum noch angemessen verarbeiten können. Unruhe oder Agitiertheit ist der Ausdruck dieses Überforderungs- oder Stressverhaltens.

Ein probates Mittel zur Stabilisierung des physischen Gleichgewichtes stellt der Mittagsschlaf dar. Stark unruhige Bewohner, welche die vielen Eindrücke ihrer Umgebung nicht mehr bewältigen konnten, zeigten nach einer nachmittäglichen Ruhephase ein ruhiges und ausgeglichenes Verhalten.

Physiologisch lässt sich dieser Sachverhalt so erklären, dass durch die Auszeit im Sinne einer Reduzierung der Reize das Niveau des überhöhten und nicht mehr von dem Betroffenen zu regulierenden Stresses auf die Normal- oder Durchschnittswerte der Verarbeitung der Umwelteindrücke gesenkt werden kann.

6.7.4 Gegenstände anbieten

Demenzkranke teilen mit uns nicht nur das Bedürfnis nach Gemeinschaft und sozialer Bestätigung, sie teilen mit uns auch das Bedürfnis nach einer sinnvollen und befriedigenden Beschäftigung, die zur Stärkung ihres Selbstwertgefühles beiträgt.

Zu diesem Zweck wurden u. a. die verschiedenen Gruppenangebote in den Heimen geschaffen, die oft mit hauswirtschaftlichen Beschäftigungen wie Mahlzeitenvorbereitungen und Wäschefalten verbunden sind. Doch auch diese, für die Betroffenen äußerst befriedigenden und ihr Selbstwertgefühl bestätigenden Gemeinschaftsaktivitäten sind meist zeitlich begrenzt. Angesichts der nachlassenden Aufmerksamkeit und Konzentration sollten die Angebote in der Regel nicht länger als eine Stunde dauern.

Für die zeitlich langen Phasen des Alleinseins und damit auch der Selbstbeschäftigung haben sich für die Demenzkranken bestimmte Gegenstände als besonders praktikabel und effektiv herausgestellt. Es sind solche Gegenstände, die mit konkreten, aus der Lebensphase vor Ausbruch der Erkrankung vertrauten Beschäftigungen verbunden werden können.

Besonders Plüschtiere und Puppen sind nach Aussagen der Pflegekräfte für Demenzkranke weiblichen Geschlechts als Objekte längerfristiger Eigenbeschäftigung mit teils lebensgeschichtlich vertrauten Handlungsmustern geeignet. Die Puppen und Plüschtiere werden meist behütet, gehegt und gepflegt.

Diese Gegenstände kommen dem Bedürfnis *Zuwendung geben* nach. Sie bieten sich aufgrund der Gestalt und der haptischen Eigenschaft (weich und kuschelig) als Ersatzobjekte realer Hege- und Pflegeaktivitäten an.

Es ist oft beobachtet worden, mit welcher Hingabe, Fürsorglichkeit und auch Ruhe und Gelassenheit Demenzkranke sich mit diesen Objekten beschäftigen. Es hat den Eindruck, als ob sie in die Lebensphase der Pflege und Betreuung ihrer Kinder vor vielen Jahrzehnten zurückversetzt wären. Eine Zeit, die für sie mit den tiefsten und innigsten Gefühlen der Erfüllung verbunden sind.

Doch auch andere Gegenstände können für die Demenzkranken Sinn und Inhalt einer Beschäftigung darstellen. Von Pflegekräften wurde beobachtet, dass Handtaschen die Aufmerksamkeit und das Interesse der Bewohnerinnen binden.

Handtaschen besitzen nicht nur die Funktion als Mittel für eine sinnvolle Eigenbeschäftigung, wenn es gilt, die Handtasche mit den erforderlichen Utensilien zu füllen und dies gelegentlich zu kontrollieren. Darüber hinaus haben Handtaschen nach Aussagen der Pflegekräfte auch eine beruhigende Wirkung. Diese Empfindungen lassen sich mit den lebensgeschichtlichen Erfahrungen erklären, denn in der Handtasche waren in der Regel die wichtigsten Gegenstände wie Geldbörse und Hausschlüssel aufgehoben. Aber auch Schminkutensilien wie Taschenspiegel, Lippenstift und Puderdöschen wurden in der Handtasche mitgeführt. Die Gewissheit, die Handtasche bei sich zu haben, vermittelte das Gefühl der Sicherheit, denn in der Tasche waren die wichtigen Gegenstände für die Bewältigung des Alltags außerhalb des eigenen Haushaltes enthalten.

Auch andere Gegenstände können für die Demenzkranken eine äußerst wichtige Bedeutung für ihre Tagesgestaltung besitzen. In einem Heim wurde beobachtet, wie eine Bewohnerin nachmittags mehrfach ihre wertvolle Unterwäsche sorgfältig auf dem Bett ausbreitete, mit den Händen darüber fuhr und sie anschließend wieder in den Kleiderschrank einordnete. Diese Tätigkeit vollführte sie mit Konzentration und Geduld mehrmals am Tag.

Es kann das Fazit gezogen werden, dass bestimmte Gegenstände für Demenzkranke eine immense Bereicherung ihrer Lebenswelt darstellen können. Mittels dieser Dinge lassen sich bestimmte Bedürfnisse befriedigen, aber auch sinnvolle Beschäftigungen und Verantwortlichkeiten realisieren. Aus diesem Grunde sollten solche Objekte ständig in der räumlichen Umwelt verwendet werden können. Darüber hinaus sollten sie den Bewohnern zur Eigenbeschäftigung angeboten werden. Da hierdurch eine Stabilisierung des psychophysischen Gleichgewichtes der Demenzkranken erzielt werden kann, sollten sie als unabdingbare Elemente eines demenzspezifischen Milieus aufgefasst werden.

6.7.5 Einsetzen von Haustieren

Nicht nur Gegenstände mit teils symbolischer Bedeutung besitzen für Demenzkranke einen großen Stellenwert bei einer sinnvollen und befriedigenden Bewältigung des Heimalltags. Auch Tiere und vor allem Haustiere sind im Sinne einer Bereicherung der Lebenswelt von außergewöhnlicher Bedeutung.

Mehrere Beispiele aus dem Heimbereich sollen diesen Sachverhalt verdeutlichen:

Praxisbeispiele

- Einer meist unruhigen und auch verunsicherten Bewohnerin wurde eine Katze gegeben. Dieses Tier bewirkte einen völligen Wandel ihres Verhaltens. Die vorher agitierte Bewohnerin saß nun stundenlang ruhig in ihrem Sessel und streichelte ab und zu die Katze auf ihrem Schoß.

- In einem anderen Heim wurde beobachtet, dass ein Aquarium das Interesse und die Aufmerksamkeit der Demenzkranken auf sich ziehen konnte. Die Bewohner saßen gebannt vor dem Aquarium und beobachteten längere Zeit die Fische.

- In einem Heim führte eine Pflegekraft bei der Pflege ihren Hund mit sich. Vorher oft ablehnende Bewohner, die sich der Pflege widersetzten, waren durch die Präsenz des Tieres so erfreut und auch abgelenkt, dass die Pflege ohne Schwierigkeiten vollzogen werden konnte.

Tiere scheinen außergewöhnliche Wirkungen bei den Bewohnern hinsichtlich Aufmerksamkeit, Ablenkung und Lebensfreude zu erzielen. Vergegenwärtigt man sich die Tatsache, welchen Stellenwert Haustiere besonders bei allein lebenden älteren Menschen ohne kognitive Beeinträchtigungen besitzen, dann lassen sich diese Verhaltensweisen als ganze normale Reaktionsweisen auffassen.

Haustiere haben für Stadtmenschen eine besondere Bedeutung, sie sind oft der Ersatz für fehlende soziale Kontakte. Sie mildern oder puffern so das sonst oft unerträgliche Alleinsein und bieten zusätzlich Gelegenheit für Beschäftigung und sinnvolle Pflichten. Eine Reihe von Untersuchungen konnte die besondere Wirkung von Haustieren auf das Wohlbefinden und die psychosoziale Stabilisierung älterer Menschen nachweisen.

Haustiere bedeuten unter diesem Gesichtspunkt einen Aspekt der Normalität der Lebensbezüge im Heim. Sie bereichern nicht nur die Lebenswelt, bieten erfreuliche Impulse und Abwechslung im manchmal doch recht monotonen Heimalltag. Sie bieten darüber hinaus auch Gelegenheit, Nähe zu einem Lebewesen zu spüren. Und auch das Betreuungsbedürfnis kann bei bestimmten Tierarten wie Hunden und Katzen befriedigt werden.

Es kann das Fazit gezogen werden, dass Tiere eine beruhigende Wirkung bei den Demenzkranken erzielen. Es kann vermutet werden, dass sich der Kontakt auch zu einem nichtmenschlichen Lebewesen emotional befriedigend gestalten kann. Das Bedürfnis nach Beziehung und Kommunikation wird, wie alle Haustierbesitzer bestätigen können, auch durch Begegnungen mit Tieren befriedigt. Daher gilt es zu überlegen, in wieweit Tiere in die Lebenswelt Demenzkranker mit eingebunden werden können.

6.7.6 Nutzung der Außenbereiche

Demenzkranke, das haben bereits mehrere Untersuchungen ergeben, reagieren auch äußerst sensibel auf ihre physische Umgebung. Die Räumlichkeiten, die Gestaltung der Räume und auch deren Nutzung durch die Bewohner wirken sich auf die Befindlichkeit der Betroffenen aus. Demenzkranke geraten leicht in Stress, wenn sie sich allein in Räumen erleben, aber es überfordert sie auch, wenn sich zu viele Menschen in ihrer Umgebung befinden.

Eine besondere Bedeutung für das Wohlbefinden besitzen Außenbereiche: Gartenanlagen, Innenhöfe u. ä. Das Gefühl, sich im Freien zu befinden, an der frischen Luft und in der Natur zu sein, besitzt für alle Menschen eine äußerst wichtige Bedeutung. Es drückt das Bedürfnis nach Naturnähe und auch das Bedürfnis nach physischer Freizügigkeit aus. Wie wichtig Balkone, Terrassen und Gartenflächen für Senioren in Altenhilfeeinrichtungen sind, ist durch Befragungen mehrfach bestätigt worden. Dieses Bedürfnis nach dem Aufenthalt im Freien besitzen auch Demenzkranke (Mather et al. 1997; McMinn et al., 2000).

Untersuchungen haben ergeben, dass unruhige Demenzkranke sich im Freien leicht entspannen und ruhig werden. Sie pflegen dort auch mehr Sozialkontakte als innerhalb des Gebäudes.

Man kann annehmen, dass die Nutzung der Außenbereiche ebenso wie das Erleben von Haustieren eine bedeutsame Bereicherung und auch Abwechslung in der Lebenswelt Demenzkranker ist. Die sensorische Stimulierung durch Außenreize wie Wind und Sonne und auch das Wahrnehmen von Erde und Pflanzen durch Sehen, Berühren und Riechen bewirkt bei Demenzkranken ebenso wie bei Menschen ohne kognitive Beeinträchtigungen Wohlbefinden und Ausgeglichenheit.

6.7.7 Beruhigungsmusik oder vertraute Musik spielen

Musik besitzt eine tiefe, die Gefühle ansprechende Wirkung, besonders wenn es sich um vertraute Klänge aus der Kindheit, Jugend oder Heimat handelt. Mit bestimmten Weisen werden Erinnerungen, schöne und auch weniger schöne, hervorgerufen. Vertraute Musik weckt Stimmungen und verführt teils zu Tagträumereien und Phantasien.

Diese Wirkung wird auch bei Demenzkranken erzielt, wie Beobachtungen aus den Heimen bestätigen:

Praxisbeispiele

Während eines Gruppentreffens auf einer Demenzstation wurde den Bewohnern vertraute Musik (Schlager aus den 30er Jahren) vorgespielt. Kaum hörten sie die altbekannten Weisen aus ihrer Jugendzeit, da konnte eine deutliche Veränderung bei den Zuhörerinnen festgestellt werden. Die vorher leicht angespannten Gesichtszüge glätteten sich, sie begannen zu lächeln und ein Ausdruck nach innen gekehrter Verklärung legte sich auf die Gesichter. Und dabei wiegten sie sich leicht im Rhythmus der Musik.

Dieses Beispiel zeigt, welche Wirkung Musik auch bei Demenzkranken hervorrufen kann.

Die Betroffenen fühlten sich regelrecht in die Vergangenheit zurückversetzt, sie waren auf einmal in ihren Erinnerungen wieder jung und begehrenswert, wie damals in den 30er Jahren.

Doch nicht nur vertraute Weisen aus der Vergangenheit vermag die Bewohner zu beeinflussen, auch «moderne» Beruhigungsmusik wirkt sich positiv auf das Allgemeinbefinden der Demenzkranken aus. Beobachtungen aus den Heimen haben ergeben, dass das Vorspielen dieser Musik auch beruhigende Wirkungen erzielt (Clark et al., 1998; Gerdner, 2000; Kydd, 2001; Lou, 2001).

Wenn Musik gespielt wird, wird sie in den Heimen oft gezielt eingesetzt. Dabei wird das Befinden der Bewohner jeweils berücksichtigt. Von der Wirkung einer durchgängig gespielten Hintergrundsmusik, wie man es teilweise aus den Kaufhäusern und Supermärkten her kennt, ist in diesem Zusammenhang noch nicht berichtet worden.

Erkenntnis

Musik, so kann zusammengefasst werden, besitzt auch für Demenzkranke eine doppelte Bedeutung und Wirkung. Sie dient einerseits zur sensorischen Stimulierung und sie kann gleichzeitig Stimmungen und Erinnerungen bei den Zuhörern hervorrufen.

6.7.8 Kontakt zu Angehörigen herstellen

Für alte Menschen ist von größter Bedeutung, die Kontakte zu ihren nächsten Angehörigen (Kinder, Enkel und Geschwister) pflegen zu können. Obwohl sie im Laufe des Tages in Heimen und Einrichtungen des betreuten Wohnens ständig mit anderen Bewohnern zusammenkommen, können diese Begegnungen und Kontakte nicht die Beziehungen und das Zusammensein mit den nächsten Angehörigen ersetzten, wie eine Reihe von Erhebungen zeigte.

Dieser Sachverhalt gilt auch für die Demenzkranken. Kontakte zu den Angehörigen besitzen für das Wohlbefinden auch der Demenzkranken eine große Bedeutung.

Welchen Stellenwert die nächsten Angehörigen für das psychosoziale Gleichgewicht besitzen, kann anhand folgender Erfahrung aus dem Heimbereich deutlich gemacht werden (siehe auch Schaller, 2003: 128):

Praxisbeispiele

Wenn eine Bewohnerin sich im Zustand starker Erregung befindet, erhält sie die Gelegenheit, mit ihrer Tochter zu telefonieren. Dieses Telefonat beruhigt sie wieder.

Angehörige einzubinden, sie zu regelmäßigen und häufigen Besuchen anzuregen, diese Perspektive ist für alle Heimbewohner von erstrangiger Bedeutung. Die Aufrechterhaltung der Beziehungen zwischen den Familienangehörigen im Heim ist, wie die Untersuchungen aus verschiedenen Ländern zeigen, in der Regel nicht problemlos. Es bedarf vielseitiger Anstrengungen besonders seitens des Heimes, damit die Kontakte durch den Heimeintritt nicht geringer werden oder gar abbrechen.

6.8 Zusammenfassung und Empfehlungen

In diesem Kapitel sind verschiedene Wahrnehmungs- und Erkenntnisebenen im Umgang mit Demenzkranken erläutert und miteinander in Beziehung gesetzt worden. Praktische Erfahrungen aus den Heimen sind in ein Kommunikationsmodell eingebunden worden, dessen Grundlagen aus den Bereichen der Neurophysiologie und Neuropathologie stammen. Es besteht hierbei der Anspruch, dass verallgemeinerte Aussagen über die Pflege und Betreuung Demenzkranker immer in Einklang mit den bisherigen Erkenntnissen der Hirnforschung stehen müssen.

Begründet werden kann dies mit der Erkenntnis, dass das Hirn bei allen Handlungen, Reaktionen und geistigen Tätigkeiten das allein entscheidende Steuerungs- und Verursachungsinstrument darstellt. Salopp heißt das, dass das Hirn «Hardware» und «Software» in einem ist. Dies gilt sowohl für gesunde als auch für erkrankte Hirnareale. Für Demenzen bedeutet dies kurz ausgedrückt: Krankhaftes Verhalten beruht auf einem erkrankten Hirn.

Diese Einschätzung über die Übereinstimmung von Hirn und Handeln bildet den gegenwärtigen Stand der Forschung in den Bereichen der Neurobiologie und Medizin, nur in die Sphäre vieler Pflegekonzepte (personenzentrierte Ansätze u. a.) ist dieses Wissen noch nicht eingedrungen.

Im ersten Abschnitt sind in kurzen Ausführungen Abgrenzungen zu bereits bestehenden Kommunikationsmodellen in der Demenzpflege vorgenommen worden. Dies dient dem Ziel, klar und eindeutig Konzepte und Modelle hinsichtlich ihrer wissenschaftlichen Wertigkeit, Effektivität und Effizienz voneinander unterscheiden zu können. Viele Konzepte sind für die Pflege unpraktikabel und für die Demenzkranken in bestimmten Situationen geradezu lebensgefährlich. Mindeststandards und Gütekriterien sollten auch in diesem Tätigkeitsfeld eingefordert werden dürfen.

Im zweiten Abschnitt ist das Modell der abgestuften Bedrohungsintensität entwickelt und erläutert worden. Es basiert auf der Seinsebene menschlichen Verhaltens generell und der Erfahrungs- und Erkenntnisebene der Pflegekräfte im Umgang mit Demenzkranken: In beiden Lebensbereichen kann von einer Abstufung des Erlebens von Gefahren ausgegangen werden. Sowohl Nicht-Demenzkranke als auch Demenzkranke vermögen zwischen lebensbedrohlichen und weniger bedrohlichen Gefahren zu unterscheiden und sich entsprechend zu verhalten.

Angesichts der Vielzahl von Konzepten der Verharmlosung und Entpathologisierung (Demenz als «Rückzug», «Lebenshilfe», «Selbstheilungsversuch» etc.) muss immer wieder darauf hingewiesen werden, dass es sich bei der Demenz um eine schwerwiegende chronische Erkrankung handelt, die mit viel Leid, Verzweiflung und Angst verbunden ist. Und die somit auch mit teils lebensbedrohlichen Krisen einhergeht.

Im dritten Abschnitt wird das auf Erfahrungen in den Heimen basierende Modell der abgestuften Reaktionsweisen entfaltet, das als Anleitung für den praktischen Umgang das Gegenstück zu dem Modell der abgestuften Bedrohungsintensität bildet. Auf der Grundlage, dass wahnhafte Verkennungen mit teils paranoiden Erlebensinhalten akute Krisen mit weitreichenden Gefahren für den Betroffenen darstellen, werden konkrete Verhaltensstrategien und Vorgehensweisen zur Krisenbewältigung erläutert. Des Weiteren werden die verschiedenen Reaktionsformen auf Zeitverschränkungen angeführt, die auf Beruhigungs- und Ablenkungsstrategien beruhen.

Ein weiterer Aspekt in diesem Abschnitt bildet die Relativierung der «therapeutischen Gespräche» auf der Grundlage der hirnphysiologischen Erkenntnisse.

Im vierten Abschnitt werden die Kernelemente des Modells «Umgang mit Realitätsverlusten» in Stichpunkten aufgeführt. Der hirnphysiologische Abbauprozess führt zu einem fortschreitenden Verlust der geistigen Tätigkeiten wie z. B. Erkennen, Überlegen und Nachdenken. Die Erfassung und Aneignung der Umwelt vollzieht sich nicht mehr auf der geistigen Ebene, so dass von einer geistigen Verflachung und Entkernung der Lebenswelt gesprochen werden kann.

Ergänzend zu diesem Verlust verstärken sich die emotional-affektiven Wahrnehmungen und Reaktionen bei den Demenzkranken. Sie treten bildlich gesprochen an die Stelle der kognitiven Fähigkeiten.

Die eingeschränkte Umweltkompetenz mit den damit verbundenen Gefahren der Eigengefährdung erfordert, dass die Pflegekräfte mehr Verantwortung übernehmen.

Für die tägliche Praxis bedeutet dies, sich ständig in das Bestreben und die Absichten der Demenzkranken geistig hineinzuversetzen, mit dem Ziel, gefährliche oder auch belastende Situationen und Konstellationen möglichst zu vermeiden.

Lenken und Führen bedeutet bei Demenzkranken auch Handeln gemäß den Devisen «Mitgehen» und «Mitspielen» zum Zweck der Rückführung aus den Zuständen des Realitätsverlustes und der Realitätsverzerrung (Zeitverschränkung und Halluzination bzw. Wahn).

Dieses Vorgehen beinhaltet ein Agieren auf verschiedenen Realitätsebenen: der Realität und der Eigenweltlichkeit des Demenzkranken, mit dem Ziel einer für den Betroffenen akzeptablen Lösung. Mitgehen und Mitspielen basieren auf Einfühlen und Eintauchen in die fremden und krankhaften Bewusstseinsinhalte, wobei Sensibilität und Intuition die Pflegekräfte hierbei leiten. Diese Reaktions- und Handlungsweisen orientieren sich an dem Akzeptanz-Prinzip: die Scheinwelten werden nicht geleugnet. Im Gegenteil, sie werden als reales Weltempfinden wahrgenommen und behandelt.

Im fünften Abschnitt mit dem Titel «Das Zwei-Welten-Konzept» werden die unterschiedlichen Erlebens- und Verarbeitungsweisen der Demenzkranken und Nicht-Demenzkranken aufgezeigt. Die Ausführungen dienen dem Zweck, Pflegekräfte auf die Lebens- und gleichzeitig auch Leidenswelt der Demenzkranken hinzuweisen. Hierdurch sollen die personalen Kompetenzen der Sensibilisierung, des Einfühlens und des Bewusstwerdens für die Belange ihrer Schutzbefohlenen erhöht werden.

Im sechsten Abschnitt werden konkret die verschiedenen Vorgehensweisen im Umgang mit Demenzkranken vorwiegend in den Zuständen des Realitätsverlustes und der Realitätsverzerrung, aber auch in den Phasen der Verunsicherung, Angst und Verzweiflung beschrieben. Besonders hervorzuheben sind hier die gestalterischen Aktivitäten der Pflegekräfte, partielle Lebenswelten aufzubauen, mit den Ziel, durch diese sinnlich massiven Impulse Wahn- und Halluzinationen bei den Betroffenen zu verdrängen. Anhand der vielen Beispiele wird das kreative Vermögen der Pflegekräfte veranschaulicht, spontan und meist überzeugend den Demenzkranken Hilfen und Perspektiven vermitteln zu können. Bei all den angeführten Vorgehensweisen, die durch Beispiele aus Heimen belegt sind, stehen überwiegend Ablenkungsstrategien und Interaktionsformen der Doppelstrategie (Wahrung der personalen Integrität) im Mittelpunkt. Diese Umgangsformen verweisen auf das schier unerschöpfliche Leistungsvermögen unseres «sozialen Hirns».

Im siebten Abschnitt des Kapitels werden nun weitere Formen des Umganges mit Demenzkranken dargestellt, die ihrem Wesen nach auf die Betroffenen direkt oder indirekt wirken. Es handelt sich hierbei überwiegend um Milieustrukturen: Aspekte der sozialen Nähe, der Aktivierung in Gruppen und das Einbinden der Angehörigen.

Darüber hinaus werden Hinweise zur Beruhigung der oft agitierten Bewohner angeführt, die sich in der Praxis bewährt haben. Mittagschlaf organisieren, Beschäftigung mit vertrauten Utensilien, die Bewegung im Freien, Begegnungen mit Haustieren und auch der Einsatz von Beruhigungsmusik sind Elemente eines Demenzmilieus.

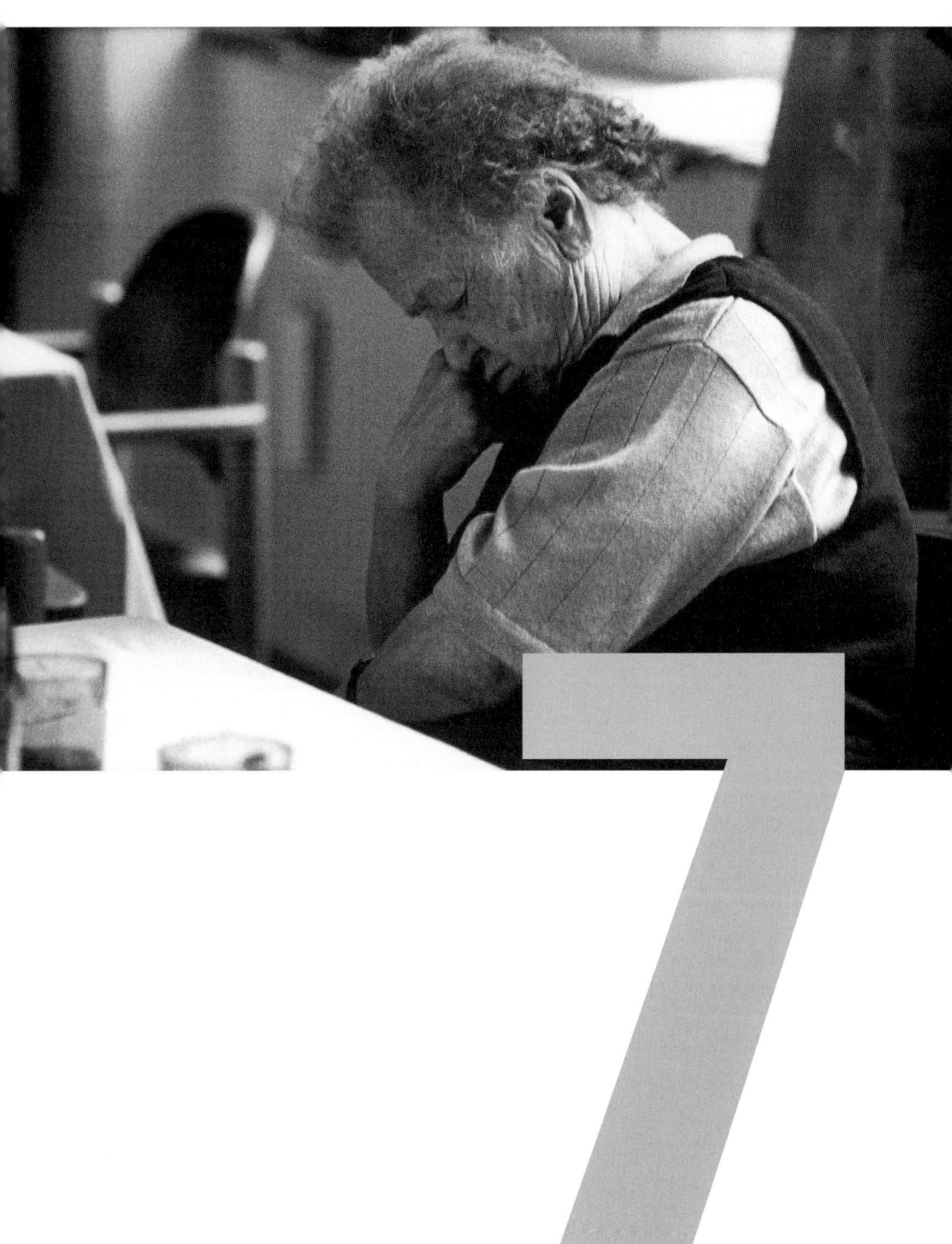

7. Pflegekonzept und Leitbild «Demenzspezifische Normalität»

Dieses Kapitel besitzt zwei Funktionen:

- eine erweiterte und teils vertiefende Zusammenfassung der wesentlichen Inhalte
- Darstellung wichtiger Elemente eines Pflegekonzeptes und Leitbildes für die Demenzpflege und die erforderlichen Milieustrukturen.

Die Einrichtungen der stationären Altenhilfe sind laut gesetzlicher Bestimmungen (§ 80 SGB XI, Pflegequalitätssicherung u. a.) angehalten, Pflegeleitbilder für ihre Einrichtungen hinsichtlich der einzelnen Leistungsbereiche zu erstellen.

Die folgenden Ausführen dienen dem Ziel, den Einrichtungen konkrete Hilfestellungen anzubieten, die vom Medizinischen Dienst der Krankenkassen und von der Heimaufsicht als Leitbilder und Konzepte anerkannt werden.

7.1 Der Kompensationsansatz

Gegenwärtig stehen pflegerische und milieubezogene Versorgungsstrategien, die das Ziel haben, die Krankheitssymptome der Demenzen zu kompensieren, in den Heimen im Vordergrund. Im Folgenden werden die unbedingt erforderlichen Strukturelemente einer therapeutisch ausgerichteten Umwelt für Demenzkranke erläutert.

Die therapeutische Funktion dieser Umwelt besteht in der Schaffung eines demenzgerechten Lebensraumes, der den Verwirrten durch unterschiedliche Interventionen ein Maß an Lebensqualität gestattet, in dem sie sich wohl und geborgen fühlen. Die durch die Krankheit verloren gegangene *Binnenstruktur* (die Betroffen verlieren die Fähigkeit, sich situationsangepasst zu verhalten) wird durch den Aufbau einer entsprechenden *Außenstruktur* kompensiert. Diese Milieustruktur hat den Charakter eines Orientierungs- und Schutzgefüges für die Verwirrten, indem sie die Betroffen einbindet, aktiviert, beruhigt und gleichzeitig auch schützt. Dieser komplexe Mikrokosmos verhindert bzw. vermindert das Auftreten von Angst und Furcht und entsprechende Agitiertheits- und Katastrophenperioden.

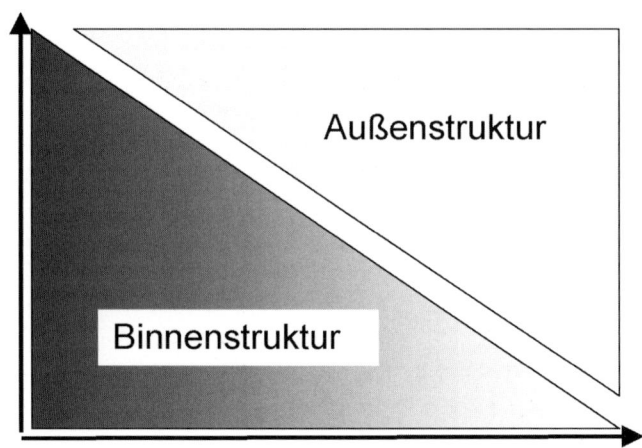

Abbildung 7-1: Das Kompensationskonzept als Grundlage der demenzspezifischen Normalität

7.2 Die Konzeption «Demenzspezifische Normalität»

Das Konzept «Normalität» in den Lebensvollzügen besitzt bei Demenzkranken eine wichtige Bedeutung. Denn je vertrauter das räumliche und soziale Milieu den Betroffenen in der Ähnlichkeit mit den Verhältnissen ihres Lebens vor der Erkrankung ist, umso leichter fällt die Eingewöhnung und sie fühlen sich geborgen und sicher. «Normalität» bildet somit eine Klammer von Vergangenheit und Gegenwart, der eigenen Biographie und der neuen Lebenswelt im Heim.

Der Begriff «Normalität» enthält jedoch auch die Bedeutung von Norm und Durchschnittlichkeit bezüglich der verschiedenen Seiten des Alltags und seiner Bewältigung. Dies setzt wiederum ein bestimmtes Maß an Umweltkompetenz und damit auch Handlungsfähigkeit voraus, das Demenzkranke in dem erforderlichen Umfang nicht mehr besitzen. Die übliche Normalität des Alltags bedeutet für Demenzkranke eine Fülle an sensorischen und sozialen Reizen, die sie nicht mehr verstehen, einordnen und verarbeiten können. Es muss somit für diese Menschen eine Lebenswelt gestaltet werden, die ihrem Verarbeitungs- und Reaktionsvermögen angepasst ist: eine «demenzspezifische Normalität».

Untersuchungen haben gezeigt, welchen Einfluss z. B. die Lichtverhältnisse und der Geräuschpegel auf das eigenständige Essverhalten der Bewohner besitzen. Bei bereits geringen Abweichungen (zuwenig Helligkeit oder eine zu hohe Geräuschkulisse) reagieren die Betroffenen mit Stressverhalten u. a., indem sie weniger essen (McDaniel et. al., 2001).

Die «demenzspezifische Normalität» hat die Aufgabe, eine Lebenswelt zu schaffen, die so komplex ist, dass alle Lebensaspekte der Demenzkranken integriert werden können: Bedürfnisse, Verhaltensweisen, lebensgeschichtliche Aspekte, kognitive Einbußen und die eingeschränkte Umweltkompetenz u. a.

Das Strukturierungsprinzip hierbei besteht in dem Kompensations-Ansatz (siehe Kap. 7.1).

Die «demenzspezifische Normalität» beruht demnach auf der Verknüpfung von Räumlichkeiten mit Pflege- und Milieustrukturen. Gemäß dem Prinzip der räumlichen und sozialen Nähe sind die Räumlichkeiten so gestaltet, dass vertraute und gleich gesinnte Personen sich ständig im öffentlichen Bereich der Station oder des Wohnbereiches aufhalten. Organisatorisch bedeutet dies einerseits, dass die Bewohnerschaft homogen ist (Demenzkranke finden die größte Akzeptanz und Zuwendung durch Demenzkranke) und die Anwendung des Bezugspflege-Systems.

Ein weiteres Kernelement der «demenzspezifischen Normalität» besteht in der verstärkten Einbindung der Angehörigen in das Heimgeschehen, die als vertraute Bezugspersonen gravierend zur psychischen Stabilisierung beitragen und auch als «biographische Experten» den Mitarbeitern entscheidende Hinweise über die ursprüngliche Persönlichkeit mit ihren Gewohnheiten und Eigenheiten vermitteln können.

7.3 Kernelemente

Der Kompensationsansatz und die demenzspezifische Normalität bilden den theoretischen Rahmen für die Entwicklung einzelner Kernelemente der Pflege und Betreuung Demenzkranker in der stationären Altenhilfe. Diese Kernelemente bilden einerseits Strukturfaktoren der Demenzpflege und des Milieus, sind andererseits auch schon derart konkret, dass sie als Leit- und Orientierungswerte wirken.

Die Kernelemente stellen die Bindeglieder zwischen der Ebene der unmittelbaren Praxis der Pflege und Betreuung und der Ebene des theoretischen Leitkonzeptes dar. Sie bilden somit eine Vermittlungsstufe, die den Rahmen für die Entwicklung eines Modells mit den Teilschritten «Pflegekonzept – Pflegeplanung – Pflegepraxis – Pflegeevaluation» zu bieten vermag.

Grundlage dieses Modells ist die erkenntnistheoretische Vorstellung, dass sich in jeder konkreten Pflegehandlung und Betreuungsmaßnahme das Leitbild wiederspiegeln sollte.

7.3.1 Stetigkeit

Stetigkeit verstanden als Beständigkeit und Regelmäßigkeit ist das entscheidende Gestaltungsprinzip in der Pflege und Betreuung Demenzkranker. Stetigkeit im Verhalten, der Tagesstruktur und den räumlichen Bezügen begründen lebensweltliche Zusammenhänge, die dem Demenzkranken eine aktive und sinnvolle Aneignung und Teilnahme der Umwelt erlauben.

Aufgrund der Hirnleistungseinbußen und -störungen besitzen Demenzkranke ein sehr begrenztes Anpassungs- und Reaktionsvermögen. Neue und ungewohnte Personen, Situationen und Kontaktarten bedeuten für sie in der Regel Belastungen und häufig auch Überlastungen, denen sie sich nicht gewachsen fühlen und auf die sie mit Stressverhalten reagieren.

Erkenntnis

> Je gewohnter und vertrauter das Milieu ist, um so sicherer und stabiler sind die Verhaltensweisen und Lebensäußerungen der Betroffenen. Der Grad der Vorhersehbarkeit bestimmter Begegnungen wie z. B. pflegerische Handlungen bestimmt das Ausmaß an Verhaltenssicherheit und zugleich an Vertrauen in die pflegenden Personen und Handlungen.

Stetigkeit hat nicht nur für Demenzkranke eine wichtige Bedeutung, sie besitzt auch im Leben Nicht-Demenzkranker eine äußerst erstrebenswerte Konstante des alltäglichen Lebens.

Stetigkeit bildet nämlich die Grundlage für Vorhersehbarkeit, Überschaubarkeit und damit auch Planbarkeit der Lebensvollzüge. Stetigkeit ist somit eng mit Sicherheit verbunden, einem universellen menschlichen Bedürfnis, ohne die kein Wohlbefinden und keine Lebensqualität erzielt werden kann.

Für Menschen mit eingeschränkter Umweltkompetenz, die zu einer selbstständigen Lebensführung aufgrund geistiger und körperlicher Gebrechen nicht mehr fähig sind, bietet Stetigkeit zusätzlich einen sozialen und psychischen Halt. Stetigkeit ist für sie eine Grundvoraussetzung zur eigenständigen Einbindung in die sie umgebenden sozialen und räumlichen Strukturen.

7.3.1.1 Personale Stetigkeit: Beziehungs- oder Gruppenpflege

Die Umsetzung einer demenzgerechten Interaktion und Kommunikation gelingt nur im Zusammenhang der Entwicklung einer personalen Beziehung zwischen Pflegekraft und Bewohner. Aus der objektbetonten Beziehung des pflegetechnischen Arbeitsprozesses entwickelt sich mit der Zeit ein persönliches Verhältnis. Der Bewohner wird nicht mehr als bloßes Pflegeobjekt wahrgenommen, als Arbeitslast und damit Belastung, sondern als Mitmensch (siehe Kap. 2.3.2).

Eine Untersuchung in einem Heim in Schweden hat gezeigt, dass der Aufbau einer tragfähigen zwischenmenschlichen Beziehung in der Regel mehrere Tage benötigt. Bei der Tätigkeit der Essensgabe wurden etwa 14 Mahlzeiten und damit vermutlich auch 14 Tage benötigt, bis sich aus einer objekthaften Pflege eine Beziehungspflege entwickelte.

Wurde zu Anfang routinemäßig und teils gewaltsam versucht, das Essen einzugeben – mit entsprechenden Reaktionen der Verweigerung seitens der Demenzkranken –, so entwickelte sich im Laufe von 14 Mahlzeiten eine Beziehung zwischen den Interaktionspartnern. Die Pflegekraft lernte den Bewohner sowohl auf der Ebene des persönlichen Vertrautwerdens (Beziehungsaspekt) als auch auf der Ebene seiner Eigenheiten in der Pflegehandlung (pflegetechnischer Aspekt) kennen. Die Demenzkranken ihrerseits verloren ihre Furcht vor den Pflegekräften, denn sie wurden ihnen zusehends vertraut. Als Folge hiervon gaben sie ihre Pflegeverweigerung auf (Athlin et al., 1987).

Erkenntnis

> Personale Stetigkeit ist das Grundprinzip der Pflege und Betreuung Demenzkranker. Sie bildet das Fundament einer vertrauensbildenden Interaktion zwischen den beiden Personengruppen.
>
> Im Umkehrschluss heißt dies konkret, dass eine angemessene Demenzpflege ohne Beziehungs- oder Gruppenpflege nicht möglich ist.

Welchen Stress und Furcht die Anwesenheit Fremder bei Demenzkranken hervorruft, hat eine Untersuchung ergeben. Die bloße Wahrnehmung fremder Personen im Nahbereich der Betroffenen in einem Altenpflegeheim führte zu einer deutlichen Erhöhung der Unruhe, die sich u. a. in verstärktem Bewegungsdrang ausdrückte (Cohen-Mansfield et al.,1992 b).

7.3.1.2 Interaktive Stetigkeit: Ein demenzspezifischer Kommunikationsstil

Erfahrungen und Erkenntnisse der Pflegepraxis und Pflegeforschung haben gezeigt, dass es einen demenzspezifischen Kommunikations- und Pflegestil gibt, der angemessen ist. Jede verbale und auch pflegerische Interaktion sollte die Aspekte Sicherheit, Stimulierung und Geduld so enthalten, dass der Bewohner dies spürt und erfährt.

Sicherheit wird durch einen freundlichen Tonfall, Gestik und Körperhaltung vermittelt. Grundlage hierfür ist neben den Kenntnissen eines demenzangepassten Interaktionsstiles auch das Einfühlungsvermögen und die Sensibilität den Belangen des Bewohners gegenüber. Dieses psychosoziale Vermögen entsteht letztlich durch die gegenseitige Vertrautheit in Form einer tragfähigen zwischenmenschlichen Beziehung.

Stimulierung bedeutet hier, den Demenzkranken anzuregen, etwas selbst zu tun. Zum Beispiel beim Ankleiden oder Waschen bestimmte Tätigkeiten, die noch beherrscht werden, selbst auszuüben. Es kann aber auch bedeuten, dem Bewohner Entscheidungsmöglichkeiten einzuräumen: Die Wahl eines Kleides bei der Morgentoilette, den Brotbelag beim Frühstück etc. Stimulierung heißt auch, jemand zu einer Beschäftigung zu animieren.

Geduld sollte allen Formen der Kommunikation innewohnen. Sicherheit und Geborgenheit kann nur erlebt und gespürt werden, wenn der Umgang in einer geduldigen und gelassenen Form geschieht. So kann Zeit im Sinne von «Zeit haben für jemanden» regelrecht ein Therapeutikum für Demenzkranke sein.

Dieser demenzgerechte Interaktions- und Kommunikationsstil sollte von allen Pflegemitarbeitern und Mitarbeitern der hauswirtschaftlichen Bereiche durchgängig praktiziert werden.

Die Erfahrung, von allen Mitarbeitern einfühlsam und freundlich behandelt zu werden, wird das Selbstvertrauen und das Wohlbefinden der Bewohner gravierend stärken.

7.3.1.3 Tageszeitliche Stetigkeit: Tagestrukturierende Beständigkeit

Das extrem geringe Anpassungs- und Bewältigungsvermögen Demenzkranker bezüglich neuer und damit unvertrauter Situationen und Personen erfordert, dass eine Regelmäßigkeit und Beständigkeit auch im Tagesablauf eingeführt wird. Das Vertrautsein und das Gewohntsein mit einem täglichen wiederkehrenden Geschehen schafft das Gefühl, die Lebensumstände vorhersehen und kontrollieren zu können. Es vermittelt somit Sicherheit und Geborgenheit.

Diese Milieustrukturen nehmen Unsicherheit und Angst, so sind unter den Bedingungen gleichmäßiger Tagesstrukturierung weniger Perioden der Unruhe und des Schreiens festgestellt worden (Grossman et al., 1986; Peppard, 1986; Schwab et al. 1985).

Tageszeitliche Stetigkeit schließt des Weiteren lebensgeschichtlich vertraute Alltagstätigkeiten mit ein. Die Alltagsstrukturierung in einem Milieu für Demenzkranke sollte sich an vertrauten Tätigkeitsbereichen orientieren: Für Frauen z. B. Haushaltstätigkeiten wie Essensvorbereitung, Putzen, Wäschepflege etc. Hierdurch wird eine lebensgeschichtliche Kontinuität verstärkt, die zur psychosozialen Bestätigung der Betroffenen beitragen kann. Die vertrauten Tätigkeiten werden aufgrund der vorhandenen Leistungen im Bereich des Langzeitgedächtnisses noch relativ gut beherrscht. Sie bieten daher die Möglichkeit, durch sinnvolle Eigenbeschäftigung das Selbstwertgefühl und das Wohlbefinden zu stärken.

Tageszeitliche Stetigkeit bedeutet für Demenzkranke auch die Berücksichtigung des Intervallkonzeptes. Das bedeutet, dass auf eine Aktivierungsphase (Morgenpflege, Mittagessen u. a.) immer eine Ruhephase zu folgen hat, damit die Bewohner Möglichkeiten zur psychophysischen Regeneration erhalten. Das heißt, Gruppenangebote sollten möglichst nicht an intensive Belastungsphasen wie Pflegeaktivitäten anknüpfen.

Die krankheitsbedingte Einschränkung der Aufmerksamkeit und Konzentration sollte bei der Planung und Durchführung von aktivierenden Gruppenangeboten Berücksichtigung finden. Untersuchungen haben gezeigt, dass die durchschnittliche Dauer einer konzentrierten Eigenbeschäftigung Demenzkranker bei etwa 20 bis 30 Minuten liegt (Namazi et al., 1992).

Gruppenangebote mit überwiegend sitzenden Beschäftigungen werden vermehrt von Demenzkranken angenommen, wenn sie mit Elementen der Bewegung wie z. B. gemeinsames Wandern vorher und zwischendurch kombiniert werden können. Diese Erfahrung wurde wiederholt in den Heimen gemacht und wurde bereits durch einschlägige Untersuchungen belegt (Peatfield et al., 2002).

7.3.1.4 Räumliche Stetigkeit: Vertraute Räumlichkeiten

Die allmähliche Anpassung an Personen und den Rhythmus des Tagesablaufes vollzieht sich in bestimmten Räumen, die mit der Zeit dem Demenzkranken vertraut sind. Diese Räumlichkeiten werden vermehrt von den Bewohnern genutzt, denn sie besitzen keinen fremden und damit bedrohlichen Charakter.

Die Vertrautheit und die Akzeptanz der Räume kann noch durch eine lebensgeschichtlich ausgerichtete Möblierung erhöht werden. Wenn z. B. Möbel aus den 40er oder 50er Jahren verwendet werden, nimmt die Bereitschaft und Fähigkeit einer angemessenen Raum- und Möbelnutzung zu. Zum Beispiel konnte das eigenständige Essen in einem im Stil der 40er Jahre möblierten Esszimmer in einem Altenpflegeheim gegenüber einem unpersönlich ausgestaltetem Raum um 25 % erhöht werden (Elmstahl et al., 1987).

Räumliche Stetigkeit bedeutet auch, die vertrauten Räume des Wohnbereiches als Lebensmittelpunkt des sozialen Geschehens zu gestalten. Das heißt, alle Aktivitäten und Beschäftigungen finden in diesen vertrauten Räumlichkeiten statt (Grossman et al.,1986).

7.4 Flexibilität

Demenzielle Erkrankungen zeichnen sich einerseits durch einen fortschreitenden Abbauprozess und andererseits durch gravierende Schwankungen der Tagesform aus (siehe Kap. 3). Beide Komponenten sind bei der Gestaltung der Versorgungsstrukturen, des Milieus und der Pflege in ausreichendem Umfange zu berücksichtigen, um eine angemessene Qualität der Pflegeleistungen zu erzielen. Diese Elemente der Veränderung (Abbau und Tagesschwankungen) begründen die Flexibilität als ein Kernelement der Demenzpflege. Das heißt, dass bei der täglichen Pflege und Betreuung beide Veränderungspotenziale des Demenzkranken zu berücksichtigen sind, denn nur so lassen sich Über- und Unterforderung vermeiden.

Flexibilität bedeutet somit Anpassung der pflegerischen Interaktionen an Gegebenheiten des gerade anzutreffenden Leistungs- und Reaktionsvermögens des Bewohners. Konkret heißt dies auch, täglich die Meßlatte der zu erwartenden Leistungen neu festzulegen. Voraussetzung hierfür ist das pflegediagnostische Vermögen, anhand von einigen Verhaltensweisen und Reaktionen des Demenzkranken auf den augenblicklichen psychophysischen Gesamtzustand oder der Tagesform schließen zu können (siehe Kap. 3.2).

7.4.1 Anpassung an das krankheitsbedingte Belastungsniveau

Wie bereits in Kapitel 3.1 ausgeführt, äußert sich der fortschreitende geistige und körperliche Abbauprozess Demenzkranker u. a. darin, dass alltagsnahe Fähigkeiten wie z. B. Aufstehen, Waschen, Ankleiden, Waschen, Essen und Gehen zunehmend eingebüßt werden.

Parallel zu diesen Kompetenzeinbußen sind die Betroffenen weniger belastbar. Die Grenze für Überlastungs- und Stressempfindungen sinkt krankheitsbedingt kontinuierlich.

Für die Pflege und Betreuung bedeutet dies, das Anforderungsprofil an Leistungserwartungen an die Bewohner ständig an den Kompetenz- und Belastungseinbußen auszurichten.

7.4.2 Anpassung an die augenblickliche Tagesform

Wie bereits in Kapitel 3.2 dargestellt, besteht eine Basis der Demenzpflege aus dem Komplementäransatz der «Ergänzungspflege». Das bedeutet, dass die augenblickliche Tagesform, die bei Demenzkranken häufig erheblich schwankt, die Pflege bestimmt.

7.4.3 Orientierung an Zeiträumen und nicht an Zeitpunkten

Tagesformschwankungen wirken sich auch auf die Pflegeorganisation im Wohnbereich aus, so dass sich die Arbeitsbelastung täglich zeitlich verändern kann. Benötigt man bei der 50%-Tagesform z.B. 15 min für die Morgenpflege, so können es bei der 20%-Tagesform vielleicht 30 min werden.

Diese Abweichungen verhindern ein an Zeitpunkten orientiertes Pflegen wie z.B. Wecken 6.30 h, Frühstück 8.00 h etc. Würde man trotzdem auf diese Zeitpunkte hin pflegen, dann entstände eine Hektik- oder Stress-Pflege sowohl für die Pflegemitarbeiter als auch für die Demenzkranken.

Bei der Pflegeorganisation sollte man deshalb in Zeiträumen planen: z.B. kein Wecken, es erzeugt gravierende Unruhephasen (Cohen-Mansfield et al.,1990), Frühstück zwischen 7.30 und 9.00 usw. Diese Zeiträume gestatten eine Pflege ohne belastenden Zeitdruck, eine Pflege mit Geduld und Gelassenheit, die sich positiv auf die psychophysische Befindlichkeit der Bewohner auswirkt.

Flexibilität bedeutet in diesem Zusammenhang auch, dass z.B. ein Bewohner im Bett frühstückt, wenn er recht spät aufgewacht ist. Es bedeutet z.B. auch, Betten machen oder neu beziehen auf den späten Vormittag oder Nachmittag zu verschieben, wenn die Morgenpflege mehr Zeit als üblich in Anspruch genommen hat.

Demenzpflege ist immer auch soziale oder Milieu-Pflege. Das heißt, es müssen verschiedene Faktoren (Räumlichkeiten, Pflegeorganisation, Tagesstruktur u.a.) aufeinander abgestimmt sein, um ein angemessenes Pflegeziel erreichen zu können.

7.5 Tagesstrukturierung und Betreuungsangebote

Die durch die Hirnleistungseinbußen hervorgerufenen Orientierungsstörungen bezüglich Raum, Zeit, Personen und Situationen erschweren eine für die Bewohner sinnvolle und befriedigende Eigenbeschäftigung und Gestaltung der zur Verfügung stehenden Zeit. Eine gezielte und eigenständige Stimulierung und Aktivierung kann aufgrund der verminderten geistigen Kapazitäten, vor allem der Kurzzeitgedächtnisstörungen, nur schwerlich gelingen. Zeit und Raum können daher häufig nicht genutzt oder gestaltet werden. Sie werden oft zu diffusen Belastungen oder gar Bedrohungen.

Diese Bewohner benötigen ein Tagesprogramm, eine Struktur oder ein Gerüst an Anregungs- und Beruhigungsangeboten für das tägliche Leben.

Konkret bedeutet dies, dass der Demenzkranke im Milieu der Station nicht allein gelassen werden sollte. Es sollten ihm Möglichkeiten zur Beschäftigung und Teilnahme an die Hand gegeben werden, die im Wesentlichen darauf abzielen, Phasen der Über- aber auch Unterstimulierung zu vermeiden. Denn diese Phasen führen aufgrund der damit verbundenen Überforderung meist zu Unruhe (Wandern, Schreien u. a.).

Folgende Erkenntnisse und Erfahrungen sind bei der Gestaltung eines demenzgerechten Tagesprogramms zu berücksichtigen:

1. Die Aufmerksamkeits- und Konzentrationsspanne nimmt zunehmend ab. Bei mittelgrad bis schwer Erkrankten beträgt die durchschnittliche Aufmerksamkeitsspanne etwa 15 bis 20 Minuten (Namazi et al., 1992). In diesem Zeitraum wurden sowohl vertraute Handlungen (Abwasch, Wäsche legen etc.) als auch relativ unvertraute Aktivitäten (Bleistifte sortieren u. a.) von den Demenzkranken vollzogen.

2. Die Inhalte der Aktivierungsangebote sollten dem Kompetenzvermögen der Adressaten angepasst sein: Da die emotionalen und affektiven Persönlichkeitsmerkmale gegenüber dem geistigen Vermögen auch bei fortgeschrittenem Krankheitsprozess noch recht gut erhalten sind, sollten gefühlsbetonte Gruppenangebote wie z. B. gemeinsames Singen, Musikhören und aufheiternde und lustige Beschäftigungen im Vordergrund stehen.
Ein Vergleich der Wirkungen einer Singgruppe und eines Gesprächskreises bezogen auf das Wohlbefinden, die Aufmerksamkeit und das soziale Verhalten zeigte deutliche Vorteile der Singgruppe (Millard et al., 1989).
Des Weiteren sollten möglichst das Altgedächtnis fördernde Handlungsroutinen (vertraute Alltagsaktivitäten wie z. B. Putzen, Aufräumen, Essenvorbereitung) angeboten werden. Das heißt, neben vertrauten Handlungen treten vertraute Gegenstände (Kochutensilien aus der Jugend- und Erwachsenenzeit der Betroffenen), vertraute Gerüche (z. B. Putzutensilien, Essensgerüche) und ein vertrautes Ambiente (Küchenmöbel aus den letzten Jahrzehnten) (Minde et al., 1990).

3. Für die demenzgerechte Tagesstrukturierung sind der Gruppenbezug und die Mitwirkung des Pflegepersonals von Bedeutung. Der Demenzkranke verfügt auch im fortgeschrittenen Stadium noch über gut erhaltene soziale Kompetenzen und hat dementsprechend das Bedürfnis nach sozialen Kontakten. Spontane Gruppenbildungen sind bei Demenzkranken häufig zu beobachten, wie z. B. beim Wandern im Wohnbereich. Strukturierte oder geplante Gruppenangebote bieten Möglichkeiten für gegenseitige Bestätigung und Wertschätzung, für Geborgenheit und Schutz. Körperliche Nähe in einem organisierten Kontext lässt auch bei Demenzkranken ein Kollektiv- oder Wir-Bewusstsein entstehen, das sich in gemeinsamen Handlungen (Singen, Alltagserledigungen etc.), einer erhöhten Aufmerksamkeit und Zeichen der Zufriedenheit äußert (Millard et al., 1989).

Die Gegenwart und das Mitwirken des Pflegepersonals in diesen Gruppenaktivitäten stellt einen zusätzlichen Schutz- und Sicherheitsfaktor dar. Das Erleben der Präsenz der vertrauten Pflege- und Betreuungspersonen vermittelt das Gefühl der Geborgenheit und des Vertrauens (Kihlgren et al., 1994).

Folgende Ziele können u. a. durch eine demenzgerechte Tagesstrukturierung erreicht werden, wie es Beispiele aus der Praxis zeigen:

- Der vorrangige und zentrale Aspekt der Tagesstrukturierung besteht aus der Vermeidung der Über- aber auch Unterstimulierung der Demenzkranken. Die dargebotenen sensorischen und sozialen Reize müssen im Rahmen des Stressbewältigungsvermögens liegen. Überforderungen durch ein nicht konfliktfrei zu bewältigendes Maß an Reizen unterschiedlicher Qualität führen zu Unruhe, aber auch Apathie und Rückzug.
  Ebenso wirkt langfristiger sozialer und sensorischer Mangel negativ auf das psychophysische Gleichgewicht der Betroffenen.
  Da die Betroffenen in der Regel nicht mehr über die Fähigkeit verfügen, die Menge an Reizen zu beeinflussen und zu kontrollieren, bedarf es eines Modells, die verschiedenen Umwelteinflüsse zu regulieren. In der Praxis hat sich das Intervallkonzept – Aktivierungsphase mit anschließender Beruhigungsphase – als sehr effektiv und Milieu fördernd herausgestellt (Schwab et al., 1985). Das bedeutet, dass sich über den Tag verteilt Aktivierungsangebote mit Beruhigungsphasen abwechseln sollten. Bildlich kann man sich diese Intervalle als eine Hügellandschaft vorstellen, wo sich abgeflachte Höhen und Niederungen abwechseln.
  Dieses an den Belastungsgrenzen ausgerichtete Phasenmodell verhindert nicht nur Überreizungs- und Überforderungssituationen psychischer Art mit anschließenden Verhaltensstörungen, sondern es vermeidet in der Regel auch physische Erschöpfungszustände, die zu Tagschlafperioden führen. Wenn z. B. ein Demenzkranker stundenlang bis zur Leistungsgrenze in dem Wohnbereich hin- und herwandert, folgt hierauf oft eine Schlafperiode, die wiederum ungünstige Auswirkungen auf den Tag-Nacht-Schlafrhythmus besitzt.
- Ein weiteres Ziel der Tagesstrukturierung besteht aus der Vermittlung des Gefühls der Bestätigung, Anerkennung, Steigerung des Selbstwertgefühles und damit auch des Wohlbefindens.
  Es sollten Angebote und Aktivitäten gestaltet werden, die einen Bezug zum bisherigen Lebensstil und -rhythmus besitzen, die Möglichkeiten zur Selbstbestätigung im Verrichten alltagsbezogener Aktivitäten bieten und die mit Freude, Unterhaltung und Spaß verbunden sind (Peppard, 1986; Coons et al., 1986; Grossman et al., 1986; Heim, 1986; Schwab et al., 1985; Cleary et al., 1988).
  Tagesstrukturierende Angebote sollten der Freiwilligkeit hinsichtlich der Teilnahme unterliegen und somit kein Zwangs- oder Pflichtprogramm für die Bewohner darstellen. Vermag der Demenzkranke sich selbst zu beschäftigen, ohne Gefahr der physischen oder psychischen Überforderung, so benötigt er die Anregung und Anleitung durch das Gruppenangebot nicht.

7.6 Biographische Orientierung

Biographische Orientierung bei der Pflege und Betreuung bedeutet, lebensgeschichtliche und persönlichkeitsspezifische Aspekte wie z. B. Gewohnheiten, Vorlieben, Interaktionsstile und Verarbeitungs- und Bewältigungsweisen in das individuelle Kommunikationskonzept (Pflegeplanung u. a.) zu integrieren. Durch die Verankerung dieser individuellen Formen der Lebensgestaltung in die Außenstruktur der Pflege und Betreuung können eine Reihe positiver Effekte erzielt werden:

- Die Kontinuität der alltagsnahen Lebensbezüge wird bis zu einem bestimmten Ausmaß aufrechterhalten. Die Vertrautheit mit dem Heimgeschehen wird hierdurch erleichtert. Die durch das Langzeitgedächtnis gestützten individuellen Verhaltensmuster können aktiviert oder reaktiviert werden. Hierdurch wird die funktionale Autonomie im Sinne einer relativ selbstständigen Lebensgestaltung der Demenzkranken gefördert, denn diese Milieustrukturen verlangen nur einen sehr geringen Anteil an Neulern- oder Anpassungsleistungen, die ja aufgrund der Hirnleistungsstörungen stark eingeschränkt sind.
- Die durch diese Umweltbedingungen ermöglichte funktionale Verhaltenssicherheit wirkt sich auch auf das Selbstwertgefühl aus, indem das Erleben selbstständigen Handelns im alltagsnahen Zusammenhang emotionale und psychosoziale Befriedigung und Bestätigung vermittelt.
- Ein hohes Maß an Vertrautheit mit der sozialen Umwelt und damit einhergehend ein auf den Erkrankten abgestellter Pflege-, Betreuungs- und Aktivierungsstil schafft somit eine «Passung von Person und Umgebung». Das drückt sich sowohl im Ausmaß erhöhten Wohlbefindens und gesteigerter Lebenszufriedenheit als auch in der gravierenden Minderung von Stress- und Belastungssituationen mit den damit verbundenen Dekompensationen (Unruhe, Apathie, Schreien u. a.) aus.

Ein wichtiger Aspekt der biographischen Orientierung besteht darin, das die Pflegemitarbeiter sensibel werden für die Wahrnehmung des Demenzkranken: Durch Vermittlung verschiedener lebensgeschichtlicher Ereignisse sollen die Pflegemitarbeiter ein möglichst vollständiges Bild der Persönlichkeit des Bewohners erhalten können.

Wenn das Wissen um die ganze Person mit den wesentlichen Lebensereignissen beim Pflegepersonal präsent ist, dann besteht eher die Möglichkeit, vom stereotypen Fremdbild «dement, abgebaut, kommunikationsunfähig, schwerstpflegebedürftig» abzukommen. Überwiegen die stereotypen Fremdbilder, die den Bewohner auf die Summe seiner physischen und psychischen Gebrechen reduzieren, dann verbleibt der Betroffene im Bewusstsein der Pflegenden auf der Ebene des «Pflegeobjektes». Zu einem «Objekt» werden jedoch keine subjektbezogenen Kontakte und Bindungen aufgebaut, an ihm wird nur etwas pflegetechnisch vollzogen (Ekman et al., 1991).

Der bedeutsamste und häufig auch einzige Vermittler biographischen Wissens ist der Angehörige. Nur er vermag die persönlichkeitsspezifischen und biographischen Elemente des Bewohners zu nennen, die für die Pflege und Betreuung der Demenzkranken erforderlich ist.

Der Angehörige besitzt somit den Schlüssel zur Vergangenheit und damit zur Entwicklungsgeschichte des Bewohners. Unbedingt notwendig ist dementsprechend die Einbeziehung des Angehörigen in das Milieu, in die Pflegeplanung und den Betreuungskontext.

Der Angehörige oder die Angehörigen haben jedoch nicht nur eine Funktion hinsichtlich der Information über das Leben und die Eigenarten der Demenzkranken, sie sind vor allem für die Betroffenen das emotionale Bindeglied zu ihrem bisherigen Leben. Sie verkörpern Kontinuität und Bezugspunkte zugleich.

7.7 Das räumliche Milieu

Im Altenpflegeheimbau der letzten Jahrzehnte kann der Trend zu einer stärkeren Betonung der Privatsphäre der Bewohner festgestellt werden: die Größe der Bewohnerzimmer und auch der Anteil an Einzelzimmern nimmt ständig zu.

Für die Schaffung einer demenzspezifischen Lebenswelt, die auf der Kompensation der ständigen Angst, Unsicherheit und Desorientierung der Bewohner beruht, sind jedoch Raumkonzepte erforderlich, welche die räumlichen Entsprechungen für Überschaubarkeit, Geborgenheit und Vertrautheit in sich bergen. Diese können überwiegend in den Gemeinschaftsflächen realisiert werden.

Gemeinschaftsflächen haben in einem Wohnbereich für Demenzkranke die Funktion des ursprünglichen Wohnens. Sie müssen somit die Elemente eines Wohn-, Arbeits- und Speisezimmers und der Küche enthalten. Der Lebensmittelpunkt konzentriert sich auf diese Räumlichkeiten.

Folgende Strukturelemente haben sich in der Architektur und der Milieugestaltung in vielen Ländern bereits bewährt:

7.7.1 Wohngruppen-Konzept

Der Ansatz «Wohngruppe» basiert auf der Konzeption der räumlichen Nähe im Sinne einer Verdichtung der Lebens- und Arbeitsvollzüge im öffentlichen Bereich.

Im Zentrum befindet sich der zentrale Bewohnerbereich (Gemeinschafts- und Essbereich) verbunden mit dem Pflegestützpunkt, hiervon abgehend kurze Flurzonen mit den Bewohnerzimmern. Man kann sich dies als ein traubenförmiges Gebilde vorstellen.

Dieses Raumprogramm, ähnlich dem einer Wohnung, führt fast automatisch zu einer Steigerung der Kontakte zwischen den Bewohnern einerseits und zwischen den Bewohnern und den Pflegekräften andererseits.

7.7.2 Präsenzmilieu

Einen nicht unbeträchtlichen Teil ihrer Arbeitszeit verbringen die Pflegekräfte mit so genannten bewohnerfernen Handlungen wie Dokumentation, Organisation und hauswirtschaftliche Tätigkeiten u. a. In der Regel geschieht dies in den entsprechenden Funktionsräumen (Pflegestützpunkt, Stationsküche, Wäschekammer etc.). Hierdurch wird der Kontakt «Pflegekraft-Bewohner» auf die aktiven Interaktionen, die meist von den Pflegekräften ausgehen, beschränkt. Dies hat zur Folge, dass die Bewohner sich häufig verloren und alleingelassen fühlen und sich auf die Suche nach Schutz und Geborgenheit machen.

Das Präsenzmilieu hingegen erweitert die Kontakthäufigkeit beträchtlich, indem es die *passiven Kontakte* so fördert, dass die Mitarbeiter von den Bewohnern bei ihren nicht-pflegerischen Tätigkeiten gehört, gesehen und auch berührt werden können.

Praxistipp

Das Konzept lautet: bewohnerferne Tätigkeiten möglichst bewohnernah ausführen. Vom Raumprogramm her bedeutet dies, dass die Funktionsräume in die Gemeinschaftsflächen eingegliedert werden oder direkt an sie angrenzen.

Raumkonzepte für ein Präsenzmilieu sind:

* Der Pflegestützpunkt ist direkt in den zentralen Gemeinschaftsraum integriert und vielleicht nur durch einen Tresen von diesem getrennt.
* Die Stationsküche ist ebenfalls Bestandteil dieser Gemeinschaftsflächen, so dass alle Mahlzeitenvorbereitungen in Gegenwart der Bewohner durchgeführt werden können.
* Auch Wäsche- und Materiallager lassen sich in diesen Bereich eingliedern, so dass z. B. die Bewohner beim Ein- und Ausräumen nicht nur zusehen, sondern vielleicht auch noch kleinere Hilfestellungen leisten können.

Bei konsequenter Umsetzung dieser Milieustruktur kann erreicht werden, dass tagsüber «Leben» auf dem Wohnbereich zu erfahren ist. Durch die starke Überschneidung und fast schon Deckung von Wohn- und Arbeitsmilieu wird die erforderliche sensorische und soziale Stimulierung der Bewohnerschaft deutlich gesteigert und verstetigt.

7.7.3 Wanderwege

Demenzkranke vom Alzheimer Typ im mittleren bis schweren Stadium unterscheiden sich von vorwiegend körperlich Gebrechlichen hinsichtlich ihres starken Bewegungsdranges (siehe Abschnitt 2.2.2.7). Bewohnern sollte somit bei Bedarf Gelegenheit zum Wandern gegeben werden, denn hiermit sind in der Regel auch positive Effekte wie Stärkung des Kreislaufes, körperliche Ertüchtigung und Stressabbau verbunden.

Wandern kann in vielen Fällen auch als autonome Betätigung oder selbst bestimmtes Individualverhalten aufgefasst werden, so dass es regelrecht als «privates Handeln im öffentlichen Bereich» klassifiziert werden kann.

Aufgrund ihrer starken Hirnleistungseinbußen sind Demenzkranke auf sichere Wanderwege angewiesen, die bestimmte Strukturelemente aufweisen sollten:

- Die Wanderwege oder Bewegungsflächen sollten nicht in Flurenden münden («Sackgassen»), da Demenzkranke diese Raumstruktur oft nicht mehr bewältigen können.
- Das Konzept des Rundwanderweges hat sich mittlerweile als Modell bereits auch in Deutschland in vielen Einrichtungen bewährt.
- Wanderwege sollten immer auch als Begegnungs- und Kontaktzonen aufgefasst werden, d. h. sie sollten an den zentralen Gemeinschaftsbereichen vorbei- oder durch sie durchführen, damit Gelegenheit zur Ablenkung und Teilnahme an Gemeinschaftsaktivitäten besteht.
- Das Verbinden mehrerer Wohngruppen durch einen Wanderweg bietet Gewähr zur Kombination von Mittelpunkt zentrierten und Mittelpunkt fortlaufenden Raumelementen. Das bedeutet, räumliche Nähe in Form des Gemeinschaftsbereiches und räumliche Weite in Gestalt des gruppenübergreifenden Wanderweges.

7.7.4 Bewohnerzimmer

Demenzkranke sind meist mit dem Alleinsein im eigenen Zimmer überfordert und reagieren hierauf oft mit Stressreaktionen. Aus diesem Grunde sollten die Bewohnerzimmer weniger den Charakter eines eigenen Rückzugsgebietes im Sinne einer Privatsphäre, sondern eher den Charakter eines bloßen «Schlafzimmers» erhalten. Daher bedarf das Bewohnerzimmer wenig Fläche, so dass die Vorgaben der Heimmindestbauverordnung völlig ausreichen.

Die Frage, ob Einzel- oder Doppelzimmer wird in der Praxis teils widersprüchlich erlebt: Es wird einerseits berichtet, dass Bewohner sich in Gemeinschaft mit einem anderen Bewohner sicherer und wohler fühlen. Andererseits wird auch beobachtet, dass Bewohner in der Nacht ihre Zimmernachbarn stören. Dieser Sachverhalt führt zu der Empfehlung, in einem Wohnbereich für Demenzkranke überwiegend Doppelzimmer bereitzuhalten, jedoch auch eine begrenzte Anzahl an Einzelzimmern.

7.7.5 Geschützter Außenbereich

Ein möglichst ebenerdig zugänglicher eingefriedeter Außenbereich (Garten, Hof etc.) ist ein wesentlicher Bestandteil der Lebenswelt Demenzkranker im stationären Bereich. Demenzkranke haben wie Nicht-Demenzkranke auch das Bedürfnis nach Natur, frischer Luft und im Freien zu sein. Untersuchungen haben gezeigt, dass der Aufenthalt im Freien eine äußerst entspannende und beruhigende Wirkung bei den Bewohnern erzielt (siehe Abschnitt 6.7.6).

7.7.6 Beschützende bzw. geschlossene Unterbringung

Im mittelschweren bis schwerem Stadium der Demenz vom Alzheimer Typ ist das Verhalten u. a. durch einen starken Bewegungsdrang gekennzeichnet, der einerseits positive Auswirkungen mit sich bringt (siehe weiter oben), andererseits aber auch mit immensen Gefahren verbunden ist. Denn das geistige Vermögen der Orientierung und damit auch der Risikoeinschätzung steht im umgekehrten Verhältnis zum Wanderverhalten. Die Eigengefährdung in nicht gesicherten Bereichen, besonders im Straßenverkehr, ist daher besonders hoch. Gemäß dem Vorrang der physischen Unversehrtheit (u. a. Vermeidung tödlicher Unfälle, siehe auch Fürsorge- und Aufsichtspflicht) ist daher für diese Personengruppe eine beschützende bzw. geschlossene Unterbringung angezeigt.

7.7.7 Doppelmilieu für Demenzkranke

Demenzkranke durchlaufen in stationären Pflegeeinrichtungen in der Regel das mittelschwere bis schwere Stadium, das u. a. mit motorischer Unruhe verbunden ist, und das Schwerst- oder auch Finalstadium, das durch starke körperliche Hinfälligkeit und Bettlägerigkeit gekennzeichnet ist. Für beide Stadien existieren spezifische Milieu- und auch Raumstrukturen: Während für Demenzkranke im mittelschweren Stadium das kommunikationsfördernde Gruppen-, Bewegungs- und auch Schutzmilieu angezeigt ist, sollten Demenzkranke zu Beginn des immobilen und auch finalen Stadiums auf geriatrische Pflegestationen verlegt werden.

Pflegeeinrichtungen sollten daher in der Regel über zwei unterschiedliche Milieustrukturen oder Lebenswelten für Demenzkranke verfügen.

7.8 Fazit und Ausblick

Die Demenzpflege ist oft regelrecht ein Abenteuer, voller Überraschungen für die Pflegekräfte. Dies bedeutet nicht selten Abwechselung: jeder Tag ist anders. Es heißt somit auch, ständig wachsam zu sein, rasches Eingreifen und die Entwicklung überzeugender Problemlösungen bei Krisen gehören zum Alltag. Kreativität und Spontaneität sind hierbei erforderlich, denn Demenzpflege ist keine schematische Routine-Pflege.

Diese manchmal turbulente Atmosphäre ist die eine Seite der Demenzpflege. Die dunkle und auch überaus belastende Seite hingegen ist die unerbittliche Gleichförmigkeit des Abbaus. Wie bei einer Sanduhr nimmt stetig und unaufhaltsam das körperliche und geistige Vermögen der Erkrankten ab.

Hier einen alten Menschen auf diesem beschwerlichen Weg zu begleiten, ist kein leichtes Unterfangen.

In dieser Arbeit sind eine Vielzahl von Umgangsformen und Verhaltensstrategien vorgestellt worden, ohne deren Einsatz die Pflege und Betreuung oft gar nicht möglich wäre. Dieses oft gewitzte und reaktionsschnelle Handeln und Reagieren verdient öffentliche Anerkennung. Die Pflegekräfte agieren hierbei regelrecht als Lotsen für ihre Schutzbefohlenen, die sie durch die Widrigkeiten des Tages leiten, die nicht selten die Gefährlichkeit von Klippen und Riffen in stürmischer See annehmen.

Diese Erfahrungen gilt es zu vertiefen und zu erweitern. Wie bereits im Vorwort angedeutet, ist es noch ein langer Weg hin zu einer allgemeingültigen und optimierten Demenzpflege.

Die Pflegekräfte in den Heimen gehen in ihrer beschwerlichen Arbeit auf, es fehlt ihnen in der Regel an der Zeit und Kraft, ihr Anliegen und auch ihr Leistungsvermögen der Öffentlichkeit zu vermitteln. Kooperationspartner in verschiedenen Institutionen wie z. B. Altenpflegeschulen, Fachhochschulen und auch Universitäten gilt es in diese Entwicklung einer Demenzpflege mit einzubinden. Kooperationspartner auch jenseits der Pflege, wie die Forschenden in den Bereichen der Neurophysiologie und Neuropathologie, sollten gefunden werden, damit ein schneller Wissenstransfer von beiden Seiten erfolgen kann.

In einer zunehmend alternden Gesellschaft wird auch die Zahl der Demenzkranken weiter anwachsen. Demenz als ein Lebensrisiko wird jedoch an Schrecken verlieren, wenn die Gewissheit einer angemessenen Pflege und Betreuung entstehen kann.

Literatur

Almkvist, O.; Bäckman, L. (1993) Progression in Alzheimer's disease: Sequencing of neuropsychological decline. International Journal of Geriatric Psychiatry, 8: 755–763.

Annerstedt, L. (1995) On group-living care for the demented elderly. Experiences from the Malmö Model. Lund: Eigenverlag.

Athlin, E.; Norberg, A. (1987) Caregivers attitudes to and interpretations of the behaviour of severely demented during feeding in a patient assignement care system. International Journal of Nursing Studies, 24 (2): 145–153.

Ballard, C.G.; Saad, K.; Patel, A. et al. (1995) The prevalence and phenomenology of psychotic symptoms in dementia sufferer. International Journal of Geriatric Psychiatry, 10: 477–485.

Ballard, C.; O'Brien, J.; Morris, C.M. et al. (2001) The progression of cognitive impairment in dementia with Lewy bodies, vascular dementia and Alzheimer's disease. International Journal of Geriatric Psychiatry, 16 (5): 499–503.

Bartol, M.(1979) Nonverbal communication in patients with Alzheimer's disease. Journal of Gerontological Nursing, 5: 21–31.

Bassiony, M.M.; Warren, A.; Rosenblatt, A. et al. (2002) The relationship between delusions and depression in Alzheimer's disease. International Journal of Geriatric Psychiatry, 17 (6): 549–556.

Beach, D.L.; Kramer, B.J. (1999) Communicating with the Alzheimer's resident: perceptions of care provider in a residental facility. Journal of Gerontological Social Work, 32 (3): 5–26.

Beck, C.; Heacock, P.; Rapp, C.G. et al. (1993) Assisting cognitivly impaired elders with activities of daily living. The American Journal of Alzheimer's Care and Related Disorders and Research, 8 (6): 11–20.

Becker, J. (1995) Die Wegwerf-Windel auf der Wäscheleine. Die Handlungslogik dementer alter Menschen verstehen lernen. Darmstadt: afw – Arbeitszentrum Fort- und Weiterbildung im Elisabethenstift Darmstadt.

Berg, L.; Buckwalter, K.; Chafetz, P. et al.(1991) Special care units for persons with dementia, Journal of the American Geriatrics Society, 39: 1229–1236.

Bickel, H. (2001) Demenzen im höheren Lebensalter: Schätzungen des Vorkommens und der Versorgungskosten. Zeitschrift für Gerontologie und Geriatrie, 34 (2): 108–115.

Blansjaar, B.A.; Thomassen, R.; Schaick, H.W.V. (2000) Prevalence of dementia in centenarians. International Journal of Geriatric Psychiatry, 15 (3): 219–225.

Böhm, E. (1994) Verwirrt nicht die Verwirrten. Neue Ansätze geriatrischer Krankenpflege. Psychiatrie-Verlag, Bonn

Borchelt, M.; Gilberg, R.; Horgas, A.L. et al. (1996) Zur Bedeutung von Krankheit und Behinderung im Alter. In: Mayer, K.U. & Baltes, P.B. (Hrsg.). Die Berliner Altersstudie, (449–474), Berlin: Akademie Verlag.

Brane, G.; Karlsson, I.; Kihlgren, M. et al. (1989) Integrity-promoting care of demented nursing home patients: Psychological and biochemical changes. International Journal of Geriatric Psychiatry, 4: 165–172.

Brodaty, H.; Draper, B.; Saab, D. et al. (2001) Psychosis, depression and behavioural disturbances in Sidney nursing home residents : prevalence and predictors. International Journal of Geriatric Psychiatry, 16 (5): 504–512.

Brooks, J. O.; Kraemer, H. C.; Tanke, E. D. et al. (1993) The Methodology of studying decline in Alzheimer's disease. Journal of the American Geriatrics Society, 41 (6): 623–628.

Büssing, A.; Herbig, B.; Ewert, T. (2000) Intuition als implizites Wissen. Bereicherung oder Gefahr für die Krankenpflege? Pflege, 13: 291–296.

Buijssen, H. (1994) Senile Demenz. Eine praktische Anleitung für den Umgang mit Alzheimer-Patienten. Weinheim: Beltz.

Bundesministerium für Familie, Senioren, Frauen und Jugend (Hrsg.) (2002) Vierter Bericht der älteren Generation in der Bundesrepublik Deutschland: Risiken, Lebensqualität und Versorgung Hochaltriger – unter besonderer Berücksichtigung demenzieller Erkrankungen. Berlin und Bonn: Eigenverlag.

Burns, A.; Jacoby, R.; Levy, R. (1990) Psychiatric phenomena in Alzheimer's diesease.II: Disorders of perception. British Journal of Psychiatry, 157: 76–81.

Camberg, L.; Woods, P.; Ooi, W. L. et al. (1999) Evaluation of simulated presence: a personalized approach to enhance well-being in persons with Alzheimer's disease. Journal of the American Geriatrics Society, 47 (4): 446–452.

Cariaga, J.; Burgio, L.; Flynn, W. et al. (1991) A controlled study of disruptive vacalzations among geriatric residents in nursing homes. Journal of the American Geriatrics Society, 39: 501–507.

Chan, S. S. M.; Chiu, H. F. K.; Lam, C. W. et al. (2002) Prevalence of dementia with Lewy bodies in an inpatient psychogeriatric population in Honk Kong Chinese. International Journal of Geriatric Psychiatry, 17 (9): 847–850.

Clark, M. E.; Lipe, A. W.; Bilbrey, M. (1998) Use of music to decrease aggressive behaviors in people with dementia. Journal of Gerontological Nursing, 24 (7): 10–17.

Cleary, T. A.; Clamon, Ch.; Price, M. et al. (1988) A reduced stimulation unit: effects on patients with Alzheimer's disease and related disorders. The Gerontologist, 28 (4): 511–514.

Clevert, L. (2002) Zeitenlose. Süddeutsche Zeitung (vom 31. 12. 2002): 19.

Cohen-Mansfield, J.(1986) Agitated behaviors in the elderly. II. Preliminary results in the cognitvely deteriorated. Journal of the American Geriatrics Society, 34: 722–727.

Cohen-Mansfield, J.; Marx, M. S. (1988) Relationship between depression and agitation in nursing home residents. Comprehensive Gerontology, 2: 141–146.

Cohen-Mansfield, J.; Werner, P.; Marx, M. S. (1990) Screaming in nursing home residents. Journal of the American Geriatrics Society, 38 (7): 785–792.

Cohen-Mansfield, J.; Billig, N.; Lipson, S. et al. (1990 a) Medical correlates of agitation in nursing home residents. Gerontology, 36: 150–158.

Cohen-Mansfield, J.; Marx, M. S.(1990 b) The relationship between sleep disturbances and agitation in nursing home. Journal of Aging and Health, 2 (1): 42–57.

Cohen-Mansfield, J.; Marx, M. (1992 a) The social network of the agitated nursing home resident. Research on Aging, 14 (1): 110–123.

Cohen-Mansfield, J.; Werner, P.; Marx, M. S. (1992b) The social environment of the agitated nursing home resident. International Journal of Geriatric Psychiatry, 7 (11): 789–798.

Cohen-Mansfield, J.; Werner, P.; Marx, M. S. (1994) The impact of infection on agitation: Three case studies in the nursing home. The American Journal of Alzheimer's Care and Related Disorders and Research, 9 (4): 30–34.

Cohen-Mansfield, J.; Werner, P. (1995) Environmental influences on agitation: An integrative summary of an observational study. The American Journal of Alzheimer's Care and Related Disorders and Research, 10 (1): 32–39.

Coons, D. H.; Weaverdyck, S. E. (1986) Wesley Hall: A residental unit for persons with Alzheimer's disease and related disorders.Physcal and Occupational Therapy in Geriatrics, 4 (3): 29–53.

Cooper, B.; Sosna, U. (1983) Psychische Erkrankungen in der Altenbevölkerung. Der Nervenarzt, 54: 239–249.

Cooper, J. K.; Mungas, D.; Weiler, P. G.(1990) Relation of cognitive status and abnormal behavior in Alzheimer's disease. Journal of the American Geriatrics Society, 38 (8): 867–870.

Copstead, L.-E. (1980) Effects of touch on self-appraisal and interaction appraisal for permantly institutionalized older adults. Journal of Gerontological Nursing, 6 (12): 747–752.

Cormack, F. K.; Tovee, M.; Ballard, C. (2000) Contrast sensitivity and visual acuity in patients with Alzheimer's disease. . International Journal of Geriatric Psychiatry, 15: 614–620.

Day, D.; Carreon, D.; Stump, C. (2000). The therapeutic design of environments for people with dementia. The Gerontologist, 40 (40): 397–416.

Deutsch, L. H.; Bylsma, F. W.; Rovner, B. W. et al. (1991) Psychosis and physical aggression in probalbe Alzheimer's disease. American Journal of Psychiatry, 148: 1159–1163.

Diehl, J.; Kurz, A. (2002) Frontotemporal dementia: patient characteristics, cognition, and behaviour. International Journal of Geriatric Psychiatry, 17 (10): 914–918.

Draper, B.; Brodaty, H.; Low, L.-F. (2002) Types of nursing home residents with self-destructive behavours: analysis of the Harmful Behaviours Scale. International Journal of Geriatric Psychiatry, 17 (7): 670–675.

Ekman, S.; Norberg, A.; Viitanen, M. et al. (1991) Care of demented patients with severe communication problems. Scandinavian Journal of Caring Science, 5 (3): 163–170.

Elmstahl, S.; Blabolil, V. et al. (1987) Hospital nutrition in geriatric long-term care medicine. 1. Effects of a changed meal environment. Comprehensive Gerontology, 1: 28–33.

Eustace, A.; Kidd, N.; Greene, E. et al. (2001) Verbal aggression in Alzheimer's disease. Clinical, functional and neuropsychological correlates. International Journal of Geriatric Psychiatry, 16 (9): 858–861.

Everitt, D. E.; Fields, D. R.; Soumerai, S. S. et al. (1991) Resident behavior and staff distress in the nursing home. Journal of the American Geriatrics Society, 39: 792–798.

Feil, N. (2000a) Validation. Ein Weg zum Verständnis verwirrter alter Menschen. München: Ernst Reinhardt Verlag.

Feil, N. (2000b) Validation in Anwendung und Beispielen. Der Umgang mit verwirrten alten Menschen. München: Ernst Reinhardt Verlag.

Fenn, H.; Luby, V.; Yesavage, J. a. (1993) Subtypes in Alzheimer's disease an the impact of excess disabilities: recent findings. International Journal of Geriatric Psychiatry, 8: 67–73.

Förstl, H. (Hrsg.) (2001) Demenzen in Theorie und Praxis. Berlin: Springer.

Foreman, M. D.; Zane; D. (1996) Nursing strategies for acute confusion in elders. American Journal of Nursing, 96 (4): 44–52.

Galasko, D.; Corey-Bloom, J.; Thal, L. J. (1991) Monitoring progression in Alzheimer's disease. Journal of the American Geriatrics Society, 39 (9): 932–941.

Ghali, L.; Hopkins, R. W.; Rindlisbacher, P. (1995) Temporal shifts in peak daily activity in Alzheimer's disease. International Journal of Geriatric Psychiatry, 10: 517–521.

Gerdner; L. A. (2000) Effects of individualized versus classical «relaxation» music on the frequency of agitation in elderly persons with Alzheimer's disease and related disorders. International Psychogeriatrics, 12 (1): 49–65.

Gormley, N.; Rizwan, M. R.; Lovestone, S. (1998) Clinical predictors of aggressive behaviour in Alzheimer's disease. International Journal of Geriatric Psychiatry, 13: 109–115.

Green, C. R.; Mohs, R. C.; Schmeidler, J. et al. (1993) Functional decline in Alzheimer's disease: A longitudinal study. Journal of the American Geriatrics Society, 41 (6): 654–661.

Grossman, H. D.; Weiner, A. S.; Salamon, M. J. et al.(1986) The milieu standard for care of dementia in a nursing home. Journal of Gerontological Social Work, 9: 73–89.

Häfner, H.; Löffler, W. (1991) Die Entwicklung der Anzahl von Altersdemenzkranken und Pflegebedürftigkeit in den kommenden 50 Jahren – eine demographische Projektion auf der Basis epidemiologischer Daten für die Bundesrepublik Deutschland (alte Bundesländer). Öffentliches Gesundheitswesen, 53: 681–686.

Hagen, B. F.; Sayers, D. (1995) When caring leaves bruises. The effects of staff education on resident aggression. Journal of Gerontological Nursing, 21 (11): 7–16.

Hall, G. R.; Buckwalter, K. C. (1987) Progressively lowered stress threshold: a conceptual model for care of adults with Alzheimer's disease. Archives of Psychiatric Nursing, 1 (6): 399–406.

Hall, L.; Hare, J. (1997) Video respite for cognitively impaired persons in nursing homes. American Journal of Alzheimer's Disease, 12 (3): 117–121.

Heim, K. (1986) Wandering behavor. Journal of Gerontology Nursing, 12: 4–7.

Hellner, B. M.; Norberg, A. (1994) Intuition: two caregivers' descpriptions of how they provide severely demented patients with loving care. International Journal of Aging and Human Development, 38 (4): 327–338.

Helmchen, H.; Baltes, M. M.; Geiselheim, B. et al. (1996) Psychische Erkrankungen im Alter. In: Mayer, K. U.; Baltes, P. B.. Die Berliner Altersstudie (185–219). Berlin: Akademie Verlag.

Hope, T.; Tilling, K. M.; Gedling, K. et al. (1994) The structure of wandering in dementia. International Journal of Geriatric Psychiatry, 9: 149–155.

Jabeen, S.; McKeith, I. G.; Fairbairn, A. F. et al. (1992) Psychotic symptoms in Alzheimer's disease. International Journal of Geriatric Psychiatry, 7: 341–345.

Johnson, C. J. (1989) Sociological intervention through developing low stimulus Alzheimer's wings in nursing homes. The American Journal of Alzheimer's Care and Related Disorders and Research, 4 (2): 33–41.

Johnson, C. J.; Johnson, R. H. (2000) Alzheimer's disease as a «trip back in time». American Journal of Alzheimer's Disease, 15 (2): 87–93.

Jorm, A. F.; Korten, A. E.; Henderson, A. S. (1987) The prevalence of dementia: A quantitative integration of the literature. Acta Psychiatrica Scandinavica, 76: 465–479.

Kiely, D. ; Morris, J. N.; Algase, D. L. (2000) Residental characteristics associated with wandering in nursing homes. International Journal of Geriatric Psychiatry, 15 (11): 1013–1020.

Kihlgren, M.; Hallgren, A.; Norberg, A. et al. (1994) Auswirkungen der Schulung in integrationsfördernder Pflege auf die zwischenmenschlichen Beziehungsabläufe auf einer Langzeitabteilung. Pflege, 7 (3): 228–236.

Kitwood, T. (2000) Demenz. Der personenzentrierte Ansatz im Umgang mit verwirrten Menschen. Bern: Verlag Hans Huber.

Klie, T. (Hrsg.) (2002) Wohngruppen für Menschen mit Demenz. Hannover: Vincentz.

Kovach, C. R.; Schlidt, A. M. (2001) The agitation-activity interface of people with dementia in long-term care. American Journal of Alzheimer's Disease and Other Dementias, 16 (4): 240–246.

Kurz, A. (1995) Alzheimer-Patienten erkennen und behandeln. Aktuelles Wissen Hoechst, Reihe Psychiatrie/Neurologie, Frankfurt a. M: Eigenverlag.

Kydd, P. (2001) Using music therapy to help a client with Alzheimer's disease adapt to long-term care. American Journal of Alzheimer's Disease and Other Dementias, 16 (2): 103–108.

Lai, C. K. Y. (1999) Vocally disruptive behaviors in people with cognitve impairment: Current knowledge and future research directions. American Journal of Alzheimer's Disease, 14 (3): 172–180.

Lee, M. M.; Strauss, M. E.; Dawson, D. V. (2000) Changes in emotional and behavioral symptoms of Alzheimer's disease. American Journal of Alzheimer's Disease, 15 (3): 176–179.

Lind, S. (2000) Umgang mit Demenz. Wissenschaftliche Grundlagen und praktische Methoden. Stuttgart: Paul-Lempp-Stiftung.

Lind, S. (2002) Eine Wohn- und Lebenswelt für Demenzkranke schaffen. Raumstrukturen und Milieuaspekte in der stationären Betreuung. Doppelpunkt (Themenbeilage für ALTENHEIM, ALTENPFLEGE, HÄUSLICHE PFLEGE), 1 (2): 10–12.

Lind, S. (2002) Demenzspezifische Normalität als Leitkonzept in der Versorgung Demenzkranker im Heimbereich. Theorie und Praxis der Sozialen Arbeit, 53 (1): 45–50.

Lou, M.-F. (2001) The use of music to decrease agitated behaviour of the demented elderly: the state of science. Scandinavian Journal of Caring Sciences, 15: 165–173.

Lucero, M.; Pearson, R.; Hutchinson, S. et al. (2001) Products for Alzheimer's self-stimulatory wanderers. American Journal for Alzheimer's Disease and Other Dementias, 16 (1): 43–50.

Maciejewski, B.; Sowinski, C.; Besselmann, K. et al. (2001) Qualitätshandbuch Leben mit Demenz. Köln: Kuratorium Deutsche Altershilfe.

Malonebeach, E. E.; Royer, M.; Jenkins, C. (1999) Is cognitive impairment a guide to use of video respite? Lessons from a special care unit. Journal of Gerontological Nursing, 25 (5): 17–21.

Mather, J. A.; Nemecek, D.; Oliver, K. (1997) The effect of a walled garden on behavior of individuals with Alzheimer's. American Journal of Alzheimer's Disease, 12 (6): 253–257.

Matteson, M. A.; Linton, A. (1996) Wandering behaviors in institutionalized persons with dementia. Journal of Gerontological Nursing, 22 (9): 39–46.

McDaniel, J. H.; Hunt, A.; Hackes, B. et al. (2001) Impact of dining room environment on nutritional intake of Alzheimer's residents. A case study. American Journal of Alzheimer's Disease and Other Dementias, 16 (5): 297–302.

McMinn, B. G.; Hinton, L. (2000) Confined to barracks: The effects of indoor confinement on aggressive behavior among inpatients of an acute psychogeriatric unit. American Journal of Alzheimer's Disease, 15 (1): 36–41.

Mendez, M. F.; Mendez, M. A.; Martin, R. et al. (1990) Complex visual disturbance in Alzheimer's disease. Neurology, 40: 439–443.

Menon, A. S.; Gruber-Baldini, A. L.; Hebel, R. et al. (2001) Relationship between aggressive behaviors and depression among nursing home residents with dementia. International Journal of Geriatric Psychiatry, 16: 139–146.

Merriam, A. E.; Aronson, M. K.; Gaston, P. et al. (1988) The psychiatric symptoms of Alzheimer's disease. Journal of the American Geriatrics Society, 36: 7–12.

Meyer, D. L.; Dorbacker, B.; O'Rourke, J. et al. (1992) Effects of a ‹quiet week› intervention on behavior in an Alzheimer boarding home. The American Journal of Alzheimer's Care and Related Disorders and Research, 7 (4): 2–7.

Millard, K.; Smith, J. M.(1989) The influence of group singing therapy on the behavior of Alzheimer's diesease patients. Journal of Music Therapy, 26 (2): 58–70.

Miller, R. I. (1994) Managing disruptive responses to bathing by elderly residents. Journal of Gerontological Nursing, 20 (11): 35–39.

Minde, R. ; Haynes, E. et al. (1990) The ward milieu and its effects on the behaviors of psychogeriatric patient. Canadian Journal of Psychiatry, 35: 133–138.

Moore, J. R.; Gilbert, D. A. (1995) Elderly residents: Perceptions of nurses' comforting touch. Journal of Gerontological Nursing, 21 (1): 6–13.

Moore, K. D.; Verhoef, R. (1999) Special Care Units as places for social interaction: Evaluating an SCU's social affordance. American Journal of Alzheimer's Disease, 14 (4): 217–229.

Morton, I. (2002) Die Würde wahren. Personenzentrierte Ansätze in der Betreuung von Menschen mit Demenz. Stuttgart: Klett-Cotta.

Murgatroyd, C.; Prettyman, R. (2001) An investigation of visual hallucionosis and visual sensory status in dementia. International Journal of Geriatric Psychiatry, 16 (7): 709–713.

Namazi, K.; Johnson, B. (1992) How familiar task enhance concentration in Alzheimer's disease patients. The American Journal of Alzheimer's Disease and Related Disorders & Research, 7 (1): 35–40.

Neargarder, J. A.; Stone, E. R.; Cronin-Golomb, A. et al. (2003) The impact of acuity on performance of four clinical measures of contrast sensivity in Alzheimer's disease. The Journals of Gerontoloy Series B: Psychological Sciences and Social Sciences, 58: P54–P62.

Nilsson, K.; Palmstierna, T.; Wistedt, B. (1988) Aggressive behavior in hospitalized psychogeriatric patients. Acta Psychiatrica Scandinavia, 78: 172–175.

Opaschowski, H. W. (1998) Leben zwischen Muß und Muße. Die ältere Generation: Gestern. Heute. Morgen. Frankfurt a. M.: Deutscher Investment Trust (Hrsg.).

Pankow, L.; Pliskin, N.; Luchins, D. (1996) An optical intervention for visula halluzinations associated with visual impairment and dementia in elderly patients. Journal of Neuropsychiatry, 8 (1): 88–92.

Peatfield, J. G.; Futrell, M.; Cox, C. L. (2002) Wandering: An integrative review. Journal of Gerontological Nursing, 28 (4): 44–50.

Pennigton, R.; Pierce, W. (1985) Observations of emphaty of nursing home staff, International Journal of Aging and Human Development, 16: 281–290.

Peppard, N. R. (1986) Special nursing home units for residents with primary degenerative dementia: Alzheimer's disease. Journal of Gerontological Social Work, 9: 5–18.

Pietrukowicz, M. E.; Johnson, M. M. (1991) Using live histories to individualize nursing home staff attitudes toward residents. The Gerontologist, 31 (1): 102–106.

Rabins, P. V. (1994) Delirium. Maryland Medical Journal, 43: 145–147.

Radzey, B.; Kuhn, C.; Rauh, J. et al. (2001) Qualitätsbeurteilung des institutionellen Versorgung und Betreuung demenziell Erkrankter (Literatur-Expertise). Schriftenreihe des Bundesministeriums für Familie, Senioren, Frauen und Jugend, Band 207.1, Stuttgart: Kohlhammer Verlag.

Rapoport, M. J., Reekum, R. V., Streiner, D. et al. (2001) Relationship of psychosis to aggression, apathy and function in dementia. International Journal of Geriatric Psychiatry, 16: 123–130.

Ratey, J. J. (2001) Das menschliche Gehirn. Eine Gebrauchsanweisung. Düsseldorf: Walter Verlag.

Reitz-Junginger, P.; Retz, W.; Rösler, M. (2000) Über die Bedeutung von Persönlichkeitsmerkmalen bei der Alzheimer-Demenz. Zeitschrift für Gerontologie und Geriatrie, 33 (1): 52–58.

Riello, R.; Geroldi, C.; Parrinello, G. et al. (2002) The relationship between biological and environmental determinants of delusions in mild Alzheimer's disease patients. International Journal of Geriatric Psychiatry, 17 (7): 687–688.

Rindlisbacher, P.; Hopkins, R. W. (1992) An investigation of the sundowning syndrom. International Journal of Geriatric Psychiatry, 7: 15–23.

Ritchie, K.; Touchon, J. (1992) Hetereogenity in senile dementia of the Alzheimer type: Individual differences, progressive deterioration or clinical sub-types? Journal of Epidemiology, 45 (12): 1391–1398.

Ritchie, K.; Kaldea, D. (1995) Is senile dementia «age-related» or «aging-related»? – evidence from meta-analysis of dementia prevalence in the oldest old. Lancet, 346: 931–934.

Rao, V.; Lyketsos, C. G. (1998) Delusions in Alzheimer's disease: a review. Journal of Neuropsychiatry and Clinical Neurosciences, 10 (4): 373–382.

Rogers, J. C.; Holm, M. B.; Burgio, L. D. et al. (1999) Improving morning care routines of nursing home residents with dementia. Journal of the American Geriatrics Society, 47 (9): 1049–1057.

Robertson, A.; Gilloran, A.; McGlew, T. et al. (1995) Nurses' job satisfaction and the quality of care received by patients in psychogeriatric wards. International Journal of Geriatric Psychiatry, 10: 575–584.

Roth, D. L.; Stevens, A. B.; Burgio, L. D. et al. (2002) Time-event sequential analysis of agitation in nursing home residents during personal care interactions with nursing assistants. The Journals of Gerontology Series B: Psychological Sciences and Social Sciences, 57: P461–P468.

Roth, G. (1994) Das Gehirn und seine Wirklichkeit. Kognitive Neurobiologie und ihre philosophischen Konsequenzen. Frankfurt am Main: Suhrkamp.

Routasalo, P. (1999) Physical touch in nursing studies: a literature review. Journal of Advanced Nursing, 30 (4): 843–850.

Rovner, B. W.; Katz, I. R. (1993) Psychiatric disorders in the nursing home: A selective review of studies related to clinical care. International Journal of Geriatric Psychiatry, 8: 75–87.

Rutenfranz, J.; Knauth, P.; Nachreiner, F. (1993) Arbeitszeitgestaltung. In: Schmidtke, H. (Hrsg.). Ergonomie (574–599), München: Carl Hanser Verlag.

Sachweh, S. (2000) «Schätzle hinsitze!». Kommunikation in der Altenpflege (2., durchgesehene Auflage), Frankfurt am Main: Peter Lang.

Sachweh, S. (2002) «Noch ein Löffelchen?». Effektive Kommunikation in der Altenpflege. Bern: Verlag Hans Huber.

Sandman, P. O.; Norberg, A.; Adolfsson, R. et al. (1986) Morning care of patients with Alzheimer-type dementia. Journal of Advanced Nursing, 11 (4): 369–378.

Schaller, A. (2003) Umgang mit chronisch verwirrten Menschen. Leitfaden und Ratgeber für die tägliche Praxis. Hannover: Brigitte Kunz Verlag.

Schnider; A.; Ptak, R. (1999) Spontaneous confabulators fail to suppress currently irrelevant memory traces. Nature Neuroscience, 2: 677–681.

Schrijnemaekers, V.; Rossum, E. v.; Candel, M. et al. (2002) Effects of emotion-oriented care on elderly people with cognitive impairment and behavioral problems. International Journal of Geritric Psychiatry, 17 (10): 926–937.

Schwab, M.; Rader, J.; Doan, J. (1985) Relieving the anxiety and fear in dementia. Journal of Gerontological Nursing, 11 (5): 8–12.

Schwerdt, R.; Tschainer, S. (2002) Spezifische Anforderungen an die Pflege demenziell erkrankter Menschen. In: Deutsches Zentrum für Altersfragen (Hrsg.): Expertisen zum Vierten Altenbericht der Bundesregierung. Band III: Hochaltrigkeit und Demenz als Herausforderung an die Gesundheits- und Pflegeversorgung (Seite 181–287). Hannover: Vincentz Verlag.

Shomaker, D. (1987) Problematic behavior and the Alzheimer's patient: Retrospection as a method of understanding and counseling. The Gerontologist, 27: 370–375.

Sloane, P. D.; Davidson, S.; Buckwalter, K. et al. (1997) Management of patient with disruptive vocalization. The Gerontologist, 37 (5): 675–682.

Sloane, P. D.; Mitchell, C. M.; Preisser, J. S. et al. (1998) Environmental correlates of resident agitation in Alzheimer's disease special care units. Journal of American Geriatrics Society, 46 (7): 862–869.

Sloane, P. D.; Davidson, S.; Knight; N. et al. (1999) Severe disruptive Vocalizers. Journal of the American Geriatrics Society, 37 (4): 439–445.

Sloane, P. D.; Mitchell, C. M.; Weisman, G. et al. (2002) The therapeutic environment screening survey for nursing homes (TESS-NH). The Journals of Gerontology Series B: Psychological Sciences and Social Sciences, 57: S69–S78.

Snyder, M.; Eggan, E. C.; Burns, K. R. (1995) Interventions for decreasing agitation behaviors in persons with dementia. Journal of Gerontological Nursing, 21 (7): 34–40.

Teri, L.; Borson, S.; Kiyak, A. et al. (1989) Behavioral disturbance, cognitive dysfunction, and functional skill. Journal of the American Geriatrics Society, 37 (2): 109–116.

Thomas, D. W. (1997) Understanding the wandering patient: A continuity of personality perspective. Journal of Gerontological Nursing, 23 (1): 16–24.

Welz, R. (1994) Epidemiologie psychischer Störungen im Alter. Ergebnisse einer repräsentativen Bevölkerungsstudie in Duderstadt. Regensburg: Roderer.

Wessel, C. (2003) Schlechtes Image, schwierige Diagnose. Dokumentation eines SZ-Expertengespräches. Süddeutsche Zeitung (vom 15. /16. Februar 2003, Seite 40).

Weyerer, S.; Schäufele, M. (1999) Epidemiologie körperlicher und psychischer Beeinträchtigungen im Alter. In: Zimber, A.; Weyerer, S. (Hrsg.). Arbeitsbelastung in der Altenpflege (3–23). Göttingen: Hofgrefe.

Whall, A. I.; Black, M. E.; Groh, C. J. et al. (1997) The effect of natural environments upon agitation and aggression in late stage dementia patients. American Journal of Alzheimer's Disease, 12 (5): 216–220.

Widerlöv, E.; Brane, G.; Ekman, R. et al. (1989) Elevated CSF somatostatin concentrations in demented patients parallel improving psychomotor functions induced by integrity-promoting care. Acta Psychiatrica Scandinavia, 79: 41–47.

Wilkinson, C. L. (1999) Evaluation of an educational program on the management of assaultive behaviors. Journal of Gerontological Nursing, 25 (4): 6–11.

Wragg, R. E.; Jeste, D. V. (1989) Overview of depression and psychosis in Alzheimer's disease. American Journal of Psychiatry, 146: 577–587.

Yesavage, J. A.; Brooks, J. O.; Taylor, J. et al. (1993) Development of aphasia, apraxia, and agnosia and decline in Alzheimer's disease. American Journal of Psychiatry, 150 (5): 742–747.

Zaudig, M. (1995) Demenz und «leichte kognitive Beeinträchtigung» im Alter. Diagnostik, Früherkennung und Therapie. Bern: Verlag Hans Huber.

Zimber, A.; Weyerer, S. (Hrsg.) (1999) Arbeitsbelastung in der Altenpflege. Göttingen: Hogrefe.

Adressenverzeichnis

Deuschland

Deutsche Alzheimer Gesellschaft e. V.
Friedrichstr. 236
D-10969 Berlin
Tel.: 030/31505733
E-Mail: info@deutsche-alzheimer.de
Internet: www.deutsche-alzheimer.de

Mitglieder der Deutschen Alzheimer Gesellschaft e. V. (Auswahl)

Alzheimer Gesellschaft Dresden e. V.
Frau Therese Büttner
c/o Caritas-Sozialstation
Mosczinskystr. 12/208
01096 Dresden
0351/4962178

Alzheimer Gesellschaft Berlin e. V.
Frau Christel Müller
Friedrichstr. 236
10969 Berlin
030/89094357

Alzheimer Gesellschaft Hamburg e. V.
Herr Heinz-Adolf Giese
Wandsbeker Allee 75
22041 Hamburg
040/472538

Beratungsstelle der Alzheimer Gesellschaft Hannover e. V.
Frau Ulrike Moes
Osterstr. 27
30159 Hannover
0511/2157465

Alzheimer Gesellschaft Hannover e. V.
Frau Christel Zerezke
Försterstieg 1 A
30916 Hannover
0511/7261505

Alzheimer Gesellschaft Köln e. V.
Frau Susanne Edelmann
Bartholomäus-Schink-Str. 6
50825 Köln
0221/95570274

Alzheimer Gesellschaft Frankfurt a. M. e. V.
Frau Ruth Müller
Heinrich Hoffmann-Str. 10
60528 Frankfurt a. M.
069/63017180

Alzheimer Gesellschaft Baden-Württemberg e. V.
Frau Silvia Kern
Haußmannstr. 6
70188 Stuttgart
0711/2264920

Alzheimer Gesellschaft München e. V.
Frau Christine Zarzitzky
Richard-Strauss-Str. 34
81677 München
089/475185

Österreich

Österreichische Alzheimer Gesellschaft
Vereinigung zur Erforschung der Alzheimer Krankheit und
verwandter Demenzformen
Neurologisches Krankenhaus Rosenhügel
Riedelgasse 5
A-1130 Wien
0043/1/88000270

Schweiz

Schweizerische Alzheimervereinigung
Generalsekretariat
Rue des Pecheurs 8
1400 Yverdon-les-Bains
0041/24/4262000

Sachwortverzeichnis